Archiv

für

pathologische Anatomie und Physiologie

und für

klinische Medicin.

Herausgegeben

von

Rudolf Virchow.

Inhalts-Verzeichniss zu Bd. I — C.

Berlin,

Druck und Verlag von Georg Reimer.

1885.

Archiv

für

pathologische Anatomie und Physiologie

und für

klinische Medicin.

Inhalts-Verzeichniss

zu Bd. I—C des Archivs.

I. Namen der Verfasser von Original-Aufsätzen.

A.

Ackermann, Th., XV. 401. XXV. 531. XLIII. 88. XLV. 39. 60. LXXX. 396. XCVI. 439.

Adamkiewicz, Alb., LXXII. 431. LXXV. 144. 555. LXXVI. 377. LXXVII. 377. LXXXI. 185. LXXXVIII. 388.

Aeby, Chr., LXXVII. 554.

Afanassiew, XLIV. 37. LXXXIV. 13. XCVIII. 460.

Albers, J. Th., X. 215. XX. 435. XXIII. 7. 582. XXIV. 304. XXVI. 225.

Andeer, LXXXVII. 383.

Anderson, LXXXI. 574.

Andrée, C., LXI. 383.

Andreeff, N., LV. 525.

Apolant, LIX. 299.

Appert, J., LXXI. 364.

Apt, XCV. 351.

Aretaeos, XXIII. 428.

Arndt, Rud., XLI. 461. XLIX. 365. LI. 495. 506. LII. 42. LIX. 511. LXI. 508. LXIII. 241. LXIV. 15. 356. LXV. 131. LXVII. 27. LXXII. 37. 449. LXXIII. 196. LXXVIII. 1. 319. 524. LXXIX. 76. LXXX. 96. 385. LXXXII. 119. LXXXIII. 15.

Arning, XCVII. 170.

Arnold, J., XXIV. 250. XXVI. 306. XXVII. 345. 396. 399. XXVIII. 433. XXXII. 1. 293. XXXIII. 190. 209. 454. XXXV. 64. 220. XXXVIII. 145. XXXIX. 270. 497. XLI. 178. XLII. 449. XLIII. 181. XLVI. 168. XLVII. 7. L. 482. LI. 220. 441. LII. 449. LIII. 70. LIV. 1. 408. LVII. 145. 172. 297. LVIII. 203. 231. LXII. 157. 487. LXIV. 203. LXVI. 77. LXVIII. 465. LXXI. 1. 17. LXXIII. 125. LXXIV. 245. LXXVII. 181. LXXVIII. 279. LXXIX. 407. LXXX. 315. LXXXII. 377. LXXXIII. 289. LXXXVII. 114. LXXXVIII. 397. XCIII. 1. XCV. 46. XCVII. 107. XCVIII. 501.

Arnsperger, Leop., IX. 197. 437.
Arnstein, C., XXXIX. 525. LIV. 319. LXI. 494. LXXI. 256.
Asschenfeldt, Fr., XXVI. 424. XXVIII. 414.
Aubert, XX. 381.
Auerbach, Alexander, LXXVII. 226. XCVIII. 512.
Auerbach, Leop., XXX. 457. XXXIII. 340. LIII. 234. 397.
Aufrecht, E., XXXVII. 422. XLIV. 133. 180.
Auspitz, H., XXVIII. 337.

B.

Babes (Babesiu), Vict., LXXVI. 74. 547. LXXXI. 158. XCIX. 148.
Badik, XCVII. 254.
Baelz, E., LXXVIII. 421 528.
Baeyer, A., XXXIX. 183.
Baginsky, Ad., XLIX. 505. LXXXVII. 301. LXXXIX. 64.
Baginsky, Benno, XCIV. 65.
Bahr, XXIII. 595.
Bakody, Th., XXXIII. 264. XXXVI. 435.
Bakody (jun.), XLI. 155.
Balandin, J., LVII. 481.
Balogh, Coloman, XXII. 187. XLV. 19.
Balser, W., XC. 520. XCI. 67.
Bamberg, J., LXII. 273.
Bamberger, H., IX. 328. 523. XI. 12.
Bardeleben, Adolf, I. 487. II. 583. III. 305. V. 251.
Bardeleben, Karl, LXXXIX. 190.
Bartels, XXI. 65. 129. XXVI. 419. LXXXIII. 189.
Barth, C., XXXIV. 134.
de Bary, J., XXXI. 430. 434.
Basch, S., XXVIII. 337. XLV. 204.
Baumgarten, Paul, LXXIII. 90. LXXVI. 268. 485. 548. LXXVIII. 497. LXXXII. 397. LXXXIV. 415. LXXXVI. 179. XCVII. 1.
Baumüller LXXXII. 261.
Beck, B., X. 449. XV. 153. LXXV. 207. LXXXIII. 301. XCIV. 369.
Beckmann, Otto, IX. 221. XI. 50. 121. XII. 59. XIII. 94. 501. XV. 540. XVI. 183. XX. 217. 512.
Behr, H., XXIII. 57. XXXII. 73.
Behrend, G., LV. 538.
Behrendt, S., LX. 298.
Beigel, H., XXVI. 220. XXX. 246. XXXVIII. 144. 324. XLII. 442. XLIII. 529. XLIV. 418. 482. XLV. 103. XLVII. 367. LXVI. 472.
Belajeff, Alex., XXXVII. 124.
Beltzow XCVII. 279.
Benedikt, M., LIX. 305. LXIV. 557. LXXII. 425.
Benecke, B., LV. 497.
Beneke, F. W., LXVI. 126. LXXXIII. 116. LXXXV. 177.
Beneke, R., XCIX. 71.
Benjamin, Ludw., VIII. 535. IX. 299. XI. 87. XII. 566. XIV. 552.
Berg, XCII. 183.
Berger, L. 37. LI. 427. LIII. 533. LIX. 315. LXXI. 115. LXXII. 438.
Bergh, XIX. 1. XLI. 305.
Berkhan, XXXV. 1. XLII. 352.
Bernhardt, M., XXXIX. 23. LIV. 267. LV. 241. LIX. 407. LXIV. 297. LXVII. 1. LXIX. 1. LXXI. 123. LXXV. 516. LXXVIII. 267. LXXXIV. 1. LXXXVI. 363. XCII. 369. XCIX. 393.
Berns, A. W. C., LXIX. 153.
Beselin, XCIX. 289.
Bessel Hagen s. Hagen.
Besser, Leop., XXXVI. 134. 302. 305.
Beumer, Otto, LXXII. 344.
v. Bezold, A., XIII. 282.

Bezold, XXXIV. 229. LXX. 329.
Biach, LXXXVI. 456.
Bickel, XCVII. 340.
Bidder, A., LXXXVIII. 91.
Biedert, Ph., LX. 352. XCI. 374. XCVIII. 91. C. 439.
Biermer, XVI. 545. XIX. 94. 241. 537. XX. 552.
Billroth, Th., VIII. 260. 268. 426. 433. IX. 172. 302. XVII. 357. XVIII. 51. 82. 99. XX. 409. 528. XXI. 423. XXIII. 457.
Binswanger, LXXXVII. 427.
Binz, C., XXXV. 360. XLVI. 67. 112. 129. LI. 6. 153. LIII. 529. LIX. 293. LXII. 124. LXIII. 282. LXXIII. 181. LXXXIX. 389.
Birch-Hirschfeld, LXXXVII. 1.
Bistrow, XLV. 98.
Bizzozero, XC. 261. XCV. 1. 26. XCVIII. 441. XCIX. 378.
Blackley, LXX. 429.
Blankenhorn, E., LXXVII. 389.
Blaschko, LXXX. 471. XCIV. 136.
Blasius, E., XXVIII. 83.
Blessig, XVI. 120.
Blumberg, C. 377.
Bock, C., LVI. 201.
Bock, Emil, LXXXI. 503. XCI. 434. 442.
Bockendahl, LXXXIV. 561.
Bode, XCIII. 421.
Boeck, XLIII. 336.
Boegehold, E., LXXIX. 545. 561. LXXXVIII. 229.
Böhm (Gunzenhausen), XXXVI. 152.
Boehm, R., XCII. 556.
Böhm, Rudolf, XLVII. 218.
Böhme, LXXXI. 181.
Böke, XXIX. 472.
Böttcher, Arth., XI. 278. XII. 104. XIII. 227. 392. XIV. 483. XV. 352. XVII. 243. XVIII. 190. XIX. 224. 450. XXIV. 606. XXVII. 405. XXVIII. 421. XXIX. 491. XXX. 97. XXXII. 126. 372. 525. XXXIV. 103. XXXV. 120. XXXVI. 342. XXXVII. 160. 174. XXXVIII. 400. XXXIX. 427. 512. XLVII. 370. 372. 374. 375. XLIX. 298. LVIII. 362. LXII. 569. LXIV. 423. LXV. 391. LXIX. 295. LXXII. 506. 642. LXXXIV. 570.
Bogoslowsky, XLVI. 409. LXV. 359.
Bolle, XXII. 367. XXIV. 463.
Bollinger, XLVII. 89. XLIX. 583. LV. 279 283. 285. 290. LVIII. 329. 349. LIX. 341. 349. 364.
Boner, J. H., VII. 152.
Bonome, C. 293.
Borell, G., LXV. 399.
Boschulte, XVIII. 554. LXXV. 562. LXXXIV. 569. LXXXV. 371.
Botkin, XV. 173. 380. XX. 26. XXIV. 83. XXX. 449.
Brandes, XV. 210.
Brandt, LXXXVII. 195.
Brasch, XLIII. 353.
Brauell, XI. 132. XIV. 432. XXXVI. 292.
Braun, Max, LXXXVIII 119. XCII. 364.
Braune, W., XVII. 464. XIX. 470.
Brautlecht, LXXXIV. 80.
Breitner, XCIII. 367.
Brenner (St. Petersburg), XXVIII. 197. XXXI. 483.
Brenner, Alex., XCIV. 23.
Bresgen, M., LXV. 246. LXVII. 71.
Breslau, XVII. 350. XXVIII. 556. XXX. 406.
Breuer, XLVI. 391.
Brieger, Ludw., LXXV. 85.
Brodowsky, W., LXIII. 113. LXVII. 221. 227. 231. LXX. 421.
Bröer, LXVII. 518.
Broesike, XCVIII. 338.

Brosin, XCVI. 453.
Bruberger, Max, XXXVIII 296. LX 285.
Brücke, E., XII. 81. 172.
Brückner, XLVI. 503. LII. 155.
Brüninghausen, LXXXII. 200.
Brummer, Ch., LIX. 156.
Bruns, Paul, L. 80. LXVI. 374.
v. Bruns, V., XLIII. 432.
Bryk, XVIII. 377.
Bubnoff, XLIV. 462.
Buchanan, XVI. 173.
Buchheim, R., XII. 1. LVI. 1.
Buchholtz, R., XXVI. 78.
Buchner, Hans, LXXIV. 527. XCI. 410.
Buchwald, A., LXVI. 145.
Budge, XV. 115. 172. XVI. 433. XVII 196. XVIII. 457. XXVIII. 282.
Büchner, L., VI. 271. XV. 50. XVI. 556. XVII. 343.
Buhl, X. 224. XI. 275. XVI. 168. 559. XXI. 480. XXV. 183.
Bujwid, XCI. 190.
Bulgak, J., LXIX. 181.
Bumke, LII. 442. 570.
Burchardt, LXI. 517.
Burckhardt, G., XVII. 94.
Burdach, Friedr., C. 217.
Burdach, F. W., VI. 103.
Burow, A. sen., L. 637.
Burow, jun, XXXVIII. 565. 569.
Burzew, XLI. 73. L. 293.
Busch, F., XXXV. 321. XXXVI. 448.
Busch, W., XIV. 140. 379. 380. 383. XVI. 20.
Buzzi, C. 357.

C.

Carl, Herzog in Bayern, LXIX. 55.
Carmalt, W. H., LV. 481.
Catiano, LXXXVII. 345.
Choynowsky, XLIX. 387. 541.
Chrzonszczewsky, N., XXXI. 157. XXXV. 153. 165. 169. 174. XXXVI. 341. XLIV. 22.
Classen, A., XXV. 1. XXXVIII. 91. 441. L. 56. LII 260.
Cloëtta, A., V. 274. VII. 168. XX. 42. 529. XXXV. 369.
Coblenz, LXXXII. 268. LXXXIV. 26.
Cohn, F., LV. 229.
Cohnheim, J., XXII. 516. XXVIII. 241. XXXIII. 155. 157. 311. 447. 451. XXXIV. 194. 606. XXXVI. 161. XXXVII. 413. 415. XXXVIII. 142. 343. 561. XXXIX. 49. XL. 1. 286. XLI. 220. XLV. 216. 333. LIV. 271. LXI. 289. LXV. 64. 99. LXVII. 153. LXVIII. 291. 547. LXIX. 106. LXX. 161. LXXIV. 141. LXXXV. 503. XCII. 424.
Cohnstein, LXI. 100. LXII. 141. LXIV. 82. LXXVII. 146.
Colles, LXXXVI. 462.
Cordes, XVI. 290.
Councilman, XCII. 217.
Credé, XCVI. 501.
Croix, de la, s. Jalan.
Csokor, LXXXII. 552.
v. Cube, LXXXII. 516.
Curschmann, H., LXXIX. 556.
Cyon, E., XLI. 353. XLII. 419.
Czermak, Johann, XXII. 562. XXIII. 587.
Czerny, XLI. 299.

D.

Dähnhardt, C., XXXVII. 55.
Dammann, XXXVIII. 436. XLI. 283.
Damsch, XCII. 20.
Danilewsky, A., XXV. 279.
Davida, LXXXVIII. 99.
Deiters, XIX. 445.
Demant, Bernh., LXXV. 419.
Demiéville, LXXXI. 333.
Demme, H., XXII. 155. XXVIII. 48.

Denissenko, LXXXIII. 461. LXXXVI. 511.
Dessauer, G. v., LXVI. 271.
Detmold, XI. 98.
Diemer, XCV. 368.
Dilg, XCI. 193.
Distel, XCVI. 501.
Dohrn, R., XXI. 249.
Dornblüth, Fr., LXXVI. 253.
Doutrelepont, XLV. 501.
Dragendorff, LXXVI. 373.
Dressler (Würzburg), VI. 264.
Dressler, B., XXXV. 605.
Dubay, N., LVI. 271.
Dubler, XCVI. 195.
Duclout, LIV. 566.
Dümmler, II. 334.
Dumontier, X. 194.
Dunin, XCIII. 286.
v. Dusch, XI. 561.

E.

Eberth, C. Jos., XIII. 522. XXI. 106. XXIV. 503. XXXV. 477. 478. 479. XXXVII. 100. 124. XXXIX. 70. 191. XL. 305. 326. XLIII. 1. 8. 14. 133. XLIV. 12. XLIX. 48. 51. 63. LI. 145. 361. LV. 254. 518. LVII. 228. LVIII. 58. LXII. 504. LXV. 341. 352. LXVII. 523. LXXII. 96. 103. 107. 108. LXXVII. 29. LXXX. 138. 311. LXXXI. 58. LXXXIII. 486. LXXXIV. 111. C. 15.
Ebstein, W., XXXIV. 598. XL. 289. XLIX. 145. LI. 414. LV. 469. LXII. 435. 554. LXV. 394.
Eckard, G., XVII. 171.
Ecker, XLIX. 290.
Edinger, LXXXIX. 46.
Eggel, XLIX. 230.
Egger, G., XCIX. 1.
Eichhorst, H., LIX. 1. LXIV. 425. LXIX. 265. LXX. 56. LXXIV. 201. LXXVIII. 195.
Eigenbrodt, XXIII. 571.
Eimer, Th., XXXVIII. 428. XL. 182. XLII. 490. XLVIII. 119.
Eisenlohr, C., LXVIII. 461. LXXIII. 56. 73. 82.
Eisenmann, XVIII. 171. XXI. 157.
Eliaschoff, XCIV. 323.
Elischer, J., LXI. 485. LXIII. 104. LXVI. 61.
Ellinger, L., XXIII. 449. XXX. 1. LXXVII. 549. LXXXIX. 9.
Elsaesser, LXXXII. 478.
Elsenberg, LXXXVII. 89.
Erb, W., XXXIV. 138. XXXIX. 176. XLIII. 108. LXX. 241. 293. LXXI. 514. XCVII. 329.
Erbkam, Rich., LXXIX. 49.
Erdmann, XLIII. 125. 289. 291. 295. 540.
Erichsen, Joh., XXI. 465. XXXI. 371.
Erismann, XLVI. 495.
Erlich, C. 107.
Erman, Fr., LVI. 419. LX. 46. LXVI. 395.
Ernst, Fried., IX. 269.
Esmarch, F., VI. 34. X. 307. XI. 410.
Esoff, J., LXIX. 417.
Eulenberg, XLII. 161. XLIV. 113.
Eulenburg sen., IX. 471. 499. XVII. 177. 282.
Eulenburg, jun., Alb., XXXIV. 329. XXXVI. 586. XLI. 91. XLV. 62. XLIX. 446. LIII. 361. LXVI. 489. LXVIII. 245. XCIX. 18.
Ewald, C. A., LVI. 421. LXXI. 453. LXXV. 409. XC. 333.
Ewetsky, Th. v., LXIX. 36.

F.

Faber, Carl, LXXIV. 173.
Fahrner, XVI. 307. XVII. 398.
Falck, Ph., VII. 37. IX. 56. XI. 324. 481. XLIX. 458. LIII. 282. LIV. 173. LVI. 315.

Falck, F. A., LI. 519. LIII. 27. LIX. 26. LXV. 393.
Falcke, J. E. L, XXVI. 38.
Falger, XXXIV. 233. XXXVI. 599. XXXVII. 427. LXI. 408.
Falk, Friedr. XLII. 576. XLVII. 39. 256. LXII. 235. LXXXIII. 558. LXXXIV. 119. XCI. 568. XCIII. 177. XCIX. 164.
Falkenstein, LXXI. 421.
Falkson, Rob., LXXV. 550. LXXVI. 504. LXXIX. 477.
Fasce, XCVII. 172.
Faye, XVIII. 360.
Feinberg, LIX. 270.
Feldtmann, XXXVI. 290.
Fenger, E., VI. 350.
Feoktistow, XCVIII. 22.
Ferber, R. H., XXX. 290. 464. XXXII. 249. XXXVI. 598. XLVII. 151. XLVIII. 517. LII. 95.
Feurer, LXXXII. 89.
Fieber, Friedr. LXXVI. 364.
Fiedler, XXVI. 573. XXX. 461.
Filehne, LXXXIII. 1.
Finckenstein, XXXII. 243.
Finkel, P., LXIII. 401.
Finkelnburg, XIX. 550. XX. 524.
Fischer, Georg, XLVI. 328.
Fitz, R. H., LI. 123.
Flaischlen, LXXIX. 10.
Fleischer, A., LXXX. 489.
Fleischer, M., LI. 30.
Fleischer, R., LXV. 546. LXXIX. 558. LXXX. 482. LXXXIII. 124. LXXXVII. 210.
Fleischhauer, J., LXII. 386.
Flemming, W., LII. 568. LVI. 146. LXXVII. 1.
Flesch, M., LVII. 289.
Foà, P., LXV. 284.
Fokker, LXXXVIII. 49.
Fontes s. Souza Fontes.
Förster, Aug., XII. 197. 353. 569. XIII. 53. 105. 106. 270. 271. 275. XIV. 91. XVIII. 170.
Förster (Dresden), XX. 399.
Fraas, VI. 225. VII. 317.
Fränkel, A., LXVII. 273. LXXI. 117. LXXVI. 136. 547.
Fränkel, B., XLV. 216.
Fraenkel, Eugen, LXXI. 261. LXXIII. 380. LXXV. 45. LXXIX. 509. LXXXVII. 275. XC. 499. XCI. 499. XCV. 102. XCIX. 251. 276.
Fränkel, M., XLVI. 253. XLVII. 511. XLIX. 143. 579. L. 145. LI. 150. LXXV. 401.
Fräntzel, O., XXXVIII. 549. XLIII. 420. XLIX. 127. 164. LVII. 215. LVIII. 120.
Frank (Pleschen), X. 411.
Frank, J. (Züllichau), XXVI. 427.
v. Frantzius, XLIII. 98. 315. XLVII. 235.
Frese, J. B, XL. 302. XLIII. 549.
Freund, A., LXIV. 1.
Frey, H., XXVI. 344. XXVIII. 563.
Freyer, M., LVIII. 509.
Freyfeld, vgl. Szabadföldy.
Frickhöffer, X. 110. 474.
Fridolin, C. 236.
Friedberg, Herm., XII. 570. XVI. 341. 527. 540. XVII. 147. XVIII. 476. XX. 551. XXII. 39. XXX. 251. 569. XXXI. 344. 527. XXXIII. 286. XL. 353. LXIX. 93. LXXIV. 401. 405. LXXIX. 409. LXXXIII. 132. 501, XC. 26.
Friedel, XIV. 193. XXII. 321. XXVII. 183.
Friedländer, C., LVI. 365. LX. 14. LXVII. 181. LXVIII. 325. LXXV. 24. LXXVIII. 357. 362. LXXXVII. 319. LXXXVIII. 84.

Friedreich, N., IX. 613. X. 201. 507. 510. XI. 387. 466. XII. 37. XIII. 287. 498. XV. 535. XVI. 50. XXV. 399. XXVI. 391. 433. XXVII. 1. 375. XXVIII. 474. XXIX. 296. 312. XXX. 377. 379. 381. 385. 394. 474. 476. XXXIII. 16. 165. 353. XXXVI 465. XLI. 395. XLIII. 83. XLV. 1. LVIII. 35. LXVIII. 145. LXIX. 308. LXX. 140. LXXXVI. 421. XC. 220.

Fries, Emil, XL. 519.

Frisch, Gust., XXXIII. 160.

Fritsch, G., LXV. 379.

Fritze, LVII. 294.

Fröhlich, H., LIV. 352. LXVIII. 381. LXXI. 509. LXXIII. 625.

Frommann, C., XVII. 135. XXXI. 129. 151. XXXII. 231. XXXIII. 168. LIII. 501. LIV. 42.

Fuchs, E., LXVI. 401. LXXI. 78.

Führer, F., III. 313. V. 129. 151. VI. 584.

Fürbringer, P., LXVI. 330. LXXI. 400. LXXIII. 39. LXXXII. 491. XCI. 385.

Fürst, Camillo, XCVII. 131.

Fürst, Livius, XCVI. 355.

Fürstenberg, XXIX. 144. 152. XXXII. 551.

Fürstner, C., LX. 401.

Fütterer, C. 236.

Funke, O., XIII. 449.

G.

Gamgee, Arth., LXXVII. 389.

Gaspey, Otto, LXXV. 301.

Gaule, J., LXIII. 386. LXIX. 64. 213.

Gegenbaur, XXI. 376.

Geigel, Al., VII. 219.

Genersich, XLIX. 15.

Genzmer, A., LXVI. 275. LXVII. 75.

Genzmer, Hans, LXXIV. 543.

Gerhardt, Carl, XI. 240. XIX. 435. XX. 402. XXI. 7. 581. XXIV. 197. XXVII. 68. 296.

Gerlach, A. C., XVI. 512. XXVI. 33.

Gerlach, L., LXVI. 543.

Gernet, XLI. 534.

Gerstäcker, A., XIX. 457. XXXVI. 436.

Gianuzzi, Gius., XXXIV. 443.

Ginsburg, LXXXVIII. 263.

Giraldes, J. A., IX. 463.

Gläser, J. A., XIII. 187. XXV. 442.

Gluck, Th., LXXII. 624.

Göhlert, LXXVI. 457.

Goldbaum, M., XXXVIII. 245.

Golowin, E. A., LIII. 417.

Goltdammer, E., LXVI. 1.

Goltz, Fr., XXI. 191. XXIII. 487. XXVI. 1. XXVIII. 428. XXIX. 394.

Graf, XIX. 548.

Grashey, LXII. 530.

Grawitz, P., LXVIII. 506. LXX. 546. LXXIII. 147. LXXIV. 1. LXXVI. 353. LXXVII. 315. LXXX. 379. 449. LXXXI. 355. LXXXII. 217. LXXXIV. 87. LXXXVI. 159. LXXXVIII. 390. XCIII. 39. XCIV. 279. C. 256.

Greve, LXXII. 129.

Griesinger, W., V. 256. 391. XLII. 586.

Grimm, XLVIII. 445. LIV. 262.

Grohe, F., XIII. 277. XX. 306. XXII. 433. 437. 442. 445. XXVI. 271. XXVIII. 570. XXIX. 209. XXXII. 401. 445. XXXIV. 208.

Groth, XXIX. 602.

Gruber, W., XXIV. 182. XXVI. 377. XXVII. 205. XXXII. 94. 104. 205. XL. 427. XLIV. 215. XLVII. 1. 303. 382. XLVIII. 468. L. 113. 232. LIV. 184. 445. 485. LVI. 416. LXIII. 92. LXV. 9. 227. 262. 397. LXVI. 447. LXVII.

327. LXVIII. 272. 305. LXIX. 380. LXX. 128—139. LXXI. 440. LXXII. 480. LXXIII. 332. LXXIV. 429. LXXVII. 101. LXXVIII. 84. LXXX. 78. LXXXI. 442. LXXXII. 460. LXXXVI. 1. 471. XC. 88. XCIV. 343. XCV. 177. XCVIII. 396. XCIX. 460.
Grüll, LXI. 140.
Grünhagen, A., XXX. 481.
Grünwald, LXXV. 561.
Gudden, LI. 457. LII. 255. 440. LXVI. 55.
Güterbock, L., XXXVIII. 30. LXVI. 273.
Güterbock, Paul, L. 465. LII. 523. LIII. 344. LVI. 352. CLIV. 218.
Gurlt, E. F., LXXIV. 503.
Gussenbauer, C., LXIII. 322.
Gusserow, A., XXI. 443. XLIII. 14.
Gutknecht, XCIX. 314. 419.
Guttmann, Paul, XXXV. 450. XXXIX. 115. XLI. 91. XLVI. 105. 223. LIX. 51. LXV. 537. LXIX. 534. LXXIII. 23. LXXIV. 541. LXXV. 255. LXXVI. 534. LXXX. 1. XCII. 187.

H.

Haab, O., LXV. 366.
Hadlich, XLVI. 218.
Häckel, E., XVI. 253.
Häntsche, C., XXV. 553. XXVII. 180.
Härlin, A., V. 273.
Häser, XVIII. 266.
Hagen, Bessel, XCIX. 99.
Hahn, E., LXXXVII. 335.
Hallier, E., XXXIII. 308. XXXVI. 160. XLI. 300. XLII. 309. XLIII. 287.
Hallwachs, XII. 386.
Hansen, Armauer G., LIX. 521. LXXIX. 31. XC. 542.
Haren, Noman van, XCI. 334.
Harris, C. 139.
Hartmann, A., LXX. 447. LXXIV. 420.
Hartmann, F., VIII. 114. XII. 430. LII 240.
Hartsen, XLVI. 126. 127. 499. XLVIII. 529. XLIX. 454. 574. 576. LII. 301. LIV. 281. LIX. 529. LXI. 283.
Hartung, XXV. 419.
Hasse, K. E., XI. 395.
Hasse, O., LXIV. 243.
Hauptmann, XLVI. 502. L. 303.
Hauser, LXXXVIII. 165.
Hausmann, XLVIII. 339. LXVII. 11.
Havelburg, LXXXIX. 365.
Hecker, Carl, IX. 305. XI. 217. XVI. 535. 539. XVII. 190.
Hecker, E., LII. 203. 394.
Hegar, Alfred, XXX. 254. XXXVIII. 387. XLVIII. 332. XLIX. 437. LII. 161. LV. 245.
Heiberg, H, LVI. 407.
Heiberg, J., LIII. 93. LIV. 30. 282. LV. 257.
Heidenhain, B., LXX. 442.
Heidenhain, Heinr., VII. 179. XIV. 509.
Hein, J. A., I. 513.
Hein, Reinold, XIII. 16. XV. 1. LVIII. 326.
Heine, C., XLI. 24.
Heine, J., LIV. 195.
Heinemann, C., XXII. 1. XXX. 256. XXXIII. 384. XXXIX. 607. LVIII. 161. LXXVIII. 139.
Heller, XLIV. 338. LI. 350. 355. 357. LXXXI. 192.
Helm, Herm., LXXIX. 141.
Henking, F., LXXVII. 364.
Hennig, C., VIII. 350. X. 209. XIII. 505. XIX. 200.
Henrichsen, XCIV. 211.
Hensen, V., XI. 395. XXX. 176. XXXI. 51. XXXIV. 401. XXXVII. 68. XXXIX. 475.

Heppner, XLVI. 401.
Herberger, XLV. 517.
Hering, E., XXVI. 560.
Hermanides, LXXXIV. 496.
Hermann, L., XLII. 577. XLIV. 127.
Herrmann, Max, XVII. 451.
Hertz, H., XXVI. 459. XXXIII. 232. XXXVI. 97. XXXVII. 272. XXXVIII. 489. XL. 580. XLI. 441. XLVI. 233. 235. 257. XLIX. 1. 4. LVII. 421.
Heschl, R., VIII. 126. 353.
v. Hessling, XXIII. 194. XXXV. 561.
Heubel, E., LVI. 248.
Heubner, LXXXIV. 248.
Heuck, G., LXXVIII. 475.
Heusinger, C. F., XXIV. 386. XXIX. 358. XXXII. 383. XXXIII. 177. 441. XXXIX. 337. 339.
Heusinger, Otto, XI. 92. XXVII. 206.
Heydenreich, C. 241.
Heyfelder, Oscar, XI. 434. 511. XIII. 99.
Heyman, C., L. 151. LVI. 344.
Heymann, S. L., XVI. 176. 183. 331.
Heynold, H, LXI. 77. LXV. 270. LXXII. 502. 503.
Hjelt, O, XIX. 352. XXXII. 236. LXV. 513.
Hilbert, XCIX. 569.
Hilgendorf, XLVI. 60. XLVIII. 187. LII. 153. 297. 411. 434. LXXVIII. 190.
Hiller, A., LXII. 336. 361.
Hindenlang, C., LXXIX. 492.
Hirsch, Aug., V. 508. VIII. 454. IX. 126. XXVII. 28. 98.
Hirschberg, J., XLV. 509. LI. 515. LIV. 276. LX. 33. LXV. 116. LXIX. 146. LXXX. 503. XC. 1.
Hirschmann, Heinr., XXXVI. 335.
His, W., VI. 557. X. 483. XX. 207. XXII. 104. XXVIII. 427. LXXXVI. 368.
Hitzig, Ed., XL. 445. XLI. 301. XLVIII. 346.
Hoesslin, v., LXXXIX. 95. 303. 333.
Hoffmann, Arthur, LXII. 516.
Hoffmann, C. E. E., XXIV. 551. XXV. 184. XXXIX. 193. 206. XL. 405. XLII 218. 227. 231. XLIV. 352. XLVI. 124. 286. L. 455. LXXI. 408.
Hoffmann, F. A., XLII. 204. XLVIII. 304. LI. 373. LIV. 506. LVI. 201. LXXV. 404. LXXVIII. 250. LXXXIX. 271.
Hoffmann, H., XXVII. 575.
Hofmann, Berthold, XLVIII. 358.
Hofmeier, M., LXXXIX 493.
Hoggan, Frances Eliz. und George, LXXXIII. 233.
Homén, LXXXVIII. 61.
Hopman, XCIII. 213.
Hoppe-Seyler, F., V. 170. VI. 143. 331. VIII 127. 250. IX. 245. X. 144. XI. 96. 288. 453. 547. XII. 480. 483. XIII. 101. 102. 104. 276. XV. 126. XVI. 391. 412. XVII. 417. 488. XXIII. 446. XXIV. 2. 13. XXV. 181. XXVI. 519. XXVII. 388. 392. 394. XXIX. 233. 597. XXXVIII. 435. LV. 253.
Horn, W., XXIX. 221. XXXI. 525.
Hornemann, E, LIII. 156.
Hosch, XCIX. 449.
Huber, Carl (Memmingen), XXII. 192. LIV. 269.
Huber, Karl (Leipzig), LXXIX. 537. LXXXVIII. 246. LXXXIX. 236.
Hückel, XCIII. 204.
Hünerfauth, G., LXXI. 310.
Hüter, C., XXV. 572. XXVI. 484. XXVIII. 253. XXIX 121. XXX. 587. XXXVI. 25. XLVI. 32. 37.
Hüter, (Waldkappel), XVII. 482.
Huizinga, XLII. 359.
Huppert, M., LIX. 367.

I.

Ins, Adolf, von LXXIII. 151.
Isaaksohn, LIII. 466.
Israëls, A. H, XXXVI. 290.
Israel, James, LXXIV. 15. LXXVIII. 421. LXXXVII. 364. LXXXVIII 191.
Israel, Oscar, LXXVII. 315. LXXX. 379. LXXXIII. 181. LXXXV. 110. LXXXVI. 299. 359. LXXXVIII. 390. XCV. 140. XCVI. 175.
Itzigsohn, XI. 394. XIII. 541. XIV. 190. XV. 166.
Izquierdo, XCIX. 411.

J.

Jacob, Joh., LXII. 402. XCIII. 100. XCVI. 36.
Jacobs, J., LXV. 481. LXVI. 524. LXVII. 197. LXIX. 487.
Jacobsohn, W., LI. 275.
Jacobson, A., LXV. 120. LXXV. 349.
Jacobson, H., XXXVI. 80.
Jacobson, L., LXV. 520. LXVII. 166.
Jacubasch, XLIII. 196.
Jaensch, R., LVIII. 185.
Jaffe, Max, XXIII. 192. XXXVI. 20. XLVII. 405. LXX. 72.
Jagor, F, L. 296.
Jalan de la Croix, N., XCVI. 501.
Jankowski, XCIII. 259.
Jarotsky, XLIV. 88.
Jaschkowitz, XI. 235.
Jassinsky, P., XL. 341.
Jastreboff, XCIX. 500.
Jensen, XLII. 236
Jessen, P. W., XXXV. 108.
Jolly, F., LII. 218.
Joseph, G., LIX. 525. LXX. 521.
Joseph, Ludwig, XIV. 244. XV. 165. XVIII. 368. 495.
Jüngst, XCV. 195.
Jürgens, R., LXV. 189.
Jungbluth, XLVIII. 523.
Junge, E., XXII. 193.
Justi, G., XXXII. 143.

K.

Kaczander, Julius, LXXI. 409. LXXXV. 173. LXXXVII. 189.
Kämmerer, H., LIX. 459. LX. 526. LXIII. 279.
Kaltenbach, XLIX. 437.
Kanzow, XXXV. 211. LXXIX. 180.
Karsten, H., XXXII. 269.
Kartulis, XCIX. 139. 145.
Kaschewarowa, Rudnewa, W., XLIV. 103. XLVII. 400. LIV. 63.
Kast, XCVI. 489.
Kaufmann, C., LXXV. 317.
Kaufmann, E., XCVII. 236.
Kaufmann, Franz Jos., VI. 412.
Keber, XLII. 112. XLIII. 19.
Kekulé, XVI. 50.
Kempner, LXXXIX. 290.
v. Kessler, B., XXXII. 257.
Kesting, XII. 340.
Kettler, XLI. 542.
Key, A., XXI. 568. LV. 296.
Kjerulf, T., V. 13.
Kirchgässer, G., XXXII. 145. XLII. 290.
Kirchner, XCI. 77.
Kirejeff, XXII. 496. XXIII. 186.
Klaatsch, XIV. 225. XVII. 80.
Klebs, XVI. 188. XIX. 321. XXI. 171. 362. XXV. 355. XXVIII. 301. XXIX. 463. XXXI. 396. XXXII. 168. 198. 450. XXXIII. 442. 445. 535. XXXIV. 327. XXXVIII. 186. 190. 202. 326. XXXIX. 340. XLI. 1. XLIV. 242. XLIX. 291.
Klein, E. (London), XCV. 468.
Klein (Tübingen), XXIX. 190.
Klein, Joh., (Moscau), XXXVII. 504.
Klefeld, XXIII. 190.
Klikowitsch, XCIV. 148. 227.

Klinger, XII. 538.
Klopsch, XXXV. 606.
Klug, F., LXI. 109.
Knapp, J. H., XV. 378.
Knauff, XXXIX. 442.
Knies, M., LXII. 537. LXV. 401.
Knoch, J., XXIV. 453. LIX. 528. LXVI. 393.
Knoll, Ph., LIV. 378.
Kobert, R., LXXVIII. 209. LXXXI. 383.
Koch, Ed., X. 317.
Koch, Wilh LXXIII. 278.
Kocher, XLIV. 311. LXXIII. 452.
Köbner, Heinrich, XXII. 372. XXIX. 226. LV. 367. LXXXVIII. 282. XCIII. 343.
Köhler, Th., XIV. 401.
Köhler, H, XLI. 265. XLIX. 408. L. 273. 375. LX. 384.
Kölliker, A, X. 3. 235. XV. 158.
König, LII. 376.
Königer, LXXII. 413. 419.
Körbin, LXXIII. 121.
Körner, W., XXV. 142.
Köster, C., XL. 468. XLVIII. 95. LV. 455. LXXII. 257.
Kohts, LX. 191. LXVII. 425.
Kolaczek, LXIX. 537. LXXV. 399.
Kolessnikow, N, LXVIII. 554. LXX. 531. LXXXV. 445.
Kollatscheck, LVIII. 185.
Kollmann, J., LXVIII. 575.
Korn, LXXXVI. 406.
Kornfeld, LXII. 270. LXIV. 138. LXIX. 328.
Kortüm, E., LXII. 441.
Koschlakoff, XXX. 149. XXXI. 436. XXXV. 178.
Kossuchin, A., LXII. 449.
Kotelmann, LXXXIV. 164. LXXXIX. 377. XCVII. 361.
Kotsonopulos, E., LII. 65. LVII. 51. 143. 534.
Kottmeier, XXIII. 434. XXIX. 610.
Kowalewsky, XIX. 221. XX. 203.
Krabbe, H., XXVII. 225.
Krämer, LV. 330. 354.
Krause, H., LXXXV. 325. XCVIII. 294.
Krause, W., LXXXV. 226. LXXXVI. 370.
Krauspe, F., LIX. 472.
Krauss, XCV. 249.
Kremiansky, XLII. 129. 321.
Krieg, LXXII. 92.
Kroner, XC. 443.
Krusenstern, V. v., LXV. 410.
Krylow, XLIV. 477.
Kubassow, XCII. 35. 81.
Küchenmeister, IV. 55. 83.
Kühne, W., XII. 386. 396. XIV. 310. XXIV. 462. XXVI. 222. XXVII. 508. XXVIII. 528. XXIX. 207. 433. XXX. 187. XXXII. 536. XXXIII. 66. 79. 95. 96. XXXIV. 244. 412. 423. XXXIX. 130.
Külz, E, LXVII. 150.
Küssner, B., LXXVIII. 209. LXXXI. 383.
Küster, O., LXIX. 286.
Küstner, O., LXVII. 210. LXXXIII. 58.
Küttner, C., XXXIX. 548. XLIII. 478. LIII. 274. LIV. 34. LXI. 21. LXVI. 12. LXXIII. 476.
Kugler, Joseph, XCI. 526. XCII. 87. 220. XCIV. 290.
Kuhnt, LVI. 268.
Kunde, XVIII. 357.
Kunkel, A., LXXIX. 455. LXXXI. 381.
Kussmaul, XIII. 60. 289.
Kyber, Eduard, LXXXI. 7. 35. 278. 420.

L.

Lair, C. van, LII. 292.
Lallemant, XXII. 341.

Lambl, VIII. 133. 524. X. 346. XI. 184. XV. 177. XLV. 119.
Lammert, XXII. 230. XXIV. 297.
Landois, Leop., XXXV. 575. XLV. 77. 113. LXII. 582. LXVI 489. LXVIII. 245.
Landsberg, M., LXIII. 267.
Landsberger, LXXXIX. 147.
Landwehr, LXXXIV. 561.
Láng, Ed., LIV. 85. 128.
Lang, G, XLIV. 202.
Lange, O., LXV. 27.
Langendorff, O., LXIX. 452.
Langerhans, P. jun., XLIV. 325. XLV. 413. XLVIII. 304. L. 453. LVIII. 65. 83. LXI. 208. 229. LXXXV. 567. XCVII. 289.
Langerhans, P. sen., XXIV. 200. LXXV. 184.
Langgaard, A., LXV. 1. LXXVI. 545. LXXIX. 229. LXXXVI. 222.
Langhans, Th., XXXVI. 187. XXXVIII. 497. 543. 559. XL. 330. XLII. 382. XLIX. 66. 117. LIII. 470. LIV. 309. LVIII. 132. LXIV. 169. LXXV. 273. 291. 293. LXXVI. 85. LXXXV. 1. XCIX. 193.
Lassar, O., LXIX. 516. LXXII. 132. LXXVII. 157. 558. LXXIX. 168.
Laschkewich, B., XXXV. 291.
Latschenberger, J., LIX. 161.
Lauenstein, C., LXVIII. 632.
Lavdowsky, XCVI. 60. XCVII. 177.
Lawrentjeff, C. 459.
Lebedeff, LXXXVI. 263. XCI. 267.
Leber, LII. 504.
Lebert, H., III. 463. IV. 192. 327. VII. 344. VIII. 147. IX. 381. X. 78. 352. 426. XI. 399. XII. 69. 144. 466. XIII. 113. 358. 530. XXVIII. 405. XL. 142. 551. XLI. 540.
Lehmann, J. Ch, XXX. 593. XXXVI. 110. 125. XC. 212.
Lehmann, L., XXII. 133. LVIII. 92.
Leichtenstern, LXXIII. 222.
Leisering, XXX. 478. XXXIII. 111. XXXVII. 431.
Lénhossek, J. v., LX. 1. LXVIII. 364. LXX. 268.
Leopold, LXXXV. 283.
Lesser, A., LXIX. 404. LXXIII. 398. 603. LXXIV. 125. LXXXIII. 193.
Lesser, E., LXXXVI. 391. XCIII. 506.
Lesser, L. v., LXXIX. 248. LXXXI. 189. XCII. 1. XCV. 211.
Lesshaft, LXXXVI. 176. LXXXVII. 69. 262.
Letzerich, Ludw., XXXVII. 232. XXXIX. 435. XLI. 525. XLII. 570. XLV. 9. 327. XLVI. 229. XLVII. 516. XLIX. 530. LII. 231. LIII. 493. LV. 324. LVII. 518. LVIII. 303. LX. 409. LXI. 457. LXIII. 178. LXIV. 102. 135. LXV. 419. LXVIII. 519.
Leube, XLVIII. 181. L. 301. LXXII. 145. LXXXIII. 124. LXXXVIII. 222. C. 540.
Leubuscher, R., I. 72. II. 38. 409. X. 221. XIII. 494. XVI. 407. XVIII. 119.
Leubuscher, G., LXXXV. 83.
Leuckart, XXIX. 467.
Levié, LXVI. 525. LXVII. 618.
Levisson, XXXVI. 15.
Lewaschew, XCII. 152.
Lewin, G., XXI. 506. XXIV. 429.
Lewin, L., LXV. 164. LXXIV. 220. LXXVI. 443. 452. LXXVIII. 193. LXXXI. 74. LXXXV. 118. XCII. 517.
Lewinski, L., LXXIV. 473. LXXVI. 292. LXXVII. 134. LXXXIV. 71. LXXXVIII. 576. XCI. 371. XCII. 135.

Lewitski (Warschau), LXX. 421.
Lewizky (Kasan), XLV. 183. XLVII. 352.
Leyden, E., XXII. 237. XXVI. 538. XXIX. 197. 199. 202. XXXI. 1. XXXVII. 519. XL. 170. XLIV. 365. XLVI. 476. XLVII. 321. LIV. 324. LV. 1. 239. LXV. 153. LXVIII. 1. LXXIV. 414. LXXVI. 136. 547.
Leydig, XIII. 280.
Liborius, XCIII. 401.
Lichtheim, L., LXIX. 106.
Lieberkühn, N., V. 162.
Liebermeister, C., LII. 123. 432. LIII. 434.
Liebreich, O., XXXII. 387. XXXIX. 183. XLVII. 155.
Lilienfeld, XII. 111.
Lipmann, XLVIII. 218. LI. 552.
Lissauer, LIII. 266.
Lissner, XCIX. 191.
Litten, M., LXIII. 289. LXV. 99. LXVI. 129. 139. 145. LXVII. 153. 615. 616. LXX. 10. LXXV. 329. LXXX. 269. 281. LXXXIII. 508. LXXXVIII. 585.
Loeb, M., LVII. 172.
Lösch, F., LXV. 196.
Löwenhardt, XL. 296. XLIII. 138.
Loimann, LXXXVI. 456.
Lomer, XCVIII. 366. XCIX. 130.
Loretz, XLIX. 435.
Lossen, H., LV. 45.
Lotzbeck, XIV. 394. XV. 383. XVI. 160.
Lubimoff, A., LVII. 371. LX. 217. LXI. 145.
Lucae, A., XXV. 339. XXIX. 33. XXXV. 481. XXXVI. 286. LIV. 561. LXIV. 476. LXXIV. 238. 545. LXXXVIII. 556.
Luchhau, LXXXII. 18.
Luchsinger, B., LXXVI. 529. 533.
Lübimoff, N., LXXV. 71. XCVIII. 160.
Lücke, A., XVIII. 362. XIX. 189. 196. XXIV. 187. XXVIII. 378. XXXIII. 330. XXXV. 524. 530. XLI. 1. LI. 140.
Lütolf, XXXII. 400.
Lüttich, C. 180.
Lukomsky, W., LX. 418. LXV. 145.
v. Luschka, H., IV. 171. 400. VI. 271. 310. 409. 458. VII. 30. 299. VIII. 343. 419. IX. 311. X. 206. 500. XI. 8. 144. 384. 427. 567. XIII. 411. XV. 168. 364. XVI. 73. XVIII. 106. 166. 168. XX. 133. XXI. 285. XXIII. 1. XXX. 234. XXXIV. 592. XLII. 473. 478. 480. XLVII. 310. 378. L. 161. LII. 323. LVI. 176.
Lyon, LXXXIV. 131. 207.

M.

Maas, H., LXX. 161.
Macnamara, XXII. 312.
Magaard, LXXXIX. 258.
Magnus, A., XX. 79.
Magnus, Hugo, XLVII. 214. 307. LV. 511. LVII. 523. LX. 38. LXIII. 356.
Maier, Rudolf, VII. 336. VIII. 129. XIV. 270. XX. 536. XXVI. 358. XXIX. 526. XXXVIII. 387. XLV. 302. 305. LII. 161. LXI. 1. LXII. 145. LXVII. 45. 55. LXX. 378. LXXXV. 49. XC. 455.
Malinin, LXV. 528.
Malmsten, XII. 302.
Manasseïn, W., LV. 413. LVI. 220.
Mankiewicz, XLIV. 375. XLV. 522.
Mannkopff, XV. 192.
Manz, W., LI. 313.
Marchand, Emil, XCIII. 518.
Marchand, Felix, LXIV. 293. LXVII. 206. LXXII. 142. LXXIII. 289. LXXV. 104. LXXVII. 455. 488. LXXXI. 477. LXXXII. 317.

LXXXVIII. 104. •XCII. 11. 286. C. 42.
Marchand, Rich., LXX. 36.
Marckwald, M., LXIV. 505.
Marconnet, G., XXXIV. 226.
Marten, A., XX. 530. XXIII. 181. XXVIII. 555.
Martin, A., LXXXVI. 57.
Martin, Ed., IX. 460.
Martius, LXXXIII. 336.
Masia, J., XXXIV. 436. 439.
Mattschersky, P., XXVIII. 538.
Mauchle, XLI. 148.
von Maudach, LVII. 237.
Maurer, F., LXXVII. 346.
Mayer, Carl (Berlin), X. 115.
Mayer, C. E. Louis (Berlin), V. 199. XXXV. 538.
Mayer (Bonn), XVI. 165. XIX. 230. XXIX. 380. 389.
Mayer, Ludwig (Hagenau), XXXVII. 417.
Mayer, Ludw. (München), LXV. 143.
Mays, Carl, LXXIV. 145. LXXV. 112. LXXXVIII. 125.
Mendel, XLIII. 428. L. 12. LXII. 131. LXVI. 251. LXVIII. 294.
Mendelson, C. 274.
Merensky, LXXXIX. 187.
Merke, H., LXXVII. 498.
Merkel, Fr., LIX 237. 297.
Merkel, Gottlieb, XXXVIII. 433. XLVIII. 488.
Meschede, Franz, XXX. 471. XXXIII. 546. XXXIV. 81. 249. 300. XXXV. 472. XXXVI. 300. 460. XXXVII. 510. 565. 567. XL 284. 285. XLIII. 139. L. 297. LIV. 430. LVI. 82. 97. 100. 119. LVII. 525. LXXXI. 569. LXXXVII. 393.
Metschnikoff, XLI. 523. XCVI. 177. XCVII. 502.
Meyer-Ahrens (Zürich), XXIV. 225. 465. XXV. 38.
Meyer, Georg (Bremen), XXXIV. 380.
Meyer, Hermann (Zürich), XI. 420. XII. 364. 497. XIV. 551. XVI. 78. XXXII. 395. XXXV. 225. XXXVI. 144. XXXVIII. 15. XLIII. 145.
Meyer, Joseph, III. 265. 399. IV. 29.
Meyer, Jul., XLVI. 113.
Meyer, Lothar, VI. 581.
Meyer, Lothar (Berlin), LXVI. 120. LXX. 229. LXXVI. 542. LXXIX. 43. LXXXIV. 155. LXXXIX. 385.
Meyer, Ludwig, VI. 471. VII. 572. 576. VIII. 192. IX. 98. XVII. 209. XVIII. 171. XIX. 288. XXVII. 414. XXX. 14. XXXIII. 296. 457. LII. 303. 441. LIII. 485. LVIII. 270.
Meyer, Moritz, XI. 209.
Meyer, Paul, LXXIV. 277. LXXXV. 181. XCIV. 185.
Meyersohn, Bernh., LXXVI. 330.
Meyerson, H., XXXI. 446.
Michaelis, XXIV. 57.
Michelson, P., LXXI. 249. LXXX. 296. XCIX. 572. C. 66. 576.
Mills, XCIX. 305.
Minkiewiecz, J., XIX. 226. XXV. 193. XLI. 412. XLVIII. 409. LXI 524. LXIII. 201. 473.
Mitscherlich, A., XXIX. 236. XXXVIII. 319.
Miura, XCVI. 54. XCVII. 142. XCIX. 512.
Model, XVIII. 547.
Moeli, C., LXXVI. 475.
Möllendorff, XLI. 385.
Möller, XXIX. 205.
Moens, A. J., LXX. 411.
Mörs, XXIX 336. XXXII. 45.
Mohnike, XVI. 179.
Mollwo, XIX. 438.
Mommsen, J., LXIX. 452. LXXXIII. 243. C. 342.

Moos, XXXI. 117. 125. XXXVI. 501. 514. XXXIX. 289. XLI. 58. LXVIII. 433. LXIX. 313. LXXIII. 154.
Morgenstern, XCI. 313.
Mosler, XIII. 29. XIV. 557. 565. XVIII. 242. XX. 15. XXII. 194. 195. XXIII. 149 167. XXV. 142. 605. 607. XXVIII. 368. XXIX. 510. XXXIII. 321. 414. 421. 430. XXXIV. 208. XXXVII. 43. 139. XLII. 414. XLIII. 161. 220. LVI. 14. LVII. 1. 529. 532. LVIII. 44. LXIX. 369. LXXV. 543.
Mügge, F., LXXVI. 243.
Mühlhäuser, XCVII. 84.
Müller, Carl Friedr., XLI. 110.
Müller, G. J. C, LXXXV. 236.
Müller, J., LXII. 554. LXV. 394.
Müller, Otto, XXXVII. 253. LXV. 140.
Müller, R., XCII. 532.
Munk, J., LXIII. 518. 560. LXIX. 350. LXXI. 500. LXXII. 136. LXXVI. 119. LXXX. 10. XCIV. 436. XCV. 407. XCVIII. 364.
Munk, Ph., XXII. 237. 577. XXIV. 603.

N.

Nasaroff, XC. 482.
Nasse, Dietr., XCIV. 461. 473.
Nassiloff, XLVIII. 177. L. 550.
Naunyn, B, LXVIII. 633.
Navarro, XXII. 362.
Neftel, XLVIII. 521. LVII. 242. LXX. 171. LXXIX. 465. LXXXI. 177. LXXXVI. 67. XCI. 464.
Neisser, Alb., LXXXIV. 514.
Nesterowsky, M., LXIII. 412.
Neubauer, C., XXXVI. 303.
Neumann, E., XX. 142. 152. XXI. 278. XXIII. 594. XXIV. 201. 202. 316.
Neumann (Baden), LXI. 278. LXXVIII. 516.
Neumann, S., III. 13.
Nieden, zur, XC. 350.
Nikolaides, LXXXII. 455.
Nikolsky, LIV. 81.
Noman s. Haren Noman.
Nothnagel, H., XL. 203. XLIV. 1. 95. XLIX. 267. LIV. 121. LVII. 184. LVIII. 420. LX. 128. LXII. 201. LXVII. 415. LXVIII. 26. 33. LXXI. 280. 414. LXXX. 327. LXXXVI. 435. LXXXVIII. 1. LXXXIX. 1.

O.

Obermeier, XLVI. 209. XLVII. 161. 428. LIV. 435. 545. LVII. 31. LVIII. 323.
Obernier, XXXVI. 155.
Obersteiner, H., LII. 510. LV. 318. LIX. 427.
Obrastzow, LXXXIV. 358.
Oedmansson, E., XXVIII. 361.
Oeffinger, Herm., XXXIX. 424. XLIII. 470.
Oeller, LXXXVI. 329.
Oesterlen, O., XLII. 404.
Oldekop, Fr., XXVI. 106 XLVII. 195.
Onsum, J., XXVIII. 233.
Oppenheimer, Z., XXX. 240.
Oppler, XXI. 260.
Ornstein, B., LXVI. 522. LXX. 159 LXXV. 177. XCVI. 475.
Orth, J., LIV. 492. LVI. 269. LVIII 126. 437. LIX. 532. LXIII. 447. LXV. 138. LXVI. 113. LXXVI. 217. LXXXII. 529.
Orthmann, G., XC. 549. C. 365.
Ostmann, XCII. 119.
von Ott, XCIII. 114.
Otto, Herm., XXXVII. 412.
Otto (Illenau), LXXXIX. 399.
Overbeck, R, XXII. 419.
Owsjannikow, XV. 150. XVIII. 572.

P.

Pagenstecher, A., XI. 561.
Pagenstecher, Friedr., XLV. 490.
Panum, P. L., I. 492. III. 251. IV. 17. 155. 419. XVI. 39. XXV. 308. 433. XXVII. 240. 433. XXIX. 241. 481. LX. 301. LXIII. 1. LXVI. 26. LXXII. 69. 165. 289.
Parow, W., XXXI. 74. 223.
Paschutin, V., LIX. 490.
Passauer, XIX. 432 XXXVII. 410.
Passavant, G., VIII 40. 47. XXV. 151. XLVI. 1.
v. Pastau, XXXIV. 236. 450. XLVII. 282. 487.
Patenko, LXXXIV. 193.
Patton, G. F., LXIX. 531.
Pauli, Fr., XXVII. 27.
Pauli, Ph. A., LXXVII. 69.
Paulicki, XVI. 147. XLIII. 234. XLIV. 373. LXVI. 60. XLVII. 308. XLVIII. 187. 527. XLIX. 293. 295. LII. 153. 297. 434.
Pautynski, J. F., LXXIX. 393.
Pawlinoff, C., LXII. 57. LXIV. 382. LXXV. 162.
Peisendörfer, P., LXXIII. 594.
Pekelharing, LXXXIX. 228. XC. 388.
Pelechin, XLV. 417.
Pelikan, XI. 401.
Penzoldt, LXXXVI. 448. LXXXVII. 210.
Pepper, William, LXXI. 407.
Peremeschko, XXVII. 116. XXXVIII. 329.
Perewerseff, J. von, LIX. 227.
Perl, Leop., LI. 552. LIII. 378. LVI. 305. LIX. 39. LXXIV. 54.
Perls, M., XXXIX. 42. 188. LVI. 437.
Pertik, XCIV. 1.
Pertsch, LIII. 138.
Peters, R., LXXXVII. 477.
Petri, A., XLIV. 136. XLV. 525. XLIX. 455. LII. 440. LIV. 441. LVII. 296. LIX. 538. LXII. 565. LXVI. 270. LXX. 156. LXXII. 287. LXXVI. 214. LXXIX. 565. LXXXIII. 552. LXXXVII. 562. XCV. 364.
Petroff, Al., XXV. 91. XLIV. 120.
Petrone, Luigi Maria, LXXVIII. 370.
Petrow, P., LVII. 121.
Pfeiffer, L., LXXII. 1.
Pfitzer, Rich., LXXVII. 397.
Pflüger, XIII. 437. XXIX. 228. 450.
Pincus (Königsberg), XVI. 137.
Pincus (Pohl-Pincus), J., XXXVII. 18. XLI. 322. XLIII. 305. XLV. 127. 129. 521. LIV. 433. LXXXIII. 139. XCVI. 413.
Pistor, XXXI. 258.
Plagge, XIII. 93. XIX. 236.
Platen, Otto von, LXXI. 31. LXXIV. 268. LXXXVII. 196.
Ploss, H. H., LVI. 228.
Plugge, LXXXVII. 410.
Podkopaew, XXXIII. 505. XLV. 95.
Poensgen, XCI. 350.
Pohl, Osw., VI. 174. VIII. 348.
Pohl-Pincus s. Pincus, J.
Pokrowsky, W., XXII. 476. XXX. 525. XXXVI. 482.
Polak, J. E., XXVII. 175. XXXI. 126.
Politzer, A., LXVIII. 77.
Pollak, M., X. 518.
Polotebnow, A., XXXI. 35.
Pommer, XCII. 296. 449.
Ponfick, XLVIII. 1. L. 623. 633. LVI. 534. LVIII. 528. LX. 153. LXII. 273. LXVII. 367. 384. LXXXVII. 541. LXXXVIII. 195. 445.
Popoff, Leo, LXI. 322. LXIII. 421. LXXXI. 524. LXXXII. 40. LXXXVII. 39.
Popoff, N., XCIII. 351.
Posadsky, LXXXVII. 380.

Posner, Carl, LXXIX. 311.
Potiechin, A., LXXII. 157.
van Praag, Leon, VI. 385. 435. VII. 252. 438. VIII. 56.
Praël, I., XLV. 518.
Prager, XXIV. 210.
Preiss, LXXXIV. 334. LXXXVII. 158. LXXXIX. 17.
v. Preuschen, LXX. 111.
Prevost, J. L., LXX. 434.
Preyer, W., XXX. 417. XL. 125.
Probstmayr, XXX. 265.
Prudden, J. M., LXXV. 185.
Prümers, LIV. 259.
Przewoski, E., LXIII. 363.
Puky, A. v., LXIX. 329.
Puls, XCIV. 455.
Purjesz, XCV. 273.
de Pury, F., VIII. 289.
Putiata, Raissa, LXIX. 245.
Putjatin, LXXIV. 461.
Pye Smith, XLIII. 142. L. 462. LXV. 502. 507.

Q.

Quincke, H., LIV. 537. XCV. 125.
Quist, C., LXIV. 307.

R.

Raab, Fritz, LXXV. 451.
Radziejewsky, XXXVI. 1. XLIII. 268. LIII. 370. LVI. 211.
Raehlmann, LXXXVII. 325.
Räuber, XCVII. 50.
Ragotzki, L., 296.
Rajewsky, A., LXIV. 186. LXVI. 154.
Ramdohr, Max, LXXIII. 459.
Ranke, H., LXXV. 1. LXXXII. 360. XCVII. 527.
Rapp, G., IV. 471.
Ratjen, E., XXXVIII. 172.
Rauber, A., LXXI. 133. LXXII. 443. LXXIII. 551. LXXIV. 66. LXXV. 553. XCI. 564.
Rauchfuss, XVII. 376. 474. XVIII. 537.
Ravitsch, J., XXIII. 33. XXVII. 413.
Rawitzki, M., LXXX. 494 LXXXVI. 240. XCV. 485.
Rayss, LVIII. 321.
Rebsamen, A., XXIV. 92.
Recklinghausen, F. v., XIV. 466. XVI. 172. XIX. 451. XX. 205. XXVI. 172. XXVII. 419. XXVIII. 157. XXX. 360. 366. 370. 372. 374. 375. XXXV. 203. 314. LXX. 153. LXXXIV. 425. C. 503.
Rees, XLVII. 518.
Rehn, XLIII. 129. LXII. 269.
Reich, Eduard, XLV. 432.
Reich, Hubert, L. 210.
Reich, P., XXXV. 365.
Reichel, XLIV. 370. XLVI. 497.
Reil, W., XXIV. 33.
Reincke, J., LI. 391. 399. 407.
Reinhard, C., XCV. 337.
Reinhard, H., XII. 129.
Reinhardt, Benno, I. 20. 528. II. 409.
Reinhardt, C., XVI. 553. XCV. 337.
Reisinger, XCVIII. 369.
Reissner, F., XXIV. 191.
Remak, XX. 198. XXIII. 441.
de Renzi, E., LXXX. 510. LXXXIII. 559. LXXXIV. 567.
Reubold, VII. 76. XCII. 206.
Reyher, G., XXI. 85.
Rheiner, G., C. 185.
Rheiner, H., V. 534.
Ribbert, H, LXXX. 436. 505. LXXXVIII. 11. XC. 243. 536. XC. 539. XCIII. 169. 396. XCVIII. 527.
Richter, Alfred, XCVII. 365.
Rieder, XCVI. 100.
Riegel, XLIX. 193. LII. 218. LIX. 114. LXI. 336.
Riesenfeld, E., LXVII. 130.

Rindfleisch, E., XVII. 239. XIX. 546 XXI. 486. XXII. 260. XXIII. 519. XXIV. 571. XXV. 417. XXVI. 474. XXVII. 137 XXX. 406. 602. LIV. 108 396. LXXXI. 516. 521. LXXXV. 71. XCIV. 477. XCVI. 287.
Rindowsky, XLI. 278.
Ringhoffer, XIX. 28.
Ritter, C., XXX. 273. XXXIX. 14. XLI. 239. XLVI 316. L. 164.
Ritter, F., (Göttingen), XXXVI. 591.
Rivolta, LXXXVIII. 389.
Roehrig, A., LXVII. 119. LXXVI. 1. LXXXIII. 393. XCVI. 234. 325.
Roloff, XXXII. 547. XXXVI. 258. XXXVII. 434. XLIII. 367. 512. XLVI. 305. 437. XLVII. 96.
Rosciszewsky, S. v., LXIV. 540.
Rose, Edm., XVI. 233. XVIII. 15. XIX. 522. XX. 245. XXVIII. 30. XXX. 442. XXXV. 12.
Rose, Gustav, XXXVI. 286.
Rosenbach, J., LXX. 352.
Rosenbach, Ottomar, LXVIII. 85. XCIX. 175.
Rosenbach, P., XCVII. 369.
Rosenberg, E., XXXIV. 107.
Rosenstein, S., VII. 532. XII. 271. 414. XIII. 462. XIV. 110. XVI. 209. XXXIX. 1. 174. XLIII. 428. LIII. 141. LVI. 383. LXV. 481. LXVII. 197. LXXXIV. 315. XCII. 191.
Rosenstirn, J., LVI. 27. LVII. 163.
Rosenthal (Guttentag), X 512.
Rosenthal, J., XIV. 555.
Rosenthal, M., LXXII 325.
Rossbach, J. M, L 566. LI. 100. 558. LIV. 571.
Rossmann, XIV. 393.
Roth, F., (Würzburg), XX. 402. XXI. 7.
Roth, H., (Wiesbaden), XXXVII. 1. LV. 398.
Roth, M., XXXVI. 145. XXXVII. 184. XXXVIII. 572. XXXIX. 342. XLIII 296. XLIV. 131. XLV. 299. 300. XLVI. 243. XLIX. 441. LIII. 508. LIV. 254. 375. LV. 197. 517. LVI 197. LVIII. 255. 263. LXVIII. 101. LXXII. 444. LXXXI 47. LXXXVI. 371.
Roth, Otto, LXXXV. 95.
Roth, Theodor, XCI. 571.
Roy, XCII. 424.
Rudanowski, P., LII. 193.
Rudnew, A., XXXIII. 66. 76. 541. XXXV. 600. XLV. 197. XLVIII. 49. LIII. 455.
Rudnew, Mich., XLI. 73.
Rühle, V. 189.
Rütimeyer, L., XCI. 106.
Ruge, Carl, XLIX. 239.
Ruge, Paul, XLIX. 252.
Rump, C., LXXX. 177.
Runeberg, J. W., LXXX. 175.
Runge, LXVI. 366.
Ruppert, H., LXXII. 14.
Rustizky, J. v., LIX. 191. 202.
de Ruyter (Quakenbrück), LXXXII. 554.

S.

Saalfeld, LXXXII. 147.
Sacharjin, XVIII. 363. XXI. 337.
Sachs, J., XXIX. 493.
Sachse, LI. 148.
Saikowski, XXXIV. 73. XXXVII. 346.
Sakaki, XCVI. 287.
Salkowski, L. 174. LII. 58. LIII. 209. LIV. 344 LVIII. 1. 460. 580. LXVI. 315. LXVIII. 399. LXX. 158. LXXI. 500. LXXIII. 409. 630. LXXVI. 368. LXXVIII. 530. LXXXI. 166. 552. LXXXVIII. 391. 394.

Salomon, Georg, LXI. 343. XCV. 527. XCVII. 360.
Salomon, W., XCVII. 149.
Samelsohn, J., XLVI. 507. LIX. 257.
Samter, J., XXIX. 215.
Samuel, S., XXV. 421. XI. 213. 225. XLIII. 552. L. 323. LI. 41. 178. LV. 380.
Samuelson, B., LXXXVI 539.
Sander, R., XV. 160.
Sander, Wilh., LXXII. 284. 286.
Sarokow, XXVIII. 544.
Sassetzky, XCIV. 485.
Saviotti, G., XXXIX. 524. L. 592.
Schalle, LXXI. 206.
Schaper, XXXVII. 257.
Scheiber, S. H., XXIV. 113. XXVI. 209. 218. LIV. 285. LV. 462. LXXXII. 161.
Schelske, R., XXVIII. 482.
Schenk, XIII. 491.
Scherenberg, XLVI. 392. 493. XLVII. 311.
Scherer, Jos., X. 228. XV. 388.
Scherschewsky, XCVI. 131.
Schestopal, A., LXXV 199.
Schetelig, LXXXII. 437.
Scheube, XCI. 448. XCV. 146. XCIX 356.
Scheuthauer, LXXXV. 343.
Schiefferdecker, LXII. 475. LXVII. 542. LXIX. 321.
Schiele-Wiegandt, LXXXII. 27.
Schiess-Gemuseus, XIV. 371. XXIV. 557. 561. XXVII. 127. 132. XXIX. 321. XXXIII. 489. 495. XXXIX. 584. XLVI. 53. 286. LXIX. 100.
Schiffer, T., XXXV. 413.
Schiffner, C. Th, LXXIV. 320.
Schildbach, XLI. 15.
Schklarewski, XLVI. 116.
Schläpfer, F., VII. 158.
v. Schleiss, XVIII. 173.
Schlossberger, IX. 459 X. 517. XI. 569.
Schmidt, Alex., XXIX. 1. XLII 242.
Schmidt, M., LVI. 287.
Schmidt-Mühlheim, LXXXI. 575.
Schmidt-Rimpler, H., LXX. 202.
Schneider, C. F., XVI. 95.
Schöler, LXXVIII. 373.
Schönfeldt, J. E. E., LXV. 425. LXVII. 92. LXXIII. 301.
Scholz, G., XXXIII. 96.
Schottelius, Max., LXXI. 268. LXXIII. 524. XCI. 129.
Schotten, XVIII. 177. XLIV. 172.
Schrader, G. W., XV. 382.
Schröder, Otto, XX. 358.
Schröder (Bonn), XXXV. 253.
Schuberg, XVI. 464. XX. 291. XC. 73.
Schuchardt, B., XX. 446.
Schuchardt, Carl, LXXXVIII. 28. LXXXIX. 133. XC. 443.
Schüle, H., LXVII. 215.
Schülein, W., LXVI. 109.
Schüller, Max, LV 159. XCIV. 405.
Schünemann, XLI. 287.
Schüppel, LVI. 38. 381.
Schütz, W., II. 379.
Schütz, W., Prof., XLVI. 350. LX. 93.
Schulten, XIV. 501. XVII. 228.
v. Schulthess-Rechberg, LXXXV. 503.
Schultze, Bernh., VII 479. XXII. 209. XXXVII. 145. XLIII. 329. LXXXI. 175.
Schultze, Friedr. Th., VII. 397.
Schultze, Friedr., LXI. 130. LXV. 385. LXVIII. 111. 120. 128. LXXIII. 443. LXXV. 475. LXXIX. 124. 132. LXXXVII. 510. XC. 208. XCI. 192.
Schultze, H., LXXX. 193.
Schultze, Max, XX 370. 378. XXX. 260. 263.

Schulz, Richard, XCV. 122.
Schumburg, XCVII. 260.
Schuster, XLIII. 60.
Schwalbe, Carl, XLVII. 153. LIV. 88. LV. 529. LVI. 360. LXIII. 462. LXXVI. 511. LXXXV. 172.
Schweigger, XI. 149. 258.
Schweigger-Seidel, XXI. 455. XXIII. 526. XXVII. 460. 505. XXXVII. 219. 225. 228. 230.
Schweninger, LXX. 340.
Schwerin, Ernst, LXXIII. 37.
Sczelkow, XIX. 215. XX. 209.
Seegen, J., XXI. 218. XXIX. 558. XXX. 67. XXXVI. 227.
Seemann, LXXVII. 299.
v. Sehlen, XCIX. 327. C. 361.
v. Seidlitz, N., LXXXVI. 168.
Seitz, Johannes, LII. 114. XCI. 154. 346.
Seitz, C., XCVIII. 335.
Selenkoff, XCV. 95.
Seligsohn, M. XVIII. 355. LXIV. 327.
Semmer, E., L. 158. LV. 251. LXX. 371. LXXXII. 546. 549. LXXIII. 99. 555.
Senator, XLII. 1. XLIII. 358. XLV. 351. XLVI. 507. XLVIII. 295. L. 354. LIII. 111. LIV. 278. LVI. 56. LX. 476. LXVIII. 422. LXX. 182. LXXIII. 1. 313.
Senftleben, Hugo, XV. 336. XVIII. 163. 346. XXI. 289. XXXVI. 520. XLV. 303.
Senftleben (Breslau), LXV. 69. LXXII. 278. 542. LXXVII. 421.
Sertoli, XLII. 370.
Setschenow, XIV. 356.
Sick, P., XXXI. 256.
Siegmund, Gust., IV. 505. VI. 238. XIV. 189. XLVIII. 188.
Silujanoff, LII. 327.
Simmonds, LXXXII. 374.
Simon, G. W., (Calbe), II. 331. XXXIV. 623.
Simon, Gust., XI. 297. XV. 50. XVI. 170.
Simon, Th., LI. 137. LII. 103. LV. 534. 536. LVI. 273. LVII. 537. LVIII. 310. 572. LXI. 90.
Skrzecka, XI. 176. 179. 181.
Slavjansky, XLIV. 480. XLVIII. 326. LI. 470.
Smidt, LXXXII. 1.
Smith s. Pye-Smith.
Soboroff, S., LIV. 137. 306.
Socin, B., LII. 550.
Sokoloff, N., LXIV. 40. LXVI. 171. LXVIII. 611.
Sokolow, A. A., LVII. 321. LVIII. 316.
Solger, B., LX. 380.
Soloweitschik, XLVIII. 55. 193.
Solowieff, A., LXII. 195.
Sommer, LXXXIX. 412. XC. 119. XCIV. 12.
Sommerbrodt, J., XXXI. 463. XXXVI. 272. LI. 136. LV. 165.
Sommerbrodt, Max, XCI. 492.
Sonnenburg, E., LXXX. 381.
Sotnitschewsky, LXXVII. 85.
Souza Fontes, J. R. de, LXXI. 107.
Spaeth, E., XXXV. 432.
Spengler, IV. 167. VI. 129. VII. 153. XV. 163. XVIII. 556.
Sperling, XCI. 260.
Spiegelberg, O., XXX. 466. XXXV. 84. XLIV. 69.
Spiess, G. A., VIII. 303.
Spliedt, XVIII. 254.
Ssubotin, XXXVI. 561.
Stadelmann, E., LXXX. 105.
Stadfeldt, XCIX. 391.
Stadthagen, C. 416.
Stahel, Hans, LXXXV. 26.
Starkow, W., LII. 464.
Stein, Jul., XLIX. 136.
v. Stein, Stanisl., XCVII. 483
Steinauer, E., LIX. 65.
Steinauer, L., 235.

Steinschneider, XXXVI. 570. XXXVII. 351. 560. XXXVIII. 65. XXXIX. 296. XL. 80. XLII. 51. LII. 340. 467. LVII. 62. LXXI. 131. LXXVII. 507. LXXXV. 132. 355. LXXXVI. 98. XCIV. 28.
Steinthal, C. 81.
Stern, LXXXI. 384.
Steudener, XLII. 39. XLVI. 500. L. 222. LIV. 500. LIX. 413.
Stich, II. 323. XIV. 225. XVII. 80.
Stieda, L., XXIV. 540. XXXII. 132. XXXVI. 279. 285. 425.
Stilling, H., LXXX. 475. LXXXIII. 77. LXXXVIII. 111. 509. XCVIII. 1. C. 170.
Stöhr, XCVII. 211.
Störk, C., LX. 274.
Stocquart, LXXVIII. 244.
Stolnikow, XC. 389.
Stokvis, XLIX. 450.
Storch, E. D., LXXII. 582.
Stotnitzchewsky, LXXXII. 209.
Strassburg, G., LX. 471. LXII. 437.
Strassmann, Fritz, XCVI. 319.
Strauss, E., XVII. 479. XXX. 599. 601.
Stricker, G. (Dortmund), XXXI. 529. LXXII. 144.
Stricker, W. (Frankfurt a. M.), XX. 45. 394. XXI. 360. 361. XXII. 285. XXV. 600. XXVI. 585. XXVII. 209. 211. XXVIII 552. XXIX. 600. XXXI. 256. 393. 530. XXXII. 255. 390. 392. XXXIII. 175. 313. XXXV. 469. XXXVII. 131. XXXVIII. 437. XXXIX. 344. 617. XLI. 289. 290. 291. 292. 293. XLII. 305. XLIII. 426. XLIV. 376. XLV. 122. XLVI. 248. XLVII. 314. 519. 521. 522. L. 134. 159. LI. 430. LII. 445. 566. LIII. 383. LIV. 436. 571. LV. 251. LVII. 286. LIX. 531. 538. 542. LXII. 272. 439. LXIII. 285. LXIV. 566. LXV. 144. LXVI. 267. 398. 399. 523. LXVIII. 295. LXIX. 324. LXX. 156. LXXI. 111. LXXII. 281. 644. LXXIII. 622. LXXV. 538. LXXVI. 212. 214. 541. LXXVIII. 194. LXXIX. 382. LXXX. 182. 191. LXXXI. 567. LXXXII 202. 554. LXXXIII. 547. LXXXIV. 192. LXXXVI. 545. LXXXVII. 384. 385. LXXXVIII. 184. 379. XCI. 378. XCV. 359. 547. XCVI. 504. XCVII. 367. XCIX. 384.
Stroganow, N., LXIII. 540. LXV. 47.
Strübing, Paul, LXXVI. 537.
Struve, H., LVI. 423. LXXIX. 524. LXXXIII. 146.
Stuhlmann, XI 481.
Stüremberg, C., LXVI. 394.
Swaagman, P., XXXIII. 228.
Szabadföldy (Freyfeld), XXIX. 470. XLIII. 177.

T.

Takács, A., LXXV. 431.
Talko, L. 517. LII 563.
Talma, S., LXXVII. 242.
Tappeiner, LXXIV. 393. LXXXII. 353.
Tauber, LXXXIX. 537. XCVI. 29.
Textor, C., IV. 3. V. 216.
Thanhoffer, L. v., LXIII. 136.
Theurkauff, XLIII. 35. 433,
Thin, G., LXIV. 136.
Thoma, R., LVII. 455. LXII. 1. LXIV. 394. LXV. 36. 300. LXXI. 42. 227. LXXIV. 360. LXXV. 483. LXXXIV. 131. 189. LXXXVII. 201. LXXXVIII. 515. XCIII. 443. XCV. 294.
Thomé, O. E., XXXVIII. 221.
Tiegel, E., LX. 453. LXIII. 564.

Tillmanns, H., LXVII. 398. LXXVIII. 437.
Timm, XXX. 447.
Tizzoni, LXIII. 386.
Tobias, W., XXIV. 579.
Tollin, H., LXI. 377. LXXVIII. 302. LXXX. 47. LXXXI. 114. XCI. 39. 423. XCII. 64. XCIV. 86. XCVII. 431. XCVIII. 193.
Tolmatschew, XXIX. 477. XLIX. 348.
Tommasi (Crudeli), C., XXVIII. 370. XXXI. 111.
Torre, XCV. 1.
Traube, Mor., IV. 109. 148. XXI. 386. 414. XXIII. 196. 200.
Treskin, LV. 488.
v. Troeltsch, XIII. 513. XVII. 1. XXI. 295.
Trommer, C., XIX. 554.
Tscherinow, XLVII. 102.
Tschernoff, XCVIII. 231.
v. Tschisch, Wald., XCVII. 173. C. 147.
Tuchen, A., XXV. 267.
Tüngel, XVI. 166. 356. XXVII. 421. XXVIII. 391. XXIX. 224. XXX. 267. 270. XXXIII. 306.
Türck, L., XXIII. 445.
Tyson, James, LXXI. 407.

U.

Ueberweg, XVI. 400.
Uhde, C. W. F., XXXVIII. 328. XLIII. 430. LII. 439. LVII. 528. LVIII. 325. LIX. 160. LXIV. 570. LXV. 548. LXX. 157. LXXXIV. 419. XCIV. 558.
Uhle, J. P., V. 376.
Uhthoff, LXXXVI. 322.
Ullersperger, XLVIII. 501. LII. 137. LIII. 510. LX. 506.
Unna, P. G., LXIX. 409. LXXIV. 424. LXXXII. 175
Unruh, XLVIII. 327.
Uskoff (Uskow), LXXXV. 537. LXXXVI. 150. XCI. 453.
Uspensky, S., XXXV. 301. 306.
Uwersky, A., LXIII. 189.

V.

Vallat, LXXXIX. 193.
Valentin, Ad., XLIV. 242. 296.
Valentin, G., XXVI. 580. XXVII. 215. XXVIII. 1.
Veit, Otto, XIV. 64.
Velden, R. v. d., LXX. 343.
Veraguth, LXXXII. 238. LXXXIV. 325.
Verson, XLV. 117.
Vetter, A., XXXI. 402. LIII. 168.
Vinke, E., XXXII. 552.
Violet, G., LXXX. 353.
Virchow, Carl, LXXXIV. 543.
Virchow, Hans, LXII. 566.
Virchow, R., I. 3. 94. 207. 264. 272. 379. 547. II. 3. 143. 587. III. 3. 154. 197. 228. 427. IV. 261. 375. 468. 515. V. 3. 43. 216. 275. 281. 403. 409. 590. VI. 3. 133. 259. 416. 525. 562. VII. 3. 126. 164. 170. 541. 580. VIII. 3. 103. 140. 355. 371. 537. IX. 3. 307. 557. 618. X. 170. 225. 230. 401. 407. XI. 1. 79. 82. 89. 188. 281. 465. 574. XII. 101. 114. 310. 334. 481. XIII. 256. 266. 269. 288. 323. 481. XIV. 1. 187. XV. 70. 217. 530. XVI. 1. 180. 372. XVIII. 1. 126. 138. 273. 330. 364. 523. XIX. 43. 288. 557. XX. 166. 403. 459. XXI. 1. 116. 118. 169. 580. XXII. 190. 426. 574. XXIII. 194. 415. 593. XXIV. 205. XXVII. 425. 575. XXVIII. 237. 427. XXIX. 608. XXX. 221. 272. 468. XXXI. 127. 128. 399. XXXII. 117. 139. 332. 518. 545.

547. 554. XXXIII. 1. 144. 170. XXXIV. 1. 11. XXXV. 186. 191. 201. 208. 212. 358. 607. XXXVI. 147. 149. XXXVII. 212. 255. 420. XXXVIII. 129. 138. XL. 295. XLIII. 132. 227. 548. XLIV. 137. 138. 145. 476. XLV. 231. 521. XLVI. 115. 447. 470. 506. XLVII. 298 524. XLVIII. 519. XLIX. 577. L. 1. 304. 451. LI. 1. 127. 436. LII. 1. 133. 432. 504. 558. LIII. 1. 134. 137. 381. 441. 444. LIV. 283. LVI. 415. LIX 305. LX. 150. 151. LXIII. 566. LXIV. 137. 144. LXV. 400. LXVI. 525. LXVII. 149. LXIX. 150. LXX. 1. 291. LXXIII. 629. LXXV. 333. LXXVII. 171. 174. 380. LXXVIII. 266. LXXIX. 1. 176. 183. 185. 563. 568. LXXXII. 550. LXXXIII. 392. 557. 560. LXXXIV. 417. LXXXV. 180. 373. LXXXVI. 546. LXXXVII. 199. 389. LXXXIX. 382. XC. 213. 559. XCI. 1. XCIV. 183. 362. XCV. 534. XCVI. 502. XCVII. 410. C. 1. 571.

v. Vivenot, XIX. 492. XXXIII. 126. XXXIV. 515.

Vogel, J., III. 570.

Vohl, Herm., XLII. 161. 577.

Volkmann, A. U., LVI. 467.

Volkmann, Rich., X. 297. XII. 27. 293. XIII. 46. XXIV. 512. XLI. 528. L. 142. 543.

Voltolini, XVII. 193. XVIII. 43. 558. XXI. 45. XXII. 110. XXVII. 159. XXVIII. 227. XXXI. 199. XLV. 513. LXV. 452. LXVIII. 625. C. 27.

Voorhoeve, LXXX. 247.

W.

Wachsmuth, Ad., VII. 139. IX. 294. XXIII. 118. XXVI. 318.

Wachsmuth, Ludw., VII. 330.

Wadsworth, LI. 361.

Wagner, A., IX. 593. XII. 218. 401.

Wagner, E., VIII. 532. X. 209.

v. Wahl, XXI. 579.

Walb, H., LXIV. 113.

Waldenburg, L., XXIV. 149. XXVII. 145. 322. XL. 435. C. 33.

Waldeyer, W., XXXII. 543. XXXIV. 473. XXXV. 214. 218. XL. 379. XLI. 470. XLIII. 533. XLIV. 69. 83. 88. LII. 305. 318. 541. LV. 67. 367. LX. 66.

Waldstein, L., LXXVII. 34. LXXXIII. 41. LXXXV. 399. XCI. 12.

Wallach, XXXVI. 297.

Wallis, C., LV. 296.

Wallmann, XI. 503. XIII. 283. 285. 286. 550. XIV. 197. 200. 201. 202. 203. 204. 385. 389.

Walter, H. (Offenbach), XXVI. 221. XXVII. 212.

Walter, G., XX. 426. XXII. 241.

Walther, A. (Kiew), XXV. 417.

Waltz, Otto, LXXIV. 553.

Wargunin, XCVI. 366.

Weber, C. Otto, VI. 511. 520. 561. VII. 115. XIII. 74. XV. 465. XVI. 410. XIX. 367. XXIX. 84. 163. XXXV. 501. XXXVIII. 1. XXXIX. 216. 254.

Weber, F. (Kiel), VI. 89. XI. 201.

Weber, H. (London), XII. 326. XXV. 114. XXVIII. 489.

Weber-Liel, LXII. 215. LXXVII. 207.

Wedl, C., LXXI. 128. LXXIV. 142. 143. LXXV. 547. LXXVII. 375. LXXX. 172. LXXXV. 175.

Wegner, Georg, L. 305. LV. 11. LVI. 523. LXI. 44. LXII. 268.

Wegscheider, Hans, LXIX. 172.

Wehn, XCVIII. 354.

Weichselbaum, A., LIV. 166. LV. 217. LVII. 127. LXIV. 145.

LXXIII. 462. LXXV. 444. LXXXV. 554.
Weigert, C., LXV. 212. LXVII. 264. 492. LXX. 461. 490. LXXI. 113. LXXII. 130. 218. LXXVII. 269. LXXIX. 387. 390. LXXXIV. 183. 184. 275. LXXXVIII. 307. C. 176.
Weihl, W., LXI. 253.
Weil, A., LXXV. 483. XCV. 70.
Weisbach, LV. 249.
Weisenberg, A., VII. 169.
Weisflog, G. E., LXVI. 311. LXIX. 143.
Weiss, G., LXVIII. 59. 413.
Weiss, Wold., XXII. 526.
Welch, W. H., LXXII. 375.
Welcker, H., XI. 578. XXI. 453. 455. LXXIV. 500.
Wernher, A., VIII. 221. XLVII. 178. 472. LVI. 289.
Wernich, A., L. 138. LVI. 505. LXVII. 146. LXXI. 290. LXXVIII. 51. 193. LXXIX. 424.
Wernicke, C., LVI. 397. LXXXVII. 335.
v. Werra, LXXXVIII. 197.
Wertheimer, XXI. 314
Wesche, LXXII. 141.
Westphal, C., XVIII. 509. XX. 542. XXVII. 409. XXXIX. 90. 353. 592. XL. 226. XLVIII. 516.
Weyl, Th., XCV. 351. XCVI. 462.
Widmann, O. v., LXX. 438.
Wiedemeister, L. 640. LII. 437.
Wiederhold, XXXIII. 549. 552. XXXVII. 426.
Wiehen, LXIV. 294.
Wieger, Leo., LXXVIII. 25.
Wiktorowsky, XCIV. 542.
v. Willebrand, XXXIII. 517. XLVII. 243.
Willigk, XLVIII. 524. LI. 208. LXIV. 163.
Winkler, XXXVII. 431.
Winogradoff, XXII. 457. XXIV. 600. XXVII. 533. LI. 146. LIV. 78.
Winternitz, W., LVI. 181. LXVI. 503.
Winther, X. 506.
Wiss, E., I. 256. VI. 60.
Witkowski, L., LXIX. 498.
v. Wittich, III. 142. V. 580. VII. 324. VIII. 447. IX. 185. X. 325. XI. 37. XIII. 421. XXVII. 573. XXXVII. 93. 322. XXXIX. 184. XLVI. 483. LV. 1.
Wolf, Herm., XLI. 543.
Wolff, C. (Bonn), XX. 1. XXVI. 44.
Wolff, C. (Conitz), XXXIV. 230.
Wolff, Jul., L. 389. LXI. 417. LXIV. 140. XCIV. 393.
Wolff, M., LIX. 145. LXVII. 234. LXXXI. 193. 385. XCII. 252.
Wolffberg, S., LXI, 241.
Wolkenstein, A. v., LXVII. 419.
Wortabet, LXXXI. 578. LXXXIII. 553.
Wucherer, O., XXII. 345. LVI. 374.
Wundt, Wilh., X. 404.
Wutz, XCII. 387.
Wydler, XLVII. 155.
Wyss, Hans v., LI. 143. LXIX. 24. XCII. 193.
Wyss, Osc., XXXIII. 432. XXXV. 378. 413. 553. XXXVI. 454. XL. 142. XLI. 540.

Z.

Zacher, XXXII. 398.
Zahn, F. W., LXII. 81. 560. LXXII. 110. 119. 198. 206. 214. LXXIII. 161. 166. XCV. 369. 388. 391. 401. XCVI. 1. 15.
Zalesky, XXXI. 426.
Zander, Pet. Joh. (Eschweiler), VIII. 211. XIV. 569. LIX. 153. LXXXIII. 377. LXXXIV. 177.

Zander, Rich., LXXX. 507.
Zelensky, O., XXIV. 362.
Zeller, Alb., LXVI. 384. LXXIII. 257.
Zenker, F. A., XII. 108. 454. XVIII. 561. XXI. 369.
Ziegler, E., LXV. 273. LXX. 502. LXXIII. 355. XC. 211.
Ziehl, XCI. 92.
Zielke, XLIV. 428.
Zielonko, J. v., LVII. 436. LXI. 267. LXII. 29.
Ziemssen, Hugo, XIII. 210. 376. XVII. 333.
Zillner (Salzburg), LIII. 140.
Zillner, Eduard, XCVI. 307.
Zimmermann, G., XVIII. 221. XXIII. 209.
Zuelzer, W., LXVI. 223. 282.
Zürn, XLI. 300.

II. Namen der Verfasser von Werken oder Aufsätzen, welche übersetzt, besprochen oder auszugsweise mitgetheilt sind.

Aberle, XI. 119.
Ackermann. XXI. 242.
Adrian, A, XXIII. 204.
Amadei, XCIV. 364.
Amici, XVI. 414.

Baas, J. H., LXVIII. 301.
Baccelli, G., LI. 141.
Bäumler, XX. 554.
Baumgärtner, XXIV. 214.
Baur, St., XVII. 354.
Beale, Lionel, XVIII. 175.
Béchamp, XI. 476.
Below, E., LI. 307.
Berlepsch, XLVI. 513.
Berthelot, XIII. 110.
Bizzozero, LII. 156.
Blanck, A., LXI. 415.
Blochwitz, XLV. 524.
Böckel, XVI. 203.
Brattler, XXI. 456.
Braune, W., XI. 295. XLV. 523.
Brown-Séquard, XII. 495.
Brücke, E., XVII. 202.
Bruns, V., XXXIV. 459.
Bull, E., LXVII. 266.
Burg, van der, XCV. 369.

Cless, G., LIV. 441.
Cloëz, XIV. 210. 211.
Cohn, F., XX. 405. XXIX. 458.
Corradi, Alfonso, LVII. 383.
Corson, XVII. 492.
Czermak, XVIII. 574.

Deiters, XI. 480.
Demme, Herm., XVII. 204. XXIV. 214.
Dickoré, XLII. 318.
Dillner, XXXIV. 248.
Döderlein, Max, XX. 408.

Ecker, LXXIII. 310.
Engel, G., XXXIV. 246.
Engel-Reimers, XXI. 585.
Ellis, Viner, XI. 296.

Faraday, XII. 119.
Faye, XII. 486.
Fehr, C., XXV. 186.
Fiedler, XLV. 524.
Foà, P., LXIII. 568.

v. Foller, XI. 294.
Fox, Wilson, XVI. 566.
Frémy, XIV, 212. 213.
Frey, H., XXVI. 431.
Fürstenberg, XXXIV. 469.

Gallois, XIII. 112.
Garrod, A., XXI. 121.
Gassner, K., XXV. 189.
Genth, Adolf, LXXXIV. 423.
Gerlach, A. C., XVI. 423. LI. 290.
Gernet, XLVI. 396.
Gobley, XVIII. 370.
Godard, XII. 125.
Golgi, C., LI. 311. 568.
Goltz, XXIII. 451.
Griesinger, XLII. 310.
Gruber, W., XX. 557.
Gsell-Fels, LXVI. 513.
Günzler, XII. 341.

Halbertsma, XI. 195.
Haller, A. v., LXXII. 649.
Hansen, Armauer, LVI. 280.
Harley, XI. 107.
Häser, XX. 215.
Hauser, XVI. 428.
v. Haxthausen, XXI. 366.
Hecht, XIV. 572.
Herpin, LIV. 566.
v. Hessling, XX. 407.
Heuss, F. v., LXV. 546.
Hirsch-Wernich, XCV. 547.
Hoffmann, Herm., XLII. 447. XLIV. 383.
Hollander, XI. 100.
Hyrtl, XXIII. 454. XXVII. 224.

Janzer, XVI. 426.
Joly, XIV. 211.
Joseph, W., XVII. 207.
Isnard, XXXV. 223.

Kadinskji, XXI. 461.
Kalmus, XLIII. 302.
Kaufmann, V., XXV. 431.
Key, Axel, XLI. 302.
Kleinmann, A., LXVI. 399.
Knaut, XXI. 246.
Knorr, XII. 121.
Kollmann, Jul., XX. 407.
Krabbe, XI. 478.
Krasicki, XX. 527.
Kritzler, XIX. 454.
Kussmaul, XIX. 452.

Laiblin, XII. 340.
Lavocat, XIV. 211.
Leuckart, R., XXV. 188.
Leydig, XIX. 238.
Liernur, XCIV. 362.
Lombard, XI. 191.
Lombroso, LII. 560.
Lorange, XII. 117.
de Luca, XVIII. 371.
Lucae, Gustav, XLIII. 303.
Luxembourg, XII. 344.

Mac Cormak, XI. 120. XV. 176.
Manz, XIX. 240.
Marcet, XVII. 204.
Marfels, XI 200.
Martin, A., XLVII. 159.
Martyn, XII. 496.
Matteucci, XII. 118.
Meissner, XII. 352.
Merkel, XI. 290.
Meyer, Herm., XII. 124.
Meyer, Lothar, XV. 389.
Möller, XX. 211.
Monot, LXIII. 142.
Mühlig, XXIII. 455
Müller, H., XXVII 224.
Müller, Wilh., XVI. 205.
Mulder, G. J., XXIX. 346.

Nordt, XXII 198.
Neumann, J, LI. 539.

Pavy, XVII. 202.
Pettenkofer, XVI. 192.
Picard, J, XI 189.
Plange, V., XVIII. 376.
Ploss, H., LVI. 288. XCVII. 367.
Poiseuille, XVIII. 370.

Ramaer, XXIV. 222. 223.
Rauch, XX. 211.
Retzius, XV, 392.
Reynal, XVI. 426.
Richter, Fr., XXI. 128.
Rindfleisch, XX. 213.
Ritten, XVI. 569.
Rohrer, Chr. Fr., LXII. 423.
Roloff, XXXIII. 553.
Roscoe, XVI. 206.
Rudanowsky, XLV. 525.
Rüte, XII 342.

Samuel, XVI. 429.
Sander, J., LXXII. 446.
Schmidt, Carl, XVI. 570.
Schmidt, H. D., XVIII. 374.
Schmidt, L., XXVII. 430.
Schmidt, M., LXI 287.
Schmitz, XVIII. 174.
Schwartze, LXXII. 288.
Schnee, XX. 555.
Schnepf, XIV. 213.
Schönbein, XI. 115
Schönborn, XXVII. 431.
Schomburgk, Rob., XVI. 431.
Schott, XXXIV. 471.
Schuster, Carl, XXXVII. 141.
Schweiger-Seidel, XVIII. 372.
Selmi, Fr., LXXIX. 565.
Sick, P., XXI. 586.
Snellen, XIII. 107.
Spiegelberg, XX. 210.
Städeler, XIV. 205.
v. Stein, Dan., XVI. 564.
Steinhäuser, XXIII. 207.
Stockmar, C. F. v., LVI. 284.

Teichmann, XII. 122.
Thur, XV. 388.
v. Tröltsch, XXI. 462. XXVII. 217. XL 586.

Uechtritz, XVI. 427.
Uetterrodt, L. Graf, LXVI. 527.

Valenciennes, XIV. 212. 213.
Valentiner, XVII. 200.
Vettin, XI. 470. XIII. 508.
Vogt, Wilh., XII. 346.
Vohl, XI. 475.
Voss, XIV. 218.
Vulpian, XIII. 111.

Waller, XII. 338.
Weidenbaum, XVII. 494.
Widenmann, XII. 349.
Wilbrand, Leopold, XCVI. 96
Wollner, XI. 196.
Wurtz, Henry, XVI. 206.

Zenker, XVI. 562.

III. Sach-Register.

A.

Aachener Thermen, Einfluss auf die Körperwärme XLIII. 60.
Abdominalgeschwülste XLI. 1. XLIX. 136.
Abdominaltyphus s. Bacillus, Typhus.
Abfuhr XLV. 231.
— system nach Müller-Schür XXXIV. 472.
Abiogenesis LXXVI. 34.
Abkühlung, künstliche, und Erwärmung warmblütiger Thiere XC. 482.
Abortus, in Beziehung zur Bevölkerungszunahme XXXIII. 313.
—, künstliche Erzeugung in Japan LXII. 272.
—, bei einem neunjährigen Mädchen LXXVIII. 144.
Abscess s. Eiter, Gehirn, Herz.
—, idiopathischer des Occipitallappens, durch Trepanation entleert LXXXVII. 335.
— in amyloiden Organen XXXII. 155.
— im Cav. praeperiton. Retzii XXIV. 182.
— der Lunge mit Hautemphysem LIX. 278.
—, metastatischer LXXXIII. 99.
Abu's-'Salt XCIV. 28.
Acardiacus s. Acormus, Defect, Herz, Missbildungen.
— XVIII. 254. XXVII. 431. XC. 443.
— bei einer Ziege L. 303.
Acarus s. Milben.
Accommodation, Einfluss angebornen Irismangels darauf XII. 342.
Acephalus bipes bei einer Ziege L. 303.
Acetabulum s. Hüftgelenk.
Achillessehne, Eiterbildung beim Frosche LXXX. 105.
Achselhöhle s. Carcinom.
—, Knäueldrüsen in derselben LXI. 84.
Acidalbumin IV. 459. XXXVI. 110.
Aconit in Japan LXXIX. 229.
Aconitin VII. 438.
—, Wirkung auf Muskeln und Nerven LXXXVII. 410.
Acormus XXIX. 380.
Actinomyces, Cultivirbarkeit XCV. 140. XCVI. 175.
Actinomykosis, erste Beobachtungen beim Menschen LXXIV. 15.
—, Geschichte LXXXVII. 364. 541. LXXXIII. 191. 195. 389.
— und Trichinosis bei Schweinen XCV. 534.
Addison'sche Krankheit, siehe Nebennieren.
— L. 566. LI. 100. LXXXVIII. 252.
Adenie XLIX. 63.
Adenocarcinoma renum congenitum LXVII. 492.
Adenoma s. Drüsengeschwulst, Drüsenpolyp, Leber, Milz.
— der Talgdrüsen LXXXI. 503.
— multiple der Froschhaut XLIX. 12.
— polyposum oesophagi LXVII. 516.
—, recidivirendes der Brust XLII. 44.
— und Granulationsgeschwulst am Nabel der Kinder LXIX. 286. 537.
— der Hypophysis LVII. 172. LXXV. 444.
— der Leber, Histogenese LI. 208.
— der Luftröhrenschleimhaut beim Tiger LVII. 537.
— -Sarkom der Lunge LXXXV. 559.
— der Mamma LVIII. 132.
Aderhautsarkom s. Auge.
—, Prognose XC. 1.
Adhäsionen VIII. 348.

Aegypten, Aussatz V. 256.
—, klimatischer Einfluss XXIV. 33.
—, Pest XV. 141.
Aerzte und Wundärzte, ihre Vertheilung in Preussen III. 13. LII. 566.
—, die meklenburgischen, von den ältesten Zeiten bis zur Gegenwart LXI. 415.
Aerztliches Stammbuch LXXVI. 214.
Aether, Wirkung auf Erregbarkeit der Nerven LXXXIII. 273.
Aetherschwefelsäure, Wirkung u. Verhalten im thierischen Organismus LXVI. 316.
Aethylsublimat gegen Syphilis LIV. 259.
Aetiologie s. Geschwülste, Krankheitsursachen, Lepra.
Aetzgifte, anatomische Veränderungen des Verdauungskanals durch A. LXXXIII. 193.
Affe, Vereiterung der Mundschleimhaut XLVI. 64.
—, Prolapsus ani XLVI. 66.
Affium, physiologische Wirkung XXVI. 225.
After, widernatürlicher LXXV. 409.
Afterbildungen s. Geschwülste.
Aftersperre s. angeborne Krankheiten.
Agnathie XXXVIII. 145.
Ainhum, eine der afrikanischen Rasse eigenthümliche Krankheitsform LVI. 374.
Akestom LV. 257.
Akonit in Japan LXXIX. 229.
Albinismus XLIII. 529.
Albumin s. Acidalbumin, Alkalialbuminat, Eiweiss, Essigsäure-Albuminat, Paralbumin, Salze.
— im Gewebe LXXIX. 316.
Albuminurie, s. Harn und Nieren. VI. 264. 486. IX. 305. X. 325.
— bei abgekühlten Thieren LXXIX. 170.
Albuminurie bei gesunden Nieren LXXII. 145. LXXX. 175.
— bei Oxalsäurevergiftung LXXVIII. 243.
— bei Styraxeinreibungen LXXIV. 424. LXXVII. 558.
—, chronische, Diät und Behandlung LIX. 529.
— des Neugeborenen und Fötus XCVIII. 527.
— durch Einspritzen von Eiweiss XXX. 593.
— und Hautresorption LXXVII. 157.
— Symptom des epileptischen Anfalls LIX. 367.
—, Theorie derselben LXXIX. 319. 335.
—, Zusammenhang mit Hautödem LXXII. 132.
Alkali, Ausscheidung der A.-Salze LIII. 209.
—, Entziehung beim lebenden Thiere LIII. 1.
— bei Fettresorption LXXX. 13.
Alkalialbuminat VI. 579.
Alkalien, Vergiftung LXXXIII. 224.
—, Zersetzung trisulfosaurer LXXVI. 452.
Alkalisalze, Ausscheidung derselben u. des Harnstoffs bei Reconvalescenz LXXXVIII. 391.
Alkaloide durch Eiweisszersetzung LXXIX. 565.
— im Speichel des Menschen XCI. 190.
Alkohol s. Branntwein, Pachymeningitis, Sklerose.
—, antipyretische Wirkung LI. 6. 153. LX. 471. LXII. 437.
—, desinficirende Wirkung auf Thränensackeiter LXX. 213.
—, Erzeugung von Cirrhose und Sklerose LXXXV. 172.
—, Veränderung der Magenschleimhaut LV. 469.
— -Vergiftung XXXVIII. 319.

Alkohol, Wirkung auf Nervenerregbarkeit LXXXIII. 273.
— — auf den thierischen Organismus XLIX. 252.
— — auf die Temperatur des gesunden Menschen LIII. 529.
— — der parenchymatösen und subcutanen Injectionen des Alkohols und ähnlich wirkender Stoffe LVI. 360.
— Zersetzung eines Gemenges von saurem phosphorsaurem und saurem milchsaurem Natron XX. 209.
Allantois s. Ei.
—, contractile Fasern XIII. 111.
Allotropie, Zusammenhang mit katalytischen Erscheinungen XI. 115.
Alloxan, Vergiftungserscheinungen LXXVIII. 242.
Alopecia s. Area Celsi.
— XXXVII. 18.
—, Aetiologie XCIX. 327. 572. C. 361. 576.
— areata und Vitiligo, ihr Verhältniss zu einander LIX. 433. LXXVIII. 197.
— pityrodes, Verlauf XLI. 222.
— praematura LXXVII. 549.
—, Therapie XLIII. 305.
Alpdrücken LXXXV. 371.
Alter, Einwirkung auf die Heilung von Knochenbrüchen LIV. 81.
Altersveränderungen der Zwischenwirbelscheiben IX. 311.
Amaurose bei Bright'scher Krankheit X. 170. XII. 218.
Amblyopie saturnina durch hyaline Gefäss-Degeneration LXXXVI 329.
Amboss, Defect LXXX. 456.
Amerika s. Aussatz, Brasilien, Californien, Malaria.
—, gelbes Fieber X. 194. XXXIX. 607.
Ammoniak, Bestimmung im Harn LXIX. 361. LXXI. 500.
Ammoniak bei Diabetes LXXVI. 377.
— -Einspritzungen in die Trachea zur Erzeugung von Croup LXX. 462.
—, kaustisches, Vergiftung XLV. 522.
—, kohlensaures und Urämie LVI. 383.
—, krampferregende Wirkung auf die Uterusmusculatur LXXVI. 21.
Ammoniakalische Harngährung C. 540.
Ammoniaksalze, Vertheilung im thierischen Organismus XCVII. 149.
Ammonshorn, künstliche Verletzungen LVIII. 427.
Amnios s. Eihäute, Hydramnios.
—, Bau LIV. 78.
Amöben im Dickdarm XII. 302. LXV. 196. XCIX. 145.
—, Bewegung derselben LXXVIII 24.
Amorphus XC. 443.
Amputation, Wahl des Ortes am Unterschenkel XVI. 203.
—, spontane X. 110.
Amylnitrit, Wirkung LXXV. 301.
Amyloide Organe, Abscesse in denselben XXXIII 155.
Amyloid s. Corpora amylacea, Darm, Ecchondrosis, Prostata.
— VI. 135. 268. 416. VIII. 140. 364. IX. 613. X. 201. 507. XI. 88. 378. XIII. 94. 498. XIV. 87. XV. 232. XVI. 570.
— bei Gicht LXVI. 129.
—, Chemisches XVI. 50. XXXIII. 66.
— der Bauchorgane XXXIII. 76.
— der Conjunctiva des Auges LXXXVII. 325.
— der Gefässe in den Ganglien des Sympathicus LXI. 161.
— der grossen Organe der Blutcirculation LXXXI. 425.
— des Hörnerven VI. 138. XXXI. 219.

Amyloid der Leber LXXII. 506. LXXXI. 35.
— der Leber, Milz, Pankreas LXXXIV. 111.
— der Lymphdrüsen LXXXI. 328.
— der Membran. dysmenorrh. LXIII. 401.
— der Milz VI. 268. 423. XXIII. 481. LXXXI. 7.
— der Nebenniere LXXXI. 422.
— der Nervenzellen bei Tetanus LXVI. 61.
— der Niere LXXI. 400. LXXXI. 278.
— der Organe d. Speisewege LXXXI. 305.
— des Pankreas LXXXI. 420.
— der Schilddrüse XI. 389. 391. XIII. 95. LXXX. 54. LXXXI. 421.
— der Trachea und Bronchien mit Stenose XCI. 67.
—, Entwickelung innerhalb einiger Monate LIV. 271.
— in einem Enchondroma osteoides mixtum der Lunge LXIX. 404.
—, Reaction LXV. 189. LXXIX. 556.
—, Tumoren in Zunge und Kehlkopf LXV. 273.
Amyloidkörper in Fibromen LIX. 424.
— in den Lungen LXXII. 119.
Anämie, Einfluss arterieller A. auf die Gefässwände LXXXVIII. 585.
—, Fall von progressiver A. und darauf folgender Leucocythämie und Knochenmarkserkrankung XCI. 12.
—, idiopathische XXII. 437.
—, künstliche, LXXVI. 310.
—, Ursache der Verfettung der Herzmusculatur LIX. 39.
Anaemia perniciosa idiopathica, Casuistik LXV. 507.
— —, Veränderungen im Knochenmark LXVIII. 291. LXXI. 407. LXXII. 125.
Anaemia perniciosa idiopathica mit Osteomyelitis maligna und sarcomatöser Erkrankung des Knochensystems LXXVI. 353.
—, — mit Lymphangiectasie LXXIX. 390.
—, Veränderungen in den nervösen Apparaten der Darmwand XCVI. 287.
Anästhesie s. Bromal, Chloral, Chloroform, Drucksinnlähmung, Empfindungslähmung, Essigsäure, Geruch.
Analdrüse s. Steissdrüse.
Analyse s. Blut, Harn.
Anatomie des weiblichen Torso XLIII. 303.
Anchylose s. Gelenk.
— des Atlas LXXIV. 325.
—, angeborene des Kiefergelenkes LX. 380.
— der Gehörknöchelchen XXXI. 212.
Androgynie mit Eierstockskystom LXXV. 329.
Anencephalie s. angeb. Krankheiten.
—, Entstehung XCIII. 396.
— und spina bifida LXXXVI. 263.
Aneurysma art. hepat. XIV. 389.
— arterioso-venosum retinale LX. 38.
— am Aortenbogen, Diagnose XLV. 518.
— der Aorta LXXIII. 161. LXXVIII. 357. LXXIX. 509.
— — mit Obliteration der Anonyma und Carotis LXXIII. 594.
—, Aortae dissecans XXX. 372. C. 180.
— der Art. gastroepiploica dextr., Ruptur LXVII. 384.
— der Art. vertebralis als Ursache von Facialiskrampf LXV. 385.
—, Behandlung mittelst der unvollständigen metallenen Ligatur à fil perdu LXIII. 201. 437.
— der Carotis XI. 410.
— dissecans III. 444.

Aneurysma des Herzens LVIII. 528. LXXII. 206.
— durch Embolie LVIII. 528.
—, multiple der kleineren Arterien LXXIV. 277. LXXVI. 268.
— syphilit. LVII. 421.
— mit Tuberkeln in der Pulmonalis LXXVII. 290.
— varicosum LXII. 464.
— ventricul. sin. cordis XI. 176.
Angeboren s. Acardiacus, Acormus, Agnathie, Anchylosis, Androgynie, Anomalie, Aorta, Arhinencephalie, Atresie, Auge, Axenorgane, Blase, Cryptorchismus, Cysten, Defect, Duplicität, Exstrophia vesic., Endocarditis, Foetus in foetu, Foramen ovale, Geschwülste, Halsrippen, Hemicranie, Hermaphroditismus, Herz, Heterotaxie, Hufeisenniere, Hydropsie, Hyperplasie, Hypertrophie, Knochen, Lagerungsanomalie, Missbildungen, Muskeln, Myome, Nieren, Oberschenkel, Parasitus, Penis, Schädel, Spina bifida, Stenosis, Syphilis, Transposition, Tuben, Verrenkung, Xiphopagi.
— Aftersperre XVII. 147.
— Anencephalie XIX. 546.
— Angiosarcom LXXIII. 459.
— Atresie der Choanen XVIII. 168.
— blasige Missbildung der Lungen XVI. 78. LXXXII. 217.
— Bulbärparalyse LXXII. 441.
— Cystengeschwulst XV. 383.
— Cystenhygrom XIII. 187, perinaeales mit Foetus in foetu XIII. 411, glutaeales C. 571.
— Defect beider Augäpfel XIII. 53.
— Defect einer Niere XIII. 275. LXXII. 344.
— Enge oder Verschluss der Lungenarterienbahn XII. 497.
— Halskiemenfistel LXXII. 444.
— Herzfehler XIX. 438. XX. 204.
Angeborne Hüftgelenkverrenkung XIV. 218. Ursachen derselben LXXIV. 1.
— Inversio vesic. urinar. XIV. 218.
— Irismangel XII. 342.
— Krankheiten der Ureteren LXXI. 408. LXXII. 130.
— Luxatio femoris s. Angeborne Hüftgelenkverrenkung.
— Mangel der Brustmuskeln LXXII. 438.
— — der Glieder LXXI. 107. LXXVI. 330
— — des Herzbeutels LXXIV. 173.
— — des Radius LXXI. 409.
—, menschliche Missgeburt XIX. 28.
—, Missbildungen im Bereich der Kiemenbögen XX. 378. XXIX. 358. XXX. 221. XXXII. 518. XXXIII. 177.
— — des knöchernen Gehörgangs XI. 503.
— Pigmentmangel der Haut LXXI. 432.
— Polythelie LXXIII. 222.
— Schädeldifformität LXXII. 286. LXXX. 449. C. 266.
— Spaltung der Wirbelkörper XXVII. 137.
— Schwanzbildung beim Menschen LXXII. 129. LXXIX. 176.
— Transposition der grossen Arterienstämme XII. 364.
— Verkümmerung des Zeigefingers LXXII. 141.
— Verrenkung s. Angeborne Hüftgelenkverrenkung.
— des Atlas LXXX. 459.
— — des Radius XLV. 303.
— Verschmelzung beider Nieren LXXVIII. 244.
— Verwachsung zweier Rippen LXXVIII. 97.
Angina diphtherica XL. 276.
Angioma s. cavernöse Geschwulst.

Angioma mucosum proliferum LXIX. 36.
— der Harnblase LXXV. 291.
— der Milz und Leber LXXV. 273.
— Lymphangiom der Unterextremität LXXV. 293.
Angiosarcom LXXIII. 459. LXXVII. 346.
—, alveoläres der Lymphdrüsen LXIX. 246.
Angiostoma XXXII. 349.
Anilin s. Färbungen, XX. 447.
Annulus ciliaris bei Menschen und Säugethieren XXXIV. 380.
Anomalie der Thyreoid. LIV. 445.
— der Mammar. int. und des Trunc. thyreo-cerv. LIV. 485.
— von Muskeln, Gefässen, Nerven, Gelenkkapseln LIV. 184.
Anophthalmie s. Defect.
Ansa recurrens, zwischen N. musculocutaneus brachii und N. medianus LXXXVI. 29.
Ansteckung s. Scharlach.
Anthelmintica s. Benzin, Kali picronitricum, Picrinsäure.
Anthrax s. Carbunkel, Milzbrand.
— der Mundhöhle und des Magens XXXII. 198.
Anthropologie, Stellung zur Ophthalmologie LXXVIII. 366.
Antimon, Fettmetamorphose der Organe XXXIV. 73.
Antipyretische Behandlung, Einfluss auf den Umsatz stickstoffhaltiger Substanzen und die Assimilation stickstoffhaltiger Bestandtheile der Milch XCIV. 485.
— Wirkung von Chinin und Alkohol LI. 6. 153. LX. 471. LXII. 437.
Antiseptische Wirkung des Chinins XLVIII. 517.
— Mittel LXXVIII. 59. 64. 66. 68. 70.
— Wirkung des Wasserstoffsuperoxyds LXXIII. 35.
Antrum cardiae XL. 427.
Anus s. Aftersperre, Mastdarmverschliessung.
— praeternaturalis XIV. 140. XIX. 470.
— — Phenol- und Indicanausscheidung bei demselben LXXV. 409.
— —, Veränderungen des Darmkanals bei lange bestandenem LXXXIX. 537.
Aorta s. Aneurysma, Arterien, Ductus Botalli, Endoarteriitis, Obliteration.
—, abnorme Communication mit der Arteria pulmonalis LXIII. 420.
—, abnormer Ursprung XXXI. 430.
—, Einfluss der Compression auf den Uterus LXXVI. 17.
— -Entzündung IV. 167.
—, Extravasation rother Blutkörperchen bei der Werlhoff'schen Krankheit LXIII. 540.
—, Herzhypertrophie durch künstliche Verengerung d. A. LXII. 29.
—, Obliteration XXVI. 218.
—, Obliteration der A. thoracica XCI. 492.
—, spontane Ruptur XI. 196. XVI. 366.
—, Ursprung aus dem rechten Ventrikel XXVIII. 405.
—, Verengerung in der Gegend d. Duct. Botalli IV. 327. V. 273. XVIII. 544. XXXI. 434.
—, Zusammenhang zwischen Verengerung derselben und Erkrankung des Nierenparenchyms LXI. 267.
Apfelsinenschläuche in den Darmabgängen LII. 558.
Aphonie, rheumat. XV. 378.
Aphthen s. Soor.
Apoplexie s. Gehirnblutung, Haemorrhag. cerebri.
Apselaphesie XXIII 571.
Arachnoides s. Endotheliom, Gehirn,

Geisteskrankheiten, Meningitis, Pigment.
Arachnoides, Epithelgranulationen XVII. 209.
—, Zotten der mittleren Schädelgrube XVIII. 166.
Aragonit, Krystalle im Trommelfell XXXVI. 286.
Arbutin, chemisches und pharmakologisches Verhalten im Thierkörper XCII. 517.
Architectur der Knochen L. 389. LXI. 229. 417.
— des Rückenmarks LXVII. 573.
Archiv für physiologische Heilkunde s. Cellularpathologie, Geschichte des Bindegewebes, Schönlein, Wunderlich.
Arcus maxillo-temporalis intrajugalis LXXXII. 461.
— tendineus piso-hamatus LXXXVI. 19.
Area Celsi s. Alopecie.
— XLIII. 336. XLVI. 493. LXXIV. 527. LXXX. 193. 296.
Argas reflexus XVIII. 554. XIX. 457. LXXV. 562.
Argentum nitricum, gegen Ataxie LXVIII. 236.
Argyria XVII. 185.
Arhinencephalia unilateralis XCV. 95.
Arsenik s. Magen.
—, acute corrosive Gastritis XLV. 299.
—, choleraähnlicher Befund XLVII. 524. L. 455.
—, Fall XLIV. 131.
—, Fettmetamorphose der Organe XXXIV. 73. 208.
—, Veränderungen im Magen LXXXIII. 1.
— —, im Rückenmark XCIII. 351.
— Vergiftung LXXXIII. 230.
—, Wirkung XXXV. 223.
Arsenik, Wirkung auf Frosch und Säugethiere LXXIII. 398. 603.
—, Wirkung auf Respiration LXXIV. 125, auf Darmtractus 133, auf Muskeln und Nerven 135.
Arteria brachialis s. Communicationsbogen.
Arterien s. Aneurysma, Aorta, Arteriitis, Ductus arteriosus, Ganglion intercarotic., Gefässe, Glomeruli arteriosi, Halsarterien, Iliaca, Kranzarterien, Lunge, Nieren.
—, abnormer Ursprung der A. pulm. XXXI. 430.
—, angeborne Enge oder Verschluss der Lungenarterien XII. 497.
—, anomaler Verlauf LXXIV. 433. 435. 438.
— basilaris, Einklemmung in einen Bruch der hinteren Schädelgrube LXIX. 93.
—, Bindegewebsneubildung in der Intima, abhängig vom Blutumlauf XCIII. 443. XCV. 294.
—, chronische Entzündung LXXVII. 242. 380.
—, Compression bei Elephantiasis XLVI. 328.
—, coronar. cordis XXXIX. 188.
—, Durchmesser-Messung am leb. Menschen XI. 119.
—, Einspritzung von Chloroform XIII. 289.
—, Erkrankung XI. 196. XIII. 162.
—, hämorrhagische Infiltration der Carotiswand bei Erwürgung LXXIX. 409.
— interrenalis LXXXVI. 35.
— lingualis, Anomalie LXXIV. 429.
— mesaraica superior, Folgen ihres Verschlusses LXIII. 289.
—, Musculatur der Adventitia LXV. 246.
— der Niere s. Arterienstämme XII. 310. LXVIII. 369.

Arterien der Niere, Unterbindung LXXXII. 40.
—, normale und pathologische Anatomie XXXVI. 187.
— occipitalis duplex LXXXII 474.
— des Pferdedarms, eigenthümliche Körperchen XLVII. 89.
— poplitaea, abnormer Verlauf und Obliteration LXV. 262.
— pulm., Bindegewebsauswüchse der Valv. semilun. XI. 567.
—, — bei Lungenphthisis LXXXVII. 69.
— spermatica interna duplex LXXXI. 457.
—, Stämme, Transposition der grossen XII. 364.
— subclavia, Verhalten bei zufällig vorhandenen Halsrippen XI 195.
—, Veränderungen des Stromgebietes durch comprimirte Luft XXXIV. 515.
—, Verhalten der kleinen Körperarterien bei Granularatrophie der Nieren LXXXII. 209.
—, Vernarbung von Querrissen der Intima und Media XCVI. 1.
—, Verstopfung I. 316. V. 189. VI. 430. 583. X. 225. XVI. 356. XVII. 376.
—, vertebralis sin., Aneurysma LXV. 385.
— des Vorderarms, Varietät XXIX. 424.
—, Wanddicke und Umfang LXXXII. 27. LXXXIII. 116.
Arterienstämme, entfernte Unterbindung derselben XLV. 417.
— der Niere, experimentelle Unterbindung zur Erzeugung von Fibrincylindern LXXIX. 330. LXXX. 263.
— — bei Granularatrophie LXXI. 33. LXXVII. 515.
Arteriitis I. 272.
Arteriitis chronica LXXVII. 242. 380.
—, obliterirende bei chron. Pneumonie LXVIII. 354.
— syphilitica LXXIII. 90. LXXVI. 268.
— und Periarteriitis nodosa LXXII. 214. LXXIV. 277.
Arthritis s. Gelenkerkrankung, Gicht, Rheumatismus.
— IV. 289. V. 131.
— deformans, Geschichtliches XLVII. 298.
— —, subchondrale Veränderungen der Knochen LXX. 502.
— suppurativa multiplex rheumatica beim Kinde LXXXVIII. 246.
Articulatio spuria s. Gelenk.
Articulirender Knochen am Malleol. ext. XXVII. 205.
Ascariden in der Pleura VI. 410.
Ascites s. Hydropische Flüssigkeiten.
—, Chemisches LXXVIII. 250. LXXXI. 384.
Asparagin, Einfluss auf Eiweissumsatz XCIV. 436. XCVIII. 364.
Aspergillus s. Parasiten, Pilze.
— im Respirationsapparat IX. 558. X. 510. XI. 561. 578. XXXIII. 159. XXXVI. 279.
Asphaltlack zur Injection XXX. 602.
Asphyxie s. Chloroform.
— und Apnoe der Neugebornen XXXVII. 145.
Assimilation des Atlas LXXIV. 320.
Asthma bronchiale, Krystalle LIV. 324.
Asymmetrie s. Schädel.
Ataxie XLVII. 231.
— hereditäre LXVIII. 145. LXX. 140. XCI. 106.
Atelectase s. Lungen.
Atherom s. Balggeschwülste, Dermoid.
— VIII. 221. 384. XII. 430.
Athetose LXVII. 1. LXVIII. 85.

Athmung s. Asphyxie, Blut, Respiration, Vagus, Zwischenrippenmuskel.
—, ihre Rolle in der Wärmeregulation LXI. 396, s. Sauerstoff.
—, Uebertragung der Infectionsgifte durch Einathmung LXI. 408.
Athmungsprozess im Ei XXIV. 214.
Atlas, s. Assimilation, Knochen, Schädel.
—, angeborne Luxation LXXX. 459.
—, Krebs LXVI. 366. LXVIII. 547. LXX. 153.
—, Synostose XCIV. 12.
Atlas, nach Durchschnitten an gefrornen Leichen XLV. 523.
—, photographischer der Gewebelehre XX 407.
Atmosphäre, hygienische Bedeutung ihres Wassergehaltes LXII. 235.
Atomistik IX. 13.
Atonie VI. 139.
Atremie XCI. 464.
Atresie s. angeb. Krankheiten, Missbildungen, Scheide.
— des äusseren Gehörgangs, des Rectum und der Urethra XXXII. 522.
— des Bronchus XXXVIII. 172.
— des Dünndarms LIV. 34.
— der Gallenwege XLI. 218.
— des Hymen LVII. 143.
— des Oesophagus XXXI. 430.
— der Vagina XXII. 194.
Atrophie s. Leber, Muskeln, Nieren, Opticus, Schädel.
—, acute, gelbe der Leber LXX. 421.
—, — Bakterien LIX. 153.
— der Fettzellen XVI. 15. LII. 568.
— der Hörnerven XXXI. 207.
— der Leber XII. 353. XIV. 204.
— der Lungen XI. 275.
— der Muskeln, progressive XLVIII. 445. 519.
— der Nervenfasern und Ganglienkörper in den Centralorganen LIX. 511.
Atresie der Niere in Folge Verengerung der Art. XLVI. 233. LXXVII. 515.
— des Rückenmarks XLVIII. 519.
— der spinalen Hinterstränge XXVI. 391. 433. XXVII. 1.
Atropin, innerlich bei profusen Schweissen LVIII. 102. 328.
—, schwefelsaures, locale Wirkung LXVI. 384.
— -Vergiftung XLVIII. 188. XLIX. 450.
—, Wirkung, physiologische XXIV. 83.
—, — auf Erregbarkeit der Nerven LXXXIII. 262.
— — auf die Uterusmusculatur LXXVI. 31.
Augapfel, congenitaler Defect beider XIII. 53.
Auge s. Accommodation, Aderhautsarcom, Amaurose, Amyloid, angeborne Krankheiten, Annul. ciliar., Augapfel, Blepharitis, Calabarbohne, Cancroid, Cataract, Chemosis, Choroides, Cilien, Colobom, Conjunctiva, Cornea, Cysticercus, Drehung, Fovea centralis, Glaskörper, Hornhaut, Iris, Keratitis, Kurzsichtigkeit, Netzhaut, Ophthalmologie, Retina, Santonin, Sclera, Teleangiectasie, Trigeminus.
—, Aetiologie und Prognose intra- und extraoculärer Sarcome LXIII. 267.
—, Anatomie, normale und pathol. XIX. 321. XXI. 171.
—, Aneurysma arterioso-venosum retinale LX. 38.
—, Capillarentwickelung bei Keratitis vasculosa LIV. 1.
—, cavernöse Capillarembolie der Chorioides LIV. 445.
—, cavernöses Lymphangiom der Conj. LIX. 413.
—, Colobom der Chorioides u. Retina LXVII. 616.

Auge, Cyclopie VII. 532.
—, Cysticercus XLV. 509.
— —, Extraction LIV. 276.
—, Dermoid VI. 555.
—, Entstehung der sog. Glaskörper der Choroides und Wesen der hyalinen Degeneration der Gefässe derselben LIII. 455.
—, Entwickelung der Capillaren des Glaskörpers LIV. 408.
—, Erkrankung bei Febr. recurrens LXXXII. 18.
—, Flüssigkeitstrüb. im lebenden LXV. 401.
—, galvanische Behandlung des Staars LXXX. 503.
—, Geschwülste im Hintergrunde XXXVI. 448.
—, Geschwülste übergreifend auf die Orbita LII. 550.
—, Granulationsgeschwulst der Iris LX. 33.
— der hirnlosen Missgeburten LI 313.
—, Iristumoren LXIX. 100.
—, Melanocarcinoma polyposum praecorneale LI. 515.
—, Melanosarcom der Choroides XXXIII. 495.
—, Nachtblindheit unter Kriegsgefangenen LII. 570.
—, Panophthalmitis chron. XXIX. 321. XXXIII. 489.
—, path. Anatomie X. 170. XXI. 171. XXIV. 557. 561. XXVII. 127. XXX. 489. XXXIX. 584.
—, Syphilis XLV. 197.
—, Verhalten der Augensubstanzen im polaris. Licht XIII. 102.
—, Verhalten der Pupillen bei Geisteskranken LVI. 397.
—, Wahrnehmung der Choroidealgefässe am eigenen XII. 340.
—, Xanthelasma LII. 318. 504.
Augenabweichung, conjugirte LXXI. 123.
Augenhöhle, angeborenes Teratom LXVII. 518.
—, Gestaltung ders. nach Schwund oder Verlust des Augapfels LXX. 521.
Augenkammer, vordere, Resorption von Blut LXII. 537.
— — von Pilzsporen LXX. 575.
Augenlider s. Blepharitis.
—, Lösung derselben beim Fötus XXXVII. 228.
Auricularanhänge XXX. 321.
Auscultation des Herzens III. 265.
— der Lunge XI. 258.
—, Theorie VI. 331. VII. 139. VIII. 250. IX. 294.
Aussatz s. Chaulmoogra, Lepra.
— in Aegypten V. 256.
— in Astrachan XXVI. 106. XXXI. 446. XLVII. 195.
— in Bengalen XXII. 312.
— in Brasilien XXII. 341. 345.
— auf den Canaren XXII. 340. 367. XXIV. 463.
— in der Capcolonie XXXIII. 160.
— in China XXII. 321.
— in Finnland XXXII. 236.
—, Contagium dess. LXXIX. 32.
—, Geschichte V. 38 XVIII. 138. 273. XIX. 43. XX. 166. 459. XXV. 52.
— in Holländisch-Ostindien XXVII. 183.
— in Japan XXII. 335. XLVII. 146.
— in Madeira XXVI. 44.
— in Norwegen V. 13.
— in Persien XXVII. 175. 180.
— in Portugal und dessen Colonien XXXII. 257.
— in Siam XXVII. 183.
Aussatzbild von Holbein XXII. 190. XXXIII. 194.
Aussatzhaus bei Scutari LXXVII. 171.
Auswanderung s. Blutkörperchen, Contractilität, Zellen.

Auswurf s. Corpora amylacea, Cholestearin, Haematoidin, Lungen, Sarcine, Sputa, Tyrosin.
Axencylinder s. Nerven, Retina.
— XXXI. 151.
— -Bildung LXXII. 49.
— -Spaltung LXI. 511.
—, varicöse Hypertrophie LXIV. 368. LXXVIII. 319.
Axenorgane s. Missbildungen.
—, anomale Duplicität VII. 479.
— bei Monstren LXXI. 143.

B.

Bacillus s. Bakterien, Tuberkel.
— des Abdominaltyphus XLIII. 287. LXXXI. 58. LXXXIII. 486.
— Leprae LXXIX. 32. 208. XC. 542. XCVII. 170.
— Malariae XCVII. 361.
— pathogener bei einem Dachs LXXVII. 29.
Bad, Diffusion der Haut XXII. 133.
—, warmes und kaltes XXII. 496. XXIII. 186.
Bäder s. Aachen, Ostsee.
—, Einwirkung verschiedener B. auf die Körperwärme LXII. 402.
—, hautreizende XCIII. 100.
—, lauwarme, Wirkung L. 151.
—, warme Salzbäder bei fieberkranken Kindern LV. 529.
—, Wirkung LII. 133. 432.
—, Wirkung, lange, warme XIV. 565.
— im Mittelalter XXV. 43.
Bakterien s. Bacillus, Hühnercholera, Infectionskrankh., Parasiten, Pilze.
—, Aehnlichkeit mit Molecularkörnern und Entstehung aus Knochenmarkzellen LXXX. 100. 386. 394.
—, ätiologische Bedeutung LIX. 145.
—, Anfüllung der Gehirngefässe mit Stäbchenbakterien LXXX. 505.
Bakterien, bei accidentellen Wundkrankheiten LXXXI 193. 385.
— bei acuter Leberatrophie LIX. 153.
— bei Diphtheritis LII. 230. 260. LV. 324. LVI. 56. LVII. 228. LVIII. 303.
— bei Erysipel LX. 409.
— bei Keuchhusten LX. 409.
— bei Milzbrand LII. 541. LIV. 262. LXXXVIII. 49.
— —, Umwandlung in unschädliche XCI. 410.
— bei Puerperalfieber LV. 259. LVIII. 437.
— Beobachtungen am normalen Blut LXXXI. 205.
—, — am Blut bei infectiösen Wundkrankheiten LXXXI. 219.
—, Biologie LXXVII. 34.
— der Schweineseuche XCV. 468.
—, Entstehung von Bakterien in organischen Substanzen LXXXII. 119.
—, Fäulniss und Fäulnissorganismen LIV. 108. LIX. 490. LXXVIII. 51.
—, Form der pathogenen LIX. 532.
— im gesunden Wirbelthierkörper LX. 453.
— im lebenden Körper LXIII. 564.
— in einem geschlossenen menschlichen Ei LXVII. 11.
—, Mittel zur Erkennung LXII. 361.
—, Organismen in den Organen bei Typhus abdominalis LXXXI. 58.
— -Schwindel LXIV. 135.
—, Stellung derselben zur Cellularpathologie LXXIX. 5. 196.
—, Untersuchung, Technik LXXXIV. 275.
—, Verhältniss zum putriden Gift LX. 301.
Bakteriencolonien mit Pseudomelanose in der Leber XLIII. 533.

Baldriansäure im Harn und Speichel XXII. 423.
Balgdrüsen s. Mandel, Zunge.
— der Zungenwurzel XCII. 119.
Balggeschwülste s. Atherom, Cysten, Dermoid.
—, epitheliale XXVIII. 378.
Balggeschwulst am Pansen der Antilope XLVI. 63.
Balneologie s. Bäder.
—, 40 Badetage LVIII. 92.
Band, anomales Lig. lambdoides der Fascia cruralis LXXX. 91.
Bandwurm s. Entozoen, Taenia.
— XLVII. 370. LVII. 529.
—, Bandwurmbrechen, angebliches, XV. 167.
Barracken im trojanischen Kriege LXXI. 509.
— -Lazarett, Recurrens LXXX. 1.
—, — Desinfection LXXVIII. 500.
Bartholin'sche Drüsen, s. Cysten.
— Histologie LXI. 222.
Barytverbindungen, toxische Wirkungen XXVIII. 233.
Barbarismen in der medicinischen Sprache XCI. 1.
Bauchfell s. Peritonäum.
— Anatomie, LX 66.
—, carcinomatöse Entzündung; Krebsimpfung in Punctionskanälen LI. 391.
—, chronische pseudomembranöse Entzündung LIX. 186.
—, chronisch-hämorrhagische Entzündung und Hämatom LVIII. 35.
Bauchhöhle s. Abdominalgeschwülste, Ascites, Pilzinjection.
—, Anheilung todter Gewebsstücke in der B. LXXVIII. 450.
—, freie Körper XLVII. 400.
—, recidivirendes papilläres Cystosarcom XLV. 103.
—, Verhalten abgeschnürter Gewebstheile XLIV. 69.
Beberin XXIV. 304.
Becherzellen XLII 490. XLIII. 540.
— im Dünndarm XXXVII. 232. XXXVIII. 428. XXXIX. 435. 493. 527. XL. 282. 519.
— der Lunge XXXIX. 446.
Becken, angeborene Luxation LXXIV. 1.
—, Ausgangspunkte und Verbreitungswege des Carcinoms im weibl. LXIV. 1.
—, enges, Zangenapplication LXIV. 82.
—, path. Anatomie XXXVI. 586.
Beckenorgane, Beiträge zur pathologischen Anatomie der weiblichen XCI. 499.
Beckmann, Otto, Necrolog XIX. 557.
Bekleidung in den Tropen LXXI. 425.
Bence Jones'scher Eiweisskörper LXIX. 464. LXXVII. 162. LXXX. 482.
Benzin gegen Trichinen XXIX. 467.
Benzoesäure, Entstehung der Hippursäure nach deren Genuss XII. 386.
Benzoesaures Natron, Wirkung LXXVIII. 530.
Bergluft bei Brustkrankheiten XLVI. 499.
Beri-Beri XVI. 331.
—, Klinisches LXXI. 290.
—, Pathologische Anatomie XCV. 146.
Berlin s. Abfuhr, Canalisation.
— Mortalitätsstatistik XVI. 95.
Bernsteinsäure, Metamorphose XII. 396.
Bevölkerungspolitik im Alterthum XLV. 432.
Beweglichkeit der Niere, Pathologie LII. 98.
Bewegungen, amöboide s. bewegliche Zellen, Blutkörperchen, Carcinom, Contractilität, Gehirn, Zellen.

Bewegungen an Elementarkörperchen LXXX. 98.
— feinster Körnchen im Blute Recurrenskranker LXXX. 6.
—, krampfhafte bei Reizung einer bestimmten Stelle der Hemisphären LVIII. 420.
Bewegungsorgane s. Muskeln.
—, Krankheiten in Zürich XIII. 538.
Bewegliche Zellen VI. 260. 581. XXVIII. 157. 237. XXIX. 470. XXX. 417. XXXII. 445. XXXV. 146.
— der Milzpulpa XXXIII. 311.
—, Reaction der Gewebe mit denselben XXXVI. 145.
Bewusstsein VII. 19.
Bier s. gährendes Bier.
Bigerminaltheorie LXXI. 151. LXXIV. 66.
Bikephalos s. Missbildnngen.
Bildungsfehler s. angeborne Krankh., Missbildungen.
Bilharzia haematobia. Vorkommen LXXXI. 578.
Bilifulvin, Identität mit Hämatoidin XXIII. 192.
Bilirubinkrystalle im Blute und den Geweben bei Icterus neonatorum LXIII. 447. LXXX. 367.
Bindegewebe s. Saftkanäle.
—, Auswüchse der Semilunarklappen der A. pulmon. XI. 567.
—, Betheiligung der Zellen an der Eiterbildung LIV. 506.
—, Entstehung aus Muskel und Nerv V. 157. VIII. 260.
—, Entwickelung im Gehirn XIII. 494.
—, — im Rückenmark LXIV. 459.
—, -frage XVI. 1 s. auch Cellularpathologie.
—, -körperchen XVIII. 170. XXVIII. 157.
— -Entzündung IV. 314.
Bindegewebs-Genese XLIV. 180.
— in den Gefässwandungen bei chron. Nephritis LXXI. 245, 453.
— Geschichte XVI 385. XVIII. 131.
—, Geschwulst der Leber XV. 168.
— an den Glomeruli XX. 514.
—, interstitielles s. Leber, Netzhaut
—, Neubildung daraus V. 237. VII. 131. VIII. 414.
— in der Arterien-Intima s. Arterien.
— — in der Placenta. XLV. 305.
— — im Thrombus. XLIV. 462.
— — in todten Gefässstrecken (Senftleben'scher Versuch) C. 217.
— Structur IV. 284. V. 590. IX. 185.
—, Tuberculose XCVIII. 22.
—, Verhalten der fixen Körperchen bei der Entzündung XLV. 333.
—, Verhalten des subcutanen an Entzündungsheerden XLVI. 146.
— -zellen, ihre Formen und Gallertgewebe LXVIII. 575.
— —, ihr Verhältniss zu den Saftkanälchen und Fibrillen LXVIII. 498.
— — in der Froschsehne LXXX. 112.
Bindesubstanz der Grosshirnrinde XLVI. 243.
Blase s. Harnblase.
—, Ectopie LXXIV. 10.
Blasenmastdarmfistel XXIX. 236.
Blasenstein s Harnstein.
—, Perforation nach der Vagina LXIII. 428.
— einer Schildkröte LXXIII. 629.
Blattern s. Pocken, Variola.
—, Hefebildung in der Lymphe XLII. 309.
Blaue Milch, Erkrankung von Menschen nach deren Genuss XLIII. 161.
Blausäure X. 272.
—, Ursache der Giftigkeit XXXVIII. 435. XL. 125.

Blei, Auflösung im Körper XVI 206.
—, bleihaltiger Schnupftabak, Lähmungen durch denselben XI. 209.
— im Nervus ischiadicus LI. 357.
Bleilähmung, LXXV. 24.
—, elektrische Erregbarkeit der Muskel bei chron. LXXVIII. 271.
Bleivergiftung XVIII. 177. XXI. 443. XXXIX. 1. 174. XCII. 193.
— , experimentelle Studien über XC. 455.
—, Veränderungen im Rückenmarke XCIII. 351.
Blepharitis ciliaris durch Pilze XXIII. 449.
Blinddarm, Fossa ileocoecalis XXI. 285.
-hernie LXIX. 506.
—, Lage desselben II. 583.
Blitz, Wirkung auf den Körper LXXX. 327. 345.
Blitzschlag XXIV. 200. XXV. 417. XXVIII. 552.
—, Neurose durch denselben XV. 378.
Blödsinn s. Epilepsie, Geisteskrankh.
—, Harnstoffausscheidung XV. 160.
Blumenkohlgewächs des Uterus XVII. 333.
—, — Pathologie LXVI. 472.
Blut s. Anaemie, Bacillus, Extravasate, Gallussäure, Hämatin, Hämatoglobulin, Hämatom, Hämatozoen, Hämorrhagie, Leukaemie, Melanämie, Pseudoleukämie, Urämie.
—, Analyse I. 256. XII. 483. XVIII. 363. XXI. 337. XXX. 603. XXXIV. 436. 439.
—, Aufhellung beim Frieren XXXII. 372.
—, Bedeutung bei den Juden LXIX. 328.
—, Bezieh. zu Ozon X. 483. XXXIII. 96. XXXVI. 15. 482. XLII. 359. LXII. 249.
Blut, Bilirubinkrystalle bei Icterus neonatorum LXIII. 447. LXXX. 367.
—, Casein III. 251. IV. 17.
—, chemische Veränderung bei Respiration XI. 107.
— -Circulation, directe und reflectorische Steuerung XCVI. 36.
—, Diapedesis XL. 1. LVIII. 203. 231.
—, Einfluss des Chinins auf die Circulation XLVII. 572.
— — der Erstickung auf Blutmenge in Gehirn und Lunge XV. 401.
—, Einspritzen von Essigsäure XLII. 33.
— — von Liquor Villati XLI. 24.
— — von Pilzsporen L. 158.
— — von Zinnober XLVIII. 1. 304.
—, Einwirkung des Kohlenoxyds XI. 288. XIII. 104. XV. 389. XXXIV. 244. XXXVI. 482.
— -Entziehungen, dadurch bedingte Stoffwechseländerungen LXVII. 308.
—, Erkenntniss durch Spectroskop XXVI. 580.
—, Fäulnisskeime im B. gesunder Thiere XCV. 401.
—, Filarien in dems. bei Raben LXV. 399.
— Flecke s. Blutflecke.
— Gerinnung LXXIX. 88.
— — Ursache XII. 81. 172.
— — Thrombenbildung LXXII. 81. XC. 261.
—, — mangelnde Gerinnbarkeit LIX. 26.
—, geschwänzte Körperchen darin II. 597.
—, Hämoglobingehalt in Krankheiten XLIV. 537.
—, Harnstoff darin XI. 189. XIV. 476.
—, Histologie. XLIII. 8.

Blut, Impfversuche IV. 29.
— Krystalle durch Frieren XXXII. 372.
— Krystalle durch Chloroform XXXII. 126.
— Krystallisation XXVII. 405. XXIX. 14. XXXVI. 400.
—, Metamorphosen im Lymphsack von Fröschen LXV. 27.
—, path. Physiologie dess. I. 547. II. 587. V. 43. XCV. 391.
—, pflanzl. Organismen bei Ileotyphus XLIII. 287.
— — bei Typhus recurrens LXXX. 1.
—, Pigmentgehalt bei Intermittens LXIX. 369.
—, Pilzkeime in dems. bei Gesunden LX. 453.
—, Reaction dess. XXXIII. 95.
—, Resorption in der vord. Augenkammer LXII. 537.
— — aus dem Bronchialbaum LXXI. 414.
—, septische Zersetzung LXX. 371.
— Transfusion LXII. 273. 582. LXIII. 1. LXIV. 243. LXVI. 26.
— Ueberfüllung als Ursache des Icterus neonatorum LXXX. 353.
—, Uebergang von Stoffen aus ihm in die Galle XIII. 29.
—, Umwandlung zu Pigment I. 383.
Untersuchung einiger Lebensvorgänge XCVI. 60. XCVII. 176.
— Veränderung bei Einwirkung erhöhter Temperaturen LXX. 10.
— — bei der Beri-Berikrankh. LXXI. 290.
— — der Mengenverhältnisse u. Bestandtheile durch Inanition LXXIX. 241.
— — bei gelbem Fieber LXXVIII. 187.
— — durch Silber XLVI. 409.
— — nach Verbrennungen LXXIX. 248.
Blut-Veränderung bei Vergiftung mit Kali chloricum LXXVII. 455.
— -Verdünnung, Einfluss auf Secretion des Harns XVII. 451.
Blutbewegung s. Puls.
—, Einfluss des Centralnervensystems XXVIII. 428.
—, Einfluss des Tonus XXIX. 394.
— in den Venen XXXVI. 80.
Blutcapillaren, experimentelle Untersuchung über die Entwickelung ders. LIII. 70. LIV. 1. 408.
Blutcirculation, Veränderung beim Fieber LXIX. 153.
Blutcysten am Sinus durae matris XXIII. 48.
— des Abdomen XLIX. 136.
Blutdruck bei Digitalis XXII. 457.
— bei Oxalsäureinjection in's Blut LXXVIII. 222.
Blutelemente s. Blutkörperchen, Blutplättchen.
Bluter s. Hämophilie.
—, Zahnextraction XLI. 287.
Blutergüsse im Gewebe der Herzklappen XI. 144. XX. 529.
—, Resorption XLIX. 66.
— nach Gefässverschluss LVII. 436.
Blutfarbe, Einfluss der Gase darauf XI. 294. XIII. 104. XV. 389. XXIX. 8.
Blutfarbstoff, Beziehung zum Gallenfarbstoff I. 421. XVI. 562. XVII. 200.
—, chemische und optische Eigenschaften XXIX. 235. 597.
—, Veränderung seines optischen Verhaltens durch chemische Einwirkungen XLII. 161.
—, Verhalten im Spectrum XXIII. 446. XXVI. 580. XXVII. 215.
—, zwei versch. Blutfarbstoffe LVI. 423.
Blutflecke, Diagnostik durch Messen von Blutkörperchen LXXXIII. 146.

Blutflecke, forensiche Untersuchung XII. 334. 570. XV. 50. XVI. 170. LXV. 523. LXXIX. 524.

Blutgase, physicalische und physiologische Bedeutung XLI. 161. XLII. 577. XLIV. 113. 127.

Blutgefässe s. Arterien, Blutcapillaren, Capillaren, Circulation, Venen.

—, Auswüchse der Tunica adventitia XVI. 73.

— bei der Entzündung L. 592.

—, Beziehungen zu den Saftkanälen LXII. 157. LXV. 284.

—, Entwickelung im Rückenmark LXIV. 453.

—, Histologie XLIII. 136.

—, — des Endothels LXII. 178.

—, Neubildung XX. 213. LIII. 70. LIV. 1. 408.

—, Structur im Gehirn und Rückenmark XLIX. 48.

—, Verhalten ihrer Wandungen bei Auswanderung weisser Blutkörper LXII. 487.

Blutgehalt der menschlichen Extremitäten bei künstl. Blutleere nach Esmarch LXVI. 374.

Blutgeschwülste s. cavernöse Geschwulst und Hämatom.

Blutkörperchen s. Blutflecke.

—, amöboide XXX. 417. LXXVIII. 497.

—, Einfluss von Nahrung auf Verhältniss von rothen und farblosen XII. 117.

—, farblose I. 242. 563. II. 587. V. 43. 381. VIII. 289.

— — Auswanderung XLV. 19. LXII. 487.

— — — bei Jodoform LXXXIX. 389.

— — —, unter Chinineinfluss LXXI. 364.

—, — während der Entzündung XCVII. 184.

Blutkörperchen, farblose, Bewegungen XXX. 417. LXXVIII. 497.

— —, Einfluss der Concentration des Bluts und der Gewebesäfte auf die Form und Ortsveränderungen LXXII. 1.

— —, der Säugethiere, Kerne und Scheinkerne XXXVIII. 190. XXXIX. 342.

— —, Theilung LXXVII. 8.

— —, Verhalten im Milzvenenblute bei Contractionen der Milz LXIX. 191.

— —, Vermittler des Anheilungsvorganges todter Gewebsstücke LXXVIII. 451.

— — bei Thrombusorganisation LXXVII. 423.

—, Zählung LXXXVII. 201.

—, Microcyten bei Leukaemie LXXVIII. 482.

—, rothe, Bildung XXIV. 606. XCV. 26.

— — im Knochenmark LXXXIV. 858.

— — — bei Vögeln LXXXVI. 406.

— — der Wirbelthiere XXXIV. 342. XXXIX. 427. LXXVIII. 1.

— — Diffusionsverhalten XX. 26.

— — -Durchgang durch die Darmwand XXII. 260.

— — -Durchtritt durch die Gefässwand s. Blutdiapedese.

— — Entstehung bei versch. Wirbelthierklassen XCV. 1.

— — Entwickelung XXXIV. 138. XXXIX. 176. XLI. 523.

— —, Contractilität LXXVIII. 524.

—, —, Extravasation bei d. Werlhoff'schen Krankh. LXIII. 540.

—, —, Lebensgeschichte XLI. 395.

— —, Membranen I. 436.

—, —, Rückbildung I. 383.

— —, Untersuchung LXXXIII. 15.

Blutkörperchen, rothe, Wirkung der Salze auf Circulation der rothen XV. 173.
— —, Veränderungen in Extravasaten I. 383 LXIX. 295.
— — Zählung VIII. 289. XXVI. 312. LXXXIV. 131. 207.
—, Verhältniss der weissen zu den rothen Blutkörperchen nach Eiterungen LIX. 299.
—, Zinnober in dens. XLVIII. 37. 305.
Blutkörperchenfrage XVIII. 221.
Blutkörperchenhaltige Zellen IV. 515. V. 405. Entstehung im Lymphsack von Fröschen LXV. 27.
Blutkreislauf, chlorotischer LXXVI. 292.
—, Entdeckung, Colombo's Antheil XCI. 39.
— — die Engländer XCVII. 431. XCVIII. 193.
— — die Franzosen XCIV. 86.
— — die Italiener XCIII. 64.
— — die Spanier XCI. 423.
— bei Nierenkrankheiten und Herzhypertrophie LXXVII. 340.
—, temporäre Absperrung behufs künstlicherDegenerationen LXXVII. 315. LXXIX. 49.
—, Wirkung auf d. Uterusbewegung LXXVI. 53.
Blutkrystalle s. Blut, Haemin, Haematoidin, Haematokrystallin.
—, XCVII. 483.
—, Darstellung LXXX. 172.
Blutlehre XVIII 363.
Blutmenge neugeborner Hunde XXIX. 481.
Blutplättchen XC. 261.
Blutserum, Bestimmung des Eiweissgehaltes XI. 547.
Blutstromgeschwindigkeit in d. Niere. LXXVII. 340. LXXIX 341.
Bluttransfusion s. Blut, Transfusion.
Blutung bei Suppressio mentium XXII 195.
Blutungen im Rückenmark LXVI. 1.
— in den Bronchien, Ursache von Pneumonie LI. 552. LV. 165.
— in vielen Organen bei Morbus maculosus LXXIX. 492.
Bluntersuchung s. Blutanalyse.
— in Puerperalkrankheiten XIV. 501
Blutzellen siehe Blutkörperchen.
Bordelle in Frankfurt a. M. LXXX. 183.
Bothriocephalus latus s. Parasiten.
—, Bau XXX. 97.
—, Entwicklung, Wanderung und Uebertragung auf den Menschen XXIV. 453.
—, Gefässsystem XLVII. 370.
—, Herkunft LXXXVIII. 119. XCII. 364.
—, Lebensdauer und Resistenz LVII. 529.
Bräune s. Angina, Croup, Diphtheritis, Kehlkopf.
Brand s. Gangrän, Lunge, Pilze.
—, Entzündung und LI. 41, 178.
Brandschorf, Metamorphose in der Bauchhöhle XLIV. 69.
Branntwein s. Alkohol.
—, altes Gedicht XXX. 246. 464.
Brasilien s. Aussatz, Cholera.
Brauner Anilinfarbstoff s. Färbungen.
Brechweinstein, Wirkung auf Herz XXV. 531.
Brenzkatechin, Reactionen LXV. 394.
— im Urin eines Kindes LXII. 554.
Briefe französischer Aerzte nach dem Kriege LIV. 566.
Bright'sche Krankheit s. Albuminurie, Amaurose, Harn, Herzhypertrophie, Nieren, Strommesser.
—, Beziehung zu Herzkrankheiten XI. 12.
Brom, physiologische Wirkung seiner Präparate LIX. 65.
— in Acnepusteln LXXIV. 541.

Bromalhydrat L. 235.
Bromkalium, physiologische Wirkungen XLI. 91.
—, Wirkung auf das Nervensystem XLV. 183.
Bronchialathmen VII. 148.
Bronchialdrüsen, pigmentirte XXI. 435. XXIV. 92.
Bronchiektasie s. Lungen.
—, angeborne LXXXII. 217.
Bronchien s. Amyloid, Carcinom, Lungen, Krebs.
—, primärer Krebs LIII. 470.
—, Resorption von Blut LXXI. 414.
Bronchophonie VI. 331. VII. 139.
Bronchopneumonie s. Lungen.
Bronzehaut s. Addison, Sympathicus.
Bruch s. Fractur, Hernia, Knochen.
Brust, weibliche s. Brustwarze, Carcinom, Geschlechtsorgane, Milchdrüse.
—, Cystosarkom IX. 299.
—, Geschwülste XVIII. 51. XX. 152. XXIV. 316.
— -Krebs XLII. 44. LVIII. 132. LXI. 241.
— — mit Sandkörpern XLV. 60.
—, — Thrombose der Lymphgefässe LXXV. 547.
—, Perlgeschwülste VIII. 398.
—, Reife, frühzeitige LXXVI. 213.
Brustbein s. Sternum.
—, unvollständige Spaltung XLVI 209.
Brustdrüse s. Thymus.
Brustkranke s. Gibraltar, Madeira, Malaga.
—, Wirkung des Klima in Aegypten XXIV. 33.
Brustmessung, Verfahren LIV. 352.
Brustraum, Eindringen von Speise- und Fäcalmassen XLII. 227.
Brustuntersuchung s. Auscultation, Brustmessung, Percussion, Spirometer, Schulterstellung.
Brustwarzen, supernumeräre LXIII. 99. LXXIII. 222.
Bulbärparalyse, Fall von LXI. 1.
—, angeborene LXXII. 441.
Bulbus olfactorius, feiner Bau XXII. 241.
Bullöses Exanthem bei Pteropus XLVI. 60.
Burggrave, Joh. Phil. LXIV. 566.
Bursa epitrochlearis, enorm gross LXXXII. 465.
— mucosa intermetatarso-phalangea XCV. 183.
— — intramuscularis accidentalis am Oberschenkel LXXX. 91.

C.

Cadaver, gefrorne, Durchschnitte XLV. 523.
Calabarbohne, Wirkung, physiologische XXXV. 291.
—, — auf den Uterus LXXVI. 23.
Californien, Heilmittel daselbst XXXII. 73.
— pathologische Geographie XXIII. 57.
Callus, Bildung XV. 1. XVIII 372.
—, Rückbildung LV. 45.
Canalisation XLV. 231.
— in Frankfurt a. M. XXXII. 392
Cancroid s. Carcinom, Epithelialkrebs, Epitheliom, Geschwülste, Haut, Hoden, Lippenkrebs, Magen, Darm, Oberkiefer, Oesophagus.
— III. 197. VIII. 394. XX. 159.
— der Cornea L. 56.
— des N. mentalis XXIV. 201.
— des Oesophagus mit Lungencaverne communicirend LI. 407.
— der Pia mater LI. 495.
— der Schläfenbeine eines Ochsen XXXII. 547.
— der Taschen- und Stimmbänder XLIII. 129.

Cancroid der weiblichen Genitalien XXXV. 538.
— Entwickelung aus Lymphgefässen XLV. 490.
— Impfung auf Thiere XL. 532.
— mit Schleimcysten XVIII. 99.
— papilläres XXXIII. 333.
Canities praematura LIII. 533.
— senilis et praematura XLV. 129.
Cantharidin, Versuche über Bildung von Fibrincylindern LXXX. 247.
— Wirkung auf die Nieren XCIV. 323.
Capilläre Embolie s. Embolie.
— XII. 59.
Capillarectasie der Lungen XXV. 183
Capillaren s. Blutcapillaren, Blutgefässe, Gefässe, Lunge.
— feine Structur XXXV. 169.
— in Neubildungen XXIX. 84.
Capillary fibrosis LXXI. 42. 246. 453.
Capsula Glissonii s. Leber.
Capsula inter-cuneiformis, schlauchförmige Aussackung LXXXII. 463.
Capsula suprarenalis s. Nebennieren.
Caput gallinaginis s. Hydronephrose, Ischurie.
— vergrössert LXXXI. 521.
Caput obstipum LXXX. 456.
Carbolsäure s. Darm.
—, acute Vergiftung LXXXIII. 132. 230.
—, acuteste Vergiftung durch C. und reflectorische Natur einiger Giftwirkungen LXXXV. 236.
— Ausscheidung LXXIII. 409. LXXV. 409.
—, desinficirende Wirkung auf Thränensackeiter LXX. 214.
Carcinom s. Blumenkohlgewächs, Brust, Cancroïd, Carcinosarcom, Colloïdkrebs, Cystenkrebs, Gallengang, Geschwülste, Hodencystoïd, Landolfi, Melanose, Muskeln, Sarcocarcinom.
Carcinom, Fälle I. 277. X. 449. XI. 184. XII. 566. XIV. 894.
— der Achseldrüsen, primär LXXIII. 452.
—, Allgemeines über Krebsbildung und krebsige Degeneration I. 277. LXX. 378.
— des Atlas u. Epistropheus LXVI. 366. LXVIII. 547. LXX. 153.
— Bewegungsfähigkeit, spontane der Zellen LV. 481.
— als Complication von Elephantiasis Arabum LXV. 47.
— der Choroides XXXIX. 584.
— des Ductus thoracicus LXXIX. 387.
— der Dura mater LIX. 191.
— Entwickelung I. 277. III. 197. V. 239. XXXI. 265. XLI. 470. XLVIII. 524. LV. 67. 481. LIX. 227. LXV. 47.
— des Gehirns LXX. 411.
— des Gehirns und seiner Hüllen III. 463. VII. 572.
— im rechten Hypochondrium XX. 408.
— der Harnblase und Nieren XV. 177. XX. 296.
— der Haut LXXVII. 372.
— Impfung auf Thiere XL. 532.
—, incystirtes der Brust XXIV. 319.
— in den Tropen LXXI. 434.
— mit Kalkconcrementen LXXIX. 19.
— des Kehlkopfs LIV. 378.
— der Knochen XXXIV. 471.
— der Leber LVI. 448. LXXX. 269.
— —, primär LXVII. 500.
— der Lymphdrüsen XXI. 441.
— der Lunge XI. 179. XXXVIII. 497. LVI. 427.
—, Lymphgefässthrombose bei C. mammae LXXX. 547.
—, Metastase auf den Fötus XXXVI. 465.
—, Metastasen, multiple XIII. 271.
—, metastatisches des Magens und

Darms XXXVIII. 142. LXVII. 513. LXXXVI. 159.
Carcinom der Milz XXIII. 486.
—, Multiplicität, primäre LXXV. 317.
der Muskeln XXXI. 331. XXXIX. 260.
— des grossen Netzes XXXV. 600
— der Niere LIX. 227.
— —, angeborenes Adenocarcinom LXVII. 492.
— —, fungöses LXXXVI. 359.
— —, primäres LXVIII. 423.
— des Pankreas mit Thrombosis der Pfortader XLIII. 386.
— Pathologie XXXVI. 465.
— der Pfortader II. 597. XXXV. 432.
—, primäres der Bronchien und des Lungenparenchyms LXXXIII. 77.
—, primäres der Trachea und der Bronchien LIII. 470.
— der Prostata XXXV. 378.
— neben Tuberculose XXXVI. 477.
— Schleimmetamorphose XVII. 464.
— des Stirnbeins XIX. 226.
— Uebertragbarkeit von Thier auf Thier LXV. 501.
— des Uterushalses in seinem Anfangsstadium LV. 275.
—, im Corpus cavernosum penis LI. 145.
—, in Punctionskanälen bei carcinomatöser Peritonitis LI. 391.
—, secundäres am Diaphragma LXVI. 154.
—, — vernarbendes der Brust LXI. 241.
— der Venen XXXI. 316.
— fibrosum in der Augenhöhle XXXVII. 417.
— melanodes bulbi XXXIX. 587.
— — der Retina XXXVI. 451.
— — des Zwischenkiefers XXIX. 209.
— medullare, am Introitus oesophagi XLV. 513.
— — ventriculi XXXI. 258.
— polyposum uteri XXV. 422.
Carcinosarcoma uteri XCII. 191.
— der Pleura LXXXI. 181.
Carcinosis acuta miliaris XVII. 204. XXI. 465.
Caries XIV. 33. XV. 241.
— der Wirbel mit Degeneration des Rückenmarkes LIV. 42.
— — durch Fadenpilze hervorgerufen LXXIV. 51. LXXVIII. 425.
Carotis s Aneurysma, Arterien, Gefässe.
—, Sphygmographie XLVI. 62. LXVI. 251.
Cartilago s. Chondrocystosarcom, Knorpel, Zellen.
— thyreoides, Defect XLII. 478.
Casein im Blut III. 251. IV. 17.
Catalepsie XX. 15.
Cataract, elektrische Behandlung LXXIX. 465. LXXX. 503. LXXXI. 377.
Catgut, Verhalten im Organismus XCV. 211.
Cauliflower excrescence s. Blumenkohlgewächs.
Cavernöse Entartung der Muskelsubstanz des Herzens XI. 181.
— Myome des Herzens XXX. 468.
— Geschwülste s. Naevus.
— — III. 446. VI. 34. 458. 525. VIII. 126. 129. XXI. 278. XXXIII. 330.
— — der Leber, Umwandlung zu festen, narbigen Geschwülsten XXVIII. 421.
Cavum praeperitonaeale Retzii, Abscess XXIV. 182.
Cellularpathologie VIII. 3. 303. IX. 12. XXI. 157. LXXIX. 381.
— der Endoaortitis LXXVII. 381.
— ihre Kritiker XVIII. 1.
— und physiologische Heilkunde XVI. 372.
Cellulose s. Amyloid, Corp. amylacea.
— pflanzliche IX. 44.

Centralkanal des Rückenmarks, Entwickelung LXVIII. 20.
Centralnervensystem s. Ganglienzellen, Gehirn, Medulla oblongata, Nervensystem, Rückenmark.
— Einfluss auf die Blutbewegung XXVII. 428.
—, embryologische und histogenetische Untersuchungen LX. 217.
—, graue Degeneration L. 297.
—, hyaloide Entartung XLIX. 365.
—, Sklerose L. 297.
—, Syphilis LX. 285.
Centrifugalmaschine für Histologie LXXVII. 375.
Centrum genitospinale des Nervus sympathicus XV. 115.
Cercomonas im Sputum LXXV. 471.
Cerebrospinalflüssigkeit s. Meningitis.
—, chemische Zusammensetzung XVI. 391.
Champier, Symphorien LXI. 377.
Chaulmoogra XXII. 574.
Cheilitis s. Myxadenitis.
— glandularis apostematosa L. 142.
Chemosis conjunctivae als Symptom der Meningitis suppurativa XXIX. 199.
Chiasma des Sehnerven, Semidecussation der Fasern LXV. 116.
China, Prostitution und daraus entspringende Krankheiten LI. 430.
Chinin s. Sclerodermie.
— Antiphlogisticum XLVII. 159.
—, antipyretische Wirkung L. 6. 153.
—, antiseptische Wirkung XLVIII. 517. LI. 6. 153.
—, Einfluss auf die Auswanderung farbloser Blutkörperchen LXXI. 364.
—, — auf Temperatur und Circulation XLVII. 352.
— gegen Heufieber LXIX. 531.
— muriat., Wirkung auf die Infectiosität von Thränensackeiter LXX. 217.
Chinin, Pharmakodynamik XLVI. 67. 129.
— subcutan bei Cholera XXXVIII. 290.
Chinolin, physiologische Wirkung LXXXVI. 456.
Chirurgie im Mittelalter LXXVII. 383.
Chiton im Homer LXXIII. 625.
Chlor, Ausscheidung durch Harn XXI. 459.
—, Contactwirkung auf die Gewebe XVIII. 377.
Chloralhydrat, Wirkung XLVII. 155.
—, Einwirkung auf die Milchabsonderung LXVII. 140.
—, — auf die Temperatur im Ohr LXII. 137.
Chlorkalium, Wirkung auf den thierischen Organismus XXXIII. 505.
Chlornatrium s. Kochsalz.
—, giftige Wirkung und Ausscheidung durch die Nieren LVI. 315.
—, Wirkung auf den thierischen Organismus XXXIII. 505. XXXV. 450.
Chloroform - Asphyxie, Rettung XVI. 527.
—, Ertödtung der Gliedmaassen durch Einspritzung in die Schlagadern XIII. 289.
— zur Erzeugung von Blutkrystallen XXXII. 126.
— Tod XVI. 556.
—, Wirkung, eigenthüml. XLIX. 439.
— — auf die Iris XXVII. 409.
— — auf Erregbarkeit der Nerven LXXXIII. 273.
Chlorom XXXV. 605. XCI. 442.
Chloro - Pseudoleukämie LXXVIII. 370.
Chlorose, Aetiologie, Pathogenese und Therapie LXXVIII. 370. LXXXIV. 177.
Chlorsaures Kali s. Blut.
— mit Salpetersäure als Reagens XVI. 427.
— Vergiftung LXXVII. 455.

Chlorwasser, desinficirende Wirkung auf Thränensackeiter LXX. 212.
Choanen s. angeborne Krankheiten.
Cholalsäure in den Excrementen von Hunden XXV. 181.
Cholera s. Cylindrotaenium, Epithelialdesquamation.
— X. 518.
—, Art der Verbreitung XXXIX. 346.
—, Behandlung VI. 60.
—, Desinfection XXXVII. 426.
— Entstehung XV. 388.
—, Grundwassertheorie XLV. 269.
—, Impfversuche III. 29.
—, Kommabacillus XCIX. 148.
—, Pilze XLV. 279.
—, Prophylaxe XXXVII. 412.
—, Temperaturverhältnisse XXXVIII. 30.
—, Typhoid VI. 471.
— in Berlin 1848 II. 379. 409.
— — 1866 XXXVIII. 245. 296.
—, — Charité 1871, Gruppen-Erkrankung LV. 249.
— in Brasilien XXVIII. 414.
— in Danzig XXXVII. 257.
— in Greifswald XLIII. 353.
— in Hamburg 1873 LX. 46.
— in Mecklenburg XXI. 242.
— in Zürich XIII. 129.
Choleraähnlicher Befund im Darm bei Arsenikvergiftung XL. 1. 524. L. 455.
Cholestearin, Cysten VIII. 377.
— Erkenntniss VI. 419. VIII. 141. XII. 101.
— im Auswurf XVI. 545.
— im Harn LXXVI. 545.
— Physiologie LXV. 410. LXVI. 126.
Cholesteatom s. Perlgeschwulst.
— VIII. 371. X. 307.
— der Kopfschwarte XIII. 46.
Cholesteatomartige Desquamation im Nierenbecken bei primärer Tuberculose XCIX. 289.
Chondrocystosarcom im 3. Ventrikel LXXV. 550.
Chondrogene Knorpel s. Knorpel.
Chorda dorsualis s. Clivus.
— bei Monstren LXXI. 159.
Chorea gravidarum XXIII. 149. XXV. 607.
Chorea minor, Veränderungen im Gehirne LXIII. 104.
— —, — in den peripherischen Nerven und im Rückenmark LXI. 485.
Chorion, Cystoid LXXII. 611.
Choroides s. Auge, Carcinom, Iridochoroiditis.
—, Colobom LXVII. 616.
—, Degeneration, fibröse XLVI. 53.
— — reticuläre XXV. 368.
—, Sarcome, melanotische LXIII. 356.
— — Prognose XC. 1.
— Tuberculose XXXVI. 448. XXXIX. 49.
—, Tuberkel bei Fütterungstuberculose LXXVI. 233.
—, Tumor, sarkomartiger, Biliverdin enthaltend XCI. 442.
Choroidealgefässe, Wahrnehmung am eigenen Auge XII. 340.
Choroiditis XXV. 355.
Chromatophoren VI. 260. 581.
Chromaturie s. Harnblau.
— VI. 259. 264.
Chromsaures Ammoniak, Versuche über Bildung der Fibrincylinder LXXX. 255.
Chromsäurevergiftung LXXIX. 333. LXXX. 256.
Chrysarobin, Verhalten bei innerer und äusserer Anwendung LXXXV. 118.
Chylangioma cavernosum des Mesenteriums LXIX. 145.
Chylus, Fettaufnahme LXXX. 15.
Chyluskörperchen I. 532.
Ciliarkörper XXI. 175.

Cilien, pathologische Anatomie XXVII. 132.
Circulation s. Arterien, Blut, Blutgefässe, Blutkreislauf, Herz, Nieren.
—, Einfluss der entfernten Arterienunterbindung XLV. 417.
— in den Nieren XII. 340. XV. 392.
Circumpolarisation s. polarisirtes Licht, Ventzke'scher Apparat.
— der Leim- und Gallertsubstanzen XII. 480. XV. 126.
Cirrhosis durch Alkohol LXXXV. 172.
— vulgaris LXXXIV. 567.
Clivus Blumenbachii s. Schädel.
— XXXI. 396.
— gallertige Auswüchse XI. 8. 395. XII. 108.
Coagulationsnekrose LXXVII. 272. LXXIX. 94. 347. LXXXV. 180.
Coccobacteria septica im gesunden Wirbelthierkörper LX. 453.
Cochlea s. Gehörschnecke, Schnecke.
Coecum s. Blinddarm.
Coefficient de partage XC. 333.
Coffein s. Kaffein.
— Wirkung auf die Milchabsonderung LXVII. 136.
Colica scortorum V. 342.
Collagene Knorpel s. Knochen.
Colloid s. Gallerte, Gehirn
— VI. 580.
— cysten des Kehlkopfes LII. 323.
— — in der Unterlippe neben und in der Schilddrüse LIII. 140.
Colloidkrebs I. 113. IV. 142. 400. V. 242.
Collonema VIII. 532.
Colobom der Chorioides und Retina LXVII. 616.
Colon s. Dickdarm.
Coloquinten, Wirkung auf den Uterus LXXVI. 33.
Colostrum I. 52. 165.
Colpitis, endemische infectiöse bei Kindern XCIX. 251.
Coma nach Kohlenoxyd XXXII. 450.
Comedonen, schwarze Punkte LXXXII. 175.
Commotio cerebri L. 304.
Communication der Aorta mit der Arteria pulmonalis XLIII. 420.
Communicationsbogen bei Obliteration des Ellbogenstücks der Arteria brachialis XCVIII. 425.
Compensatorische Hypertrophie s. Nieren.
— LXXVII. 324.
Compression der Arterie bei Elephantiasis XLVI. 328.
— der Arteria renalis LXXVII. 315.
Concretionen s. Darmsteine, Gallensteine, Harnsteine, Phlebolithen, Prostata, Speichelsteine, Steine, Ureterensteine.
— in den Harnorganen LIX. 401.
— in der Niere LXVIII. 294.
—, oxalsaure, Casuistik und Therapie LXIV. 327.
Condylome s. Kehlkopf, Syphilis.
Congenital s. angeborne Krankheiten, Defect, Missbildungen.
Congress, internationaler medicinischer zu Paris XXXVIII. 574.
— — prähistorischer zu Paris XXXVIII. 577.
Coniin X. 235.
Conjunctiva s. Chemosis.
—, Degeneration LXXXVI. 322.
— — hyaline und amyloide LXXXVII. 325.
—, Lupus und Tuberculose LXXXII. 397.
—, Nerven XXIV. 250. XXVI. 306. XXVII. 399. LXI. 148.
Conjunctivitis bei japanischem Ueberschwemmungsfieber LXXVIII. 328.
Consanguine Heirathen LXIII. 426.
Consonirende Geräusche VI. 331. VII. 139. IX. 294. XI. 258.
Constanter Strom s. Elektricität, Nerven.

Constantinus Africanus s. Geschichtliches.
Contactwirkungen s. Allotropie, Chlor.
Contagiöse Krankheiten s. Anthrax, Milzbrand, Molluscum contagiosum, Rotz, Sykosis, Syphilis, Varicellen, Variola.
Contagion, Theorie derselben LXXIX. 210. 224. LXXXIII. 139.
Contagium s. Infection.
— der Cholera II. 379. III. 29. XLV. 278.
— der Masern I. 492.
— des Typhus II. 254. III. 186.
Contractile Gewebe der Pflanzen XX. 405.
— Substanz, chemische Veränderungen LXXIX. 73.
Contractilität s. Allantois, bewegliche Zellen, Muskelthätigkeit, Tonus, Zellen.
— Blutkörperchen, rother XXX. 407. LXXVIII. 17. 524.
— — farbloser LXXXI. 80. 364. LXXIV. 245. 387.
—, Eiterkörperchen LXXI. 250.
Contraction, ungleichzeitige beider Ventrikel XLIV. 368.
Conusstenose, angeborne linksseitige XCI. 193.
Cor, triloculare biatriatum XLII. 449.
Cornea s. Auge, Eiter, Hornhaut, Keratitis.
— Cancroid L. 56.
— Capillarentwicklung LIV. 1.
— Entzündung LV. 296. LVIII. 362. LIX. 521. LXV. 69.
— Histologie XLI. 110. LXIII. 136. LXIV. 136. LXVII. 523.
—, Impfung mit Thränensackeiter LXX. 202.
— Melanom XLIX. 117.
— Nervenendigungen im Gewebe XLVIII. 218. LXV. 359.
—, — im hinteren Epithel XLVIII. 224.
Cornea, Neubildung des Epithels LI. 361. 373.
— Vorgänge bei der Wundheilung L. 465. LXIX. 24.
Coronaria s. Kranzarterie, Herz.
Corpora amylacea s. Amyloid, Prostata.
— VI. 135. 268. 271. 416. VIII. 140.
— im Auswurf XXX. 385.
— im Gehirn VI 135. XXXVI. 302.
— der Lunge IX. 613. X. 201. 507. XXXVIII. 536. LXXII. 119.
— des thier. Körpers XIX. 230.
Corpora fibrosa, Entwicklung in Ovarien LXXXIV. 193.
Corpora quadrigemina, Function LXVII. 425.
Corpus callosum, Krebs VII. 572.
Corpus luteum I. 20. 447.
Corpus striatum, Osteom LXXXVIII. 91.
Costa Rica s. Malaria.
Cowpersche Drüsen C. 170.
— Histologie LXI. 222.
Craigentinny Farm bei Edinburgh XCVI. 502.
Craniotabes V. 495.
Cretinenschädel XX. 358. XL. 295.
Cretinismus s. Kropf.
— XIII 323. XXV. 104.
— fötale Rachitis und Zwergwuchs. XCIV. 183.
Cretinistische Wachsthumstörungen des Schädels und der Skeletknochen C. 256.
Crotonöl, pharmakologische Gruppe XII. 1.
Croup XVII. 398. XXI. 581.
— des Rachens und Kehlkopfes XLIV. 428.
— des Trommelfells und knöchernen Gehörgangs LXX. 329.
— Histologie LII. 240. LIV. 500. LXXIX. 354.
— Krankheitserreger XXXVI. 599.

Croup nach Scrofulose der Bronchialdrüsen LXXVII. 294.
— und Diphtheritis LXX. 461. LXXII. 218.
Croupöse Entzündung I. 252.
Cryptorchismus XII. 125. LXXIII. 332.
— vorgetäuscht durch hydropischen Processus vaginalis LXXV. 338.
Cubitus valgus XCII. 1.
Cultur von Fäulnisspilzen LXXVIII. 54.
Curare X. 3. XI. 401. XVI. 431. XXXIII. 404.
Cyankalium, Ursache der Giftigkeit XL. 125.
Cyanose aus Lungenleiden s. Lungen.
Cyanquecksilbervergiftung XXXI. 117.
Cyclopie VII. 532.
Cylinder, epitheliale s. Epithel.
— im Harn V. 199. XX. 513.
Cylindrom s. Schlauchsarkom, Sarkom.
— XII. 392. XIV. 270. XLII. 300. XLIV. 83. 311. LXVII. 181. LXIX. 36.
Cylindrotaenium Cholerae asiaticae XXXVIII. 221.
Cysten s. angeb. Krankheiten, Atherom, Balggeschwülste, Blutcysten, Cancroid, Chondrocystosarkom, Chorion, Colloid, Cystoid, Cystom, Darm, Dermoid, Eierstock, Hydatiden, Hygrom, Kystoma, Leber, Nierencysten, Ranula.
— am Halse LXXVIII. 84. Lymphangiom (?) LXXVII. 105.
— atheromatosa praehyoidea LXXXI. 442.
—, auriculäres Dermoid des Halses XXXV. 208.
— der Bartholin'schen Drüse LXXXIV. 425.
— dermoidähnliche im Peritoneum und Diaphragma C. 262.
— im Darmkanal LXXXVII. 275.
Cysten der Eierstöcke mit Flimmerepithel XIII. 498. LXVII. 231.
— des Eierstocks mit Jod behandelt XXXV. 12.
— der Epiglottis LXIII. 96.
— mit Flimmerepithel im Gehirn XXXV. 479.
— — in der Leber XI. 466. XXXV. 478. LXXXIV. 425.
— des Gehirns XII. 454. XXII. 445.
— der Hypophysis LXXV. 447.
—, heterologe Bildung XLVIII. 177.
— der Knochen bei Arthritis deformans LXX. 502.
— der Nieren IX. 221. XXXI. 371. XXXVII. 504.
— der Oberkieferhöhle IX. 463.
— der Plexus choroidei XXVI. 184.
— retrotracheale LXV. 109.
— des Skelets, zahlreiche XXXIV. 246.
— des Ureter LXVI. 139.
— der Vagina LXX. 111.
—, wurmhaltige XXIV. 149.
Cystengeschwulst, angeborne in den Bauchdecken XV. 383.
Cystenhygrom XIII. 187. 411. C. 571.
Cystenkrebs XVII. 464.
Cystenkropf s. Struma.
Cysticercus s. Finnen.
— im Auge, Extraction LIV. 276.
— — subretinalis XLV. 509.
— im Gehirn XXXIV. 368.
— racemosus des Gehirns LXXV. 104.
Cystin X. 228. 230.
Cystinurie XXVI. 419. C. 416.
Cystofibrom der Mamma XCIV. 455.
Cystoid s. Cyste, Cholestearin, Dermoid, Hoden.
—, gallertiges der Scapula V. 216.
— des Hodens VIII. 268. 399. 433.
— der Zunge VII. 127.
Cystome (Kystoma), Genese und Entwicklung im Bereich der weiblichen Sexualorgane LXXXIV. 26.

Cystoma sacrale congenitum XXXVIII. 186.
Cystosarcoma s. Cystoid.
— der Brust IX. 299.

D.

Danksagung LXXXVI. 545.
Daphnien s. Sprosspilzkrankheit.
Darm s. Anämie, Anus, Anus praeternaturalis, Argyria, Becherzellen, Blinddarm, Blutkörperchen, Darmkanal, Dickdarm, Digestionsorgane, Diphtheritis, Durchfall, Dysenterie, Enteritis, Epithelialdesquamation, Excremente, Galle, Ileotyphus, Ileum, Ileus, Infusorien, Lagerungsanomalie, Morphin, Natron, Pl. myentericus, Resorptionswege, Syphilis, Typhus.
—, Amöben im Dickdarm LXV. 196.
—, Amyloid LXXX. 166.
—, Apfelsinenschläuche in den Fäces LII. 558.
—, Atresie des Dünndarms LIV. 34. LXVIII. 506.
—, Bildung von Carbolsäure bei Darmverschluss LXXIII. 409.
—, Cylinderepithel-Cancroid XIV. 91.
—, cystische Erweiterung des Processus vermicularis LXIII. 97.
—, Divertikel XIV. 202.
—, — des Dickdarms, sein Bildungsmechanismus LXVIII. 506.
—, — am Duodenum LVI. 197.
—, Dysenterie XLV. 204.
— -Entzündung, käsige bei Schweinen XXXVI. 258.
—, Incarceration, innere XLIII. 478. XLV. 119. LIV. 30. 282.
—, Indicanausscheidung bei Unterbindung LXX. 81.
—, Kalkmetastase IX. 619. XIII. 277.
—, Knoten(Schleifen-)bildung XLVIII. 468.
Darm-Krebs, secundär LXVII. 533.
—, Lage, ungewöhnliche einer enorm grossen Flexura sigmoides coli LVI. 432.
—, Lymphgefässe XXXIII. 340.
—, Pilzheerde, metastatische LXXIV. 33. LXXXI. 366.
—, Mycosis intestinalis LII. 541.
—, — Schizomycose LXII. 336.
—, pflanzliche Organismen bei Ileotyphus XLIII. 287.
—, polypöse Vegetation im Dickdarm XX. 133.
—, Resorptionsbahnen in d. Schleimhaut XLVIII. 119.
—, syphilit. Enteritis XLIII. 296.
—, Uebergang fester Körper aus ihm ins Blut XI. 37. 100.
—, Ulcerationen auf der Schleimhaut mit embolischen Eiterheerden in der Leber bei einem Affen LII. 153.
— -Veränderungen bei Erkrankungen an der Hirnbasis LXIII. 533.
— —, des Hunded. durch Taenia cucumerina LXII. 475.
—, Verdauung und Resorption im Dickdarm LIX. 161. LXIV. 505.
— -Verschliessung, congenitale, durch Membranen LXVIII. 515.
Darmarterien s. Arterien, Mesenterica.
Darmgeschwüre, tuberculöse, nach Fütterung entstanden LXXVI. 225.
Darminfarcte V. 299. LII. 558.
Darminvagination, Aetiologie LXXXV. 83.
Darmkanal s. Cysten, Darm.
— des Kindes LXXXIX. 64.
—, Epithelialdesquamation LII. 12. XC. 559.
—, Veränderungen bei lange bestandenem Anus praeternaturalis LXXXIX. 537.
Darmmuskeln s. Kali.

Darmsaft, Wirkungen des menschlichen LXXV. 419.
Darmverschlingung XXVI. 377. XXXI. 525. XLVIII. 468. LXVIII. 506.
—, durch Knüpfung der Flexura sigmoidea mit 3 Dünndarmschlingen LXXXVI. 41.
Darmstein, seltener vom Menschen XX. 403.
Darmwand, käsige Steine in ders. bei Schildkröten XLVIII. 187.
Daumen, Verrenkung nach oben XLIV. 412.
Decidua s. Endometritis.
—, normale und pathologische Zustände LII. 161.
—, syphilitische Veränderung XXI. 118.
Deciduome LXVII. 55.
Defect s. angeborne Krankheiten, Missbildungen.
—, angeborner beider Augäpfel XIII. 53.
—, — der Epiglottis XLIII. 135.
—, — der Extremitäten LXXXVII. 195. C. 107.
— der Fibula XXXIV. 130.
—, — der grossen Gallengänge XLIII. 296.
—, — des knöchernen Gehörgangs LXXX. 456.
—, — der Glieder LXXI. 107.
—, — aller Gliedmassen bei einem 5 Monate alten Kinde LXXXII. 360.
—, — des Herzbeutels LXXIV. 173.
—, — der Kieferknochen XXX. 221.
—, — der Lunge L. 633.
—, — der Muskeln LXXII. 438. LXXIII. 345. 346.
—, — des Musculus quadratus femoris LXXVII. 131.
—, — der Nieren XXXIII. 547. LXXII. 344.
—, — der Parotis XXXII. 228.
—, — des Radius XXXII. 211. XL. 427. LXXI. 409.
Defect, angeborner des Radius und des Daumens XXXI. 529. XXXIII. 228.
—, — der Rippen X. 474.
—, — des Schildknorpels XLII. 478.
—, — des Septum ventric. cordis XLVIII. 488.
—, — des mittleren Theils der Ulna XLV. 302.
—, — der Unterextremität X. 110. XXIX. 610. LXXVI. 330.
—, — am Vorderarm LXXII. 144.
—, — am Zeigefinger LXXII. 141.
Degeneration s. Amyloid, Conjunctiva, Fett, Fettdegeneration, Hyalin, Kalk, Käse, Pigment, wachsartige D.
—, fibrinöse oder hyaline im Tuberkel und Gummi LXXXIX. 193.
—, graue von Gehirn und Rückenmark XXVI. 474.
—, — der Hinterstränge des Rückenmarks XL. 170.
—, — des Rückenmarkes XLVIII. 516. LVI. 119. LXVII. 557. LXVIII. 633. LXIX. 321.
—, —, bei Paralysis agitans L. 297.
—, hyaline pulsirender Knochengeschwülste XLIV. 311.
—, — der Gefässe des Auges s. Auge.
—, der glatten Muskelfasern XCIX. 71.
— der Muskeln im Typhus XXXIV. 473.
— der Nerven nach Durchschneidung LIX. 1. LXXII. 624.
—, sarkomatöse einer Flexorensehne XCV. 123.
Delirien bei Febris recurrens XLIX. 127.
Delphinin VI. 385. 435.
Dementia paralytica s. paralytische Geisteskrankheit.
Denken, Verhältniss zum Sprechen XXXV. 108.
Denkwürdigkeiten aus den Papieren des Freiherrn Chr. Fr. v. Stockmar LVI. 284.

Dermanyssus avium XV. 166.
Dermatitis, pemphigusartige mit Veränderung im Nervensystem XCIV. 185.
Dermoid s. Atherom.
— VI. 555. VIII. 391. XXXV. 208.
— im Gehirn XX. 537.
— im Hoden LIII. 128.
— in der Lunge XX. 42.
— im Mediastinum anticum XVI. 290.
— des Ovarium, zusammengesetztes LVI. 365.
— am Pansen der Antilope XLVI. 63.
— — mit Metastasen LXXV. 399.
Descemet'sche Haut s. Cornea, Eiter.
Desinfection der Entleerungen Cholerakranker XXXVII. 426.
—, Wirksamkeit des Süvern'schen Mittels XLVIII. 339.
— im Berliner Barracken-Lazarett LXXVII. 498.
— Wirkung d. Kali chloricum LXXVII. 477.
Desinfectionsmittel, Prüfung ihrer Wirkung bei Hornhautimpfungen LXX. 202.
—, Thymol LXV. 178.
Desinficirende Seife XLV. 127. 521.
Desquamation von Darmepithel s. Darmkanal.
Déviation conjugée, diagnostischer Werth LXIX. 1. LXX. 434.
Diabetes insipidus XXVI. 318.
—, hereditäre Form XCV. 70.
—, Harnanalyse XLIII. 229.
Diabetes mellitus s. Carbunkel, Zucker.
— IV. 109. 148. VI. 561. VII. 397. XI. 185. XII. 341. 414. XVIII. 119. XXI. 218. XXVII. 533. XXX. 67. XXXVI. 227. XLVII. 102. LXIV. 382.
—, Ausscheidung v. Kreatinin LXVIII. 422.
—, Behandlung mit Glycerin LXV. 481. LXVII. 150.
Diabetes, Einfluss einiger Mittel auf die Ausscheidung des Harns und seine Bestandtheile LXVII. 197.
—, — einiger Getränke auf die Ausscheidung XIII. 462.
— von fünfwöchentlichem Verlaufe XXXVI. 297.
—, Geschwulst im 4. Ventrikel XXX. 360.
—, natürlicher u. künstlicher XXIV. 600. LXX. 579.
—, Nekrose innerer Organe LXXXIII. 181.
—, Pancreasleiden XXX. 360.
—, Pilze XXX. 476.
—, Quelle des Zuckers und Ammoniakgehalt LXXVI. 377.
— durch Quecksilbergebrauch bei Thieren XXXVII. 346.
— traumaticus XI. 394. XIII. 93.
—, Zuckergehalt der Organe XXXII. 536.
Dialysator zur Prüfung der Reaction des Blutes XXXIII. 95.
Diapedesis s. Blut.
— LVIII. 203. 231.
Diaphragma s. Cysten.
Diarthrose, Veranlassung zu Pseudarthrosen XXXII. 104.
Diastase XXVIII. 241.
Dickdarm s. Blinddarm, Darm.
—, gemeinsames Mesenterium mit dem Dünndarm XLIV. 215.
—, grosses Divertikel LXVIII. 506.
—, Perforation XLVII. 231.
Diffusion s. Haut, Resorption.
— des Eiweiss XX. 39.
— des Gallenpigments XX. 37.
— durch die Haut XXII. 133.
— der rothen Blutkörperchen I. 385. XV. 173. XX. 26.
— von verdautem Eiweiss LXXV. 157.
Digestionsorgane s. Darm, Darmkanal, Magen, Resorption.
—, Krankh. V. 281. XIII. 358.

Digitalin VI. 238.
—, Einfluss auf Stoffw. u. Blutdruck in den Arterien XXII. 457.
—, Wirkung auf die Milchabsonderung LXVII. 136.
Digitalis bei Abdominaltyphus XXX. 290.
—, Wirkung LXVII. 151.
Dignathie LXIV. 540.
Diphtheritis s. Bakterien, Croup, Darm, Gehirn, Kniephänomen
— I. 254. V. 350.
— und Croup, exper. Unters. LXX. 461.
— und Diphtherie LII. 231.
— des Darms XXXV. 607.
— mit Encephalitis LXV. 419.
— des Endocardiums LVI. 415. LVII. 228. LXII. 145.
—, Hautemphysem bei ders. LI. 148. LII. 523.
—, hyaline Entartung des Respirationstractus bei ders. LXXXVII. 477.
— der Impfwunden LXIII. 178.
—, Impfung mit Herzmuskel LXX. 352.
—, locale und allgem LXI. 457.
—, lymphat. Wucherungen nach ders. LIV. 254.
—, Lähmungen XXV. 114. XXVIII. 489. LXXXV. 181.
— der Magen- und Darmschleimhaut nach geheilter Psoriasis XL. 282.
—, Nephritis diphth. LV. 324.
— -Organismen, ihre Entwicklung, Morphologie u. Physiologie LXVIII. 519.
—, Pilzbildung bei derselben XLV. 327. XLVI. 229. XLVII. 516. L. 550. LII. 260. LVIII. 303. LXXII. 218.
—, ihre verschiedenen Formen und ihr Verhältniss zu den Pilzen LVI. 56.
—, variolöse LXXIX. 216.
—, Wirkung des Kali chloricum LXXVII. 455.
—, — der Salicylsäure LXIV. 102.
Distomum haematobium Bilharz, Vorkommen der Eier in Unterleibsorganen XCIX. 139.
Divertikel s. Nasenrachenraum.
— am Darm XIV. 202.
— am Dickdarm, Bildungsmechanismus LXVIII. 506.
—, angeborenes des Jejunum C. 357.
—, — der Urethra XLVI. 32.
— der Seitenwand d. Pharynx XCVIII. 345.
— der Trachea LXXIV. 447.
Disulfaetholsäure, Wirkung und Verhalten im thierischen Organismus LXVI. 324.
Donaufürstenthümer, Trichinose in denselben nebst anderen helminthologischen Mittheilungen aus diesen Ländern LV. 462.
Donnolo s. Geschichtliches XLII. 51.
Doppelbildungen s. Duplicität, Mehrfachbildungen.
—, Missgeburten LXXII. 443. LXXIII. 551. LXXIV. 66.
—, an Händen und Füssen LVI. 268.
—, künstliche LXXIV. 115.
—, lebende, des Menschen LXXV. 561.
Doppeldaumen am rechten Arm XCV. 186.
— beider Hände LXXXVI. 495.
Doppeltönigkeit der Stimme bei ungleicher Spannung der Stimmbänder LIV. 571.
Dotterkörner, moleculare Bewegung LXXX. 98.
Dottersack, das dritte Keimblatt im Bereiche dess. LXII. 506.
Drehbewegung des Körpers, ihr Zustandekommen LVI. 467.
Drehung, scheinbare von Objecten bei Drehung des Kopfes XX. 381.
Drucksinnlähmung XXIII. 571.
Drüsen s. Brust, Carcinom, Geschwülste, Lymphdrüsen, Leber,

Magen, Schweissdrüsen, Speicheldrüsen, Steissdrüse, Tonsillen, Zellen, Zunge.
Drüsen, Amyloid LXXX. 158.
— in der Vagina LXX. 117.
Drüsengeschwulst s. Leber, Milz.
— der Brust XXIV. 322.
Drüsenpolyp der vorderen Muttermundslippe XLIII. 88.
Ductus arteriosus Botalli s. Aorta, Thrombose.
— — — XXVI. 218.
— — —, Einsenkung in die linke Arteria subclavia XLI. 259.
Ductus choledochus s. Gallengang.
—, Unterbindung LXXXI. 524.
Ductus omphalo-mesentericus, Missbildungen im Bereich dess. LXXXVI. 371.
Ductus thoracicus, Krebs LXXIX. 387.
—, Thrombose (Tuberkelbildung) LXXXVIII. 111.
Dünndarm, gemeinsames Mesenterium mit dem Dickdarm XLIV. 215.
Dürkheim an der Hardt XXV. 431.
Duodenum s. Myom.
— -Divertikel LVI. 197.
—, Erweiterung u. tödtliche Ruptur L. 138.
—, perforirendes Geschwür V. 251.
Duplicität s. angeborne Krankheiten, Doppelbildungen, Herz.
—, Axenorgane VII. 479.
— pollicis XXIII. 223. LXXXVI. 495. XCV. 186.
Dura mater s. Blutcysten, Haematom, Meningitis, Pachymeningitis, Sinus.
—, Saftströmung XLVII. 218.
Durchfall, Therapie LXI. 283.
Durchlässigkeit der Froschlunge für Farbstoffe LXXV. 199.
Durst und Polydipsie LXXXVI. 435.
Dysenterie s. Darm, Ruhr.
Dysmenorrhoea membranacea LXIII. 401.
Dyspnoë, Einfluss auf die Harnstoffbildung LXXIV. 201.
— bei Injection von Wasserstoffsuperoxyd LXXV. 265.

E.

Ecchondrosis s. Knorpel.
— spheno-occipitalis XI. 8. 395. XII. 108. XXXI. 396.
Echinoccocus I. 427. X. 206.
— bei einem Knaben LXXVII. 177.
—, Embolie XLII. 411.
—, Flüssigkeit, chemische Zusammensetzung XIV. 481. XIX. 189. LXIII. 560.
— des Gehirns LVII. 534.
— des Herzens XLII. 404.
— der Leber XIV. 371. XV. 352. XXX. 471. XXXIII. 16. XXXVI. 272.
—, — interstitielle Hepatitis LXXV. 89.
— im Musc. adductor magnus fem. LXV. 233.
— des Netzes XLVI. 392.
- in Island XXVII. 225.
—, multiloculärer XIV. 269. LXXXIII. 41.
— — im Knochen LXXIX. 180.
—, Productivität und Sterilität der E.-Blasen LXXIX. 141.
Echinococcenhäute, chemische Beschaffenheit XVIII. 362. XIX. 189.
Eclampsie XVIII. 250.
Eczema in den Tropen LXXI. 428.
— inpetiginodes LXXI. 429.
— marginatum XXIX. 226.
Ehen phthisischer Individuen XLIX. 577.
— unter Verwandten XLIII. 420.
Ei s. Athmungsprocess, Chorion, Dottersack, Eihäute, Eierstockseier, Fische, Hühnchen, Missbildungen, Pilze.

Ei, Bakterien in einem geschlossenen menschl. Ei LXVII. 11.
— -Entwickelung XX. 210.
— der Vögel XXIX. 463.
— -Zusammensetzung XIV. 212.
Eidotter VI. 569.
Eiersäcke, freie in der Bauchhöhle des Hasen XXI. 249.
— des Kaninchens XXIII. 533.
Eierstock s. Cysten.
— -Bau, XXVIII. 570. XXIX. 228.
— —, Wachsthum und Krankheit des menschlichen E. XXVI. 271.
—, Cholestearincysten VIII. 377.
—, Corpus luteum I. 20. 447.
—, Cysten mit Flimmerepithel LXVII. 231. LXXIX. 375.
—, Cysten mit Jod behandelt XXXV. 12.
—, Dermoid LVI. 365. C. 262.
—, Drüsenschläuche im fötalen menschlichen XXX. 466. XXXVIII. 543.
—, Entstehung der multiloculären Cysten XLIX. 298.
— erwachsener Katzen XXIX. 450.
— -Entzündung X. 122.
—, Kystom, metastasirendes LXXV. 329.
— -Myosarcoma VII. 137.
—, normale und pathologische Histologie der Graaf'schen Bläschen des Menschen LI. 470.
— -Papillom XLIII. 14.
— -Pigment I. 447.
—, Psammo-Carcinom LXXIX. 19.
—, Sarcom XXXVI. 97.
—, Schwangerschaft I. 513.
Eierstockseier der Säugethiere und Vögel XXVIII. 301.
Eigenwärme XLV. 351. XLVI. 391. 507.
Eihäute, Bau des Amnios LIV. 78.
—, normale und pathologische Zustände der Decidua LII. 161.
—, Myxome, beim Menschen LI. 146.
Eihäute, Verwachsungen XLII. 236.
— der Wirbelthiere XXI. 362.
Eihöhle, Nebenbänder und Schafhautstränge XIX. 200.
Einathmen phthisischer Sputa LXXIV. 393.
Einbettungsmethode von Bunge LXV. 251. 546.
Eindringen von Fremdkörpern in Flimmerepithelien XLIII. 133.
— — in Lungenalveolen LXXII. 14. LXXIII. 151.
Eingeweidewürmer s. Entozoen.
Einheit, organische XCIV. 477.
Einklemmung s. Darm, Incarceratio.
Einrichtung d. Hüftgelenksverrenkung XII. 340.
Einspritzung in das Blut s. indigschwefelsaures Natron.
— von Alkohol LXXVI. 511.
— von Essigsäure XLI. 24. LXIX. 536.
— von Liquor Villati XLI. 33.
— von Pilzsporen L. 158. LXX. 572.
— von Ultramarin XLVIII. 53.
— von Zinnober XLVIII. 5. 304.
Eisen s. Ferrum, Liquor Ferri, Leber, Milz.
— -gebrauch, Einfluss auf das Verhalten der rothen und farblosen Blutkörperchen XII. 117.
—, quantitative Bestimmung XLV. 98.
— -Uebergang in die Milch XLV. 98.
— -Oxyd in Pigmenten XXXIX. 42.
— -Präparate, Wirkung ders. XXII. 476.
Eiter s. Blutkörperchen, Entzündung, Zellen.
— I. 240. III. 241. VI. 570. XV. 530.
—, Beziehung zur Auswanderung farbloser Blutzellen XL. 1. XLV. 19.
— -Bildung IV. 312. XIV. 58. XV. 465. XVI. 168. XVII. 239. XXIV. 205. XXXI. 265. LII. 240.

Eiter-Bildung der Descemet'schen Haut XXII. 193.
— — aus Epithelzellen XXXI. 274. L. 637.
— — im Epithel der Linsenkapsel XXXII. 53.
— — bei Meningitis XXXIV. 336.
— — im Muskel XXXIX. 258.
— — auf Schleimhäuten I. 250. XXI. 486. XXIV. 202. XXXVIII. 428.
— — auf serösen Häuten XXII. 516.
XXIII. 519. XXIV. 202. 205.
— — im Zahnfleisch XXXIX. 512.
— -Körperchen I. 540. XXI. 480. XXVIII. 157.
— — Entstehung bei Katarrh der Luftwege LXVIII. 611.
—, — bei traumatischer Keratitis XLII. 204. LVIII. 362. LIX. 521.
— in der Achillessehne des Frosches LXXX. 105.
—, schwarzer LI. 145.
—, — bei Mastitis LXX. 542.
— im Kampf um's Dasein mit Pilzsporen LXX. 583.
—, Einfluss des Urins auf das Protoplasma LXXI. 249.
Eiterung, Ursachen der E. XC. 549. XCII. 217.
—, articuläre und periarticuläre bei hereditär syphilitischer Knochenaffection LXXXIV. 248.
— der Leber LXXVIII. 449.
— des Muskelgewebes LXXIX 51.
—, Einfluss auf das Verhältniss der weissen zu den rothen Blutkörperchen LIX. 299.
—, Morbus Brightii nach chronischer XII. 344.
—, multiple, durch Fadenpilze hervorgerufen LXXIV. 15.
—, unabhängig von niederen Organismen LXXXVI. 150.
Eitrige Infiltration der Submucosa des Magens XXXIII. 306.
Eiweiss s. Albumin, Albuminurie, Asparagin, Diffusion, Essigsäure, Gallensäure, Globulin, Resorption, Salze.
— -artige Körper IV. 419. V. 162. VI. 572.
— — s. Bence-Jones'scher.
— —, künstliche Darstellung von Harnstoff daraus XI. 476. XIV. 205.
—, endosmotisches Verhalten XX. 39.
—, Farbenreaction, neue LXVIII. 405.
— -Gehalt, im Urin, Blutserum, Transsudaten XI. 547.
— -Harn, Chemie desselben XXXVI. 125.
—, — Bedingung des Auftretens bei Nierenkrankheiten LX. 476.
—, Hühnereiweiss, Verdauung im Dickdarm LXIV. 516.
— in Ascitesflüssigkeiten LXXVIII. 250. 266.
— in Exsudaten VII. 330.
— im Schweisse XLVIII. 181. L. 301.
— -krystalle aus Hühnereiweiss XXXII. 534.
— — aus Sperma XXXII. 525.
—, Resorption mit Diffusion LXXV. 144.
—, Stoffwechsel bei Fettaufnahme LXXX. 18.
—, Uebergang in Fett XXXVI. 561.
—, Verdauung durch den pankreatischen Saft XXXIX. 130.
—, Verhalten zur Glycogenbildung in der Leber LXI. 350.
—, Wirkung auf Wasserstoffsuperoxyd XXXIV. 443.
—, Zerfall unter verminderter Sauerstoffzufuhr zu den Geweben LXVII. 273.
Ektasie s. Lungencapillaren.
—, ampulläre der Gefässe LI. 506.
— der Venen, ihr Bau LIV. 137. 306.

Elastische Fasern der Knochen XXVI. 538.
Elaterium s. Momordica elaterium.
Elektricität s. Aphonie, Gehirn, Lähmung, Nerven, Rückenmark.
— zur Behandlung von Geschwülsten LXX. 171.
— — der Ohrenkrankh. XXVIII. 197.
—, Prüfung der Sensib. mit ders. XXXI. 1.
— Reizung des äusseren Gehörganges XXXI. 483.
Elektrische Behandlung s. Cataract.
Elektrischer Strom, constanter, Einfluss auf den Wassergehalt des Centralnervensystems LXIV. 297.
—, Experimentelles über die Wirkung elektrischer Schläge LXXX. 327.
Elektrolyse, insbesondere elektrolytische Behandlung der Geschwülste XLVIII. 521. LVII. 242. LXXXVI. 67.
Elektrotherapeutische Beiträge LXIII. 462.
Elektrotonus s. Reizbarkeit.
— XXXVIII. 282.
Elementarkörperchen im Axencylinder LXXXVIII. 340.
—, tanzende Bewegung ders. LXXX. 100. 386.
Elemiöl, giftige Eigenschaften XV. 192.
Elephantiasis s. Hyperplasie, Madura Riesenwuchs.
—, Arabum, anatomische Untersuchung, Behandl. mittelst Ligatur oder Compression der Hauptarterie XLVI. 328.
— — in Afrika LXXI. 432.
—, — des linken Arms XL. 353.
—, — complicirt mit Krebs LXV. 47.
— — mit Elektricität behandelt LXIII. 464.
—, — scheinbare XLVI. 253. LII. 292.
—, Graecorum s. Aussatz, Lepra.
Embolie s. Arterienverstopfung, Fettembolie.
— I. 322, V. 189. X. 225. XXV. 308. 433. XXX. 267. XL. 379.
— bei Baryt- und Oxalsäurevergift. XXVIII. 233.
—, brandige V. 275.
—, capilläre IX. 307. X. 179. XII. 59.
— der Art. iliaca ext XLII. 490.
— der Art. mesent. inf. XLVIII. 332.
— der Art. mesent. sup. XIII. 501. 550. L. 623. LXVIII. 304.
— der Carotis XI. 410.
— der Gehirngefässe mit Bakterien LXXX. 506.
— der Herzgefässe LXXII. 269.
— der Leber und Lunge bei phlegmonöser Gastritis XLV. 39.
— der Lungenarterien, Folgen LXV. 99.
— des Magens XXX. 368.
— durch offenes Foramen ovale LXXX. 281.
— durch Gyps LXXVII. 94.
— durch Echinococcustheile XLII. 404.
— durch Micrococcen, Kritisches LXII. 336.
—, venöser und retrograder Transport in Venen und Lymphgefässen C. 503.
—, Ursache von Aneurysmen LXVII. 384.
—, — von Geschwulstmetastase LXI. 383.
—, — von Infarctbildung I. 375. LXV. 99. LXVII. 449.
Embolische Gefässkrankheiten XLI. 58.
— Verbreitung der Melanosarcome LVIII. 58.
Empfindungslähmung s. Anästhesie.
—, partielle XXIII. 571.
Emphysem s. Haut, Lunge.
— der Haut bei Diphtheritis LI. 148. LII. 523.

Emphysem der Haut bei Lungenabscess LIV. 278.
Emphysema pulmonum, Veränderungen der Lungengefässe LIII. 466.
Empyema abdominis XXIII. 181.
— -Zeichen der Perforation in die Bronchien XVI. 545.
Emser Wasser, mikrosk. Verhalten XV. 163.
Emulsion der Oelsäure durch Sodalösung LXXX. 13.
Encephalon trilobulare s. Hemicranie
Encephalitis diphtherica LXV. 419.
—, interstitielle der Neugeborenen XXXVIII. 129. XLIV. 476.
— mycotische LXVII. 215.
Enchondrom V. 216. X. 209. XIII. 99. XIV. 394.
—, bewegliche Zellen XXVIII. 237.
— der Lunge XIII. 106.
— des Ohrknorpels XXXIII. 470.
— der Parotis XLI. 428.
— hered. Vorkommen u. secund. Verbreitung XXXV. 501.
— intracephales XIII. 505.
—, Netzknorpel XXXII. 445.
— mit krebsiger Degeneration LXX. 390.
—, osteoides mixtum der Lunge mit Amyloidentartung LXIX. 404.
— -Verbreitung XXXV. 501.
Endapparate der Geschmacksnerven XLV. 9.
Endarteriitis chronica LXXVII. 242. 380.
— syphilitica LXXIX. 537.
— villosa des Aortenbogens beim Pferde LIX. 364.
Endocarditis s. Herz, Klappenfehler, Milchsäure.
— IV. 171. 183. XXX. 267.
— foetalis XXII. 429.
— mycotica LVI. 407. LXII. 145. LXV. 352.
— puerperalis XX. 542.
Endocarditis rheumatica beim Schwein XLIV. 375.
Endogene Zellenbildung s. Eiter, Kerne, Zellen.
— III. 197.
Endometritis, Ursache von Dysmenorrhoea membr. LXIII. 402.
— decidualis chron. XLIV. 103.
Endophlebitis verrucosa der Pfortader beim Pferde LV. 279.
Endorgane der Nerven s. Nervenendigungen.
Endosmose s. Diffusion, Pepton, Pilzculturen.
— der Zellen XXIX. 1.
Endothel und Epithel LXXIX. 194.
—, Kittsubstanz LXVI. 77.
—, Proliferationsfähigkeit LXXVII. 405. 422.
— -zellen der Blutgefässe, ihr Verhalten bei der Auswanderung weisser Blutkörper LXII. 487.
— — und Lymphgefässe LXII. 178. LXV. 284.
Endotheliom, papilläres der Arachnoides XCVII. 172.
Enge, angeborne der Lungenarterienbahn XII. 497.
Enkatarrhaphie von Epithel XCVII. 236.
Entdeckung s. Blutkreislauf.
Enteritis, syphilitische XL. 326.
—, toxische durch Sublimatwundbehandlung XCIX. 276.
Enterotomie s. Ileus.
Entozoen s. Bandwurm, Bothriocephalus, Cysticercus, Echinococcus, Filaria, Finnen, Fliegenlarven, Gefässsystem, Haematozoen, Helminthiasis, Maden, Minirspinne, Myoryctes, Nematoden, Oestrus, Oxyurus, Paramaecium, Parasiten, Psorospermien, Pentastonum, Taenia, Traubenhydatide, Trichinen, Wurmcysten.

Entozoen IV. 83.
— -Verbreitung XI. 79.
Entwickelung s. Augenlider, Ei, Eiter, Fettzellen, Fische, Froschlarve, Keimwall, Krebs, Missbildungen, Nerven.
— des Centralnervensystems XXXVI. 305.
— des Epithelialkrebses und der Adhäsionen VIII. 348.
— der Fettzellen VIII. 538. IX. 185.
— des Gehirns LXXII. 39. 74.
— — u. d. Schlundhöhle XXXVIII. 156.
— des Hodencystoids VIII. 218. 433.
— der Hypophysis LXXV. 450.
— der Körnchenzellen I. 20. 142.
— junger Muskelfasern XXXIX. 244.
—, normale der Wirbelthiere LXXI. 175.
— der path. Gewebe I. 213. V. 237. VIII. 414.
—, path. bei Vögeln LXXII. 77. 165. 289.
— des Pigments I. 379. IX. 185.
— des Praeputium XXXVII. 219.
— der rothen Blutkörperchen XXXIV. 138. XXXIX. 176.
— des Wahnsinns II. 121.
— des Zahns XXXVII. 272.
Entwicklungsgeschichte, pathologische der Genitalien XI. 290.
Entzündung s. Arteriitis, Arthritis, Bauchfell, Bindegewebe, Blutkörperchen, Cornea, Croup, Choroïdes, Eiter, Encephalitis, Endocarditis, Endocardium, Herzbeutel, Hornhaut, Hoden, Keratitis, Knochen, Knorpel, Leber, Meningitis, Muskeln, Myelitis, Nieren, Periostitis, Pneumonie, Poliomyelitis, quergestreifte Muskeln, Sklerose, Sehnen, Urethritis, Uterus, Venen, Wärmesteigerung.
— der Aorta IV. 167.
Entzündung der Arterien I. 272.
—, Blutcirculation bei derselben XL. 213.
— und Brand LI. 41. 178. LV. 255.
— der Choroides XXVI. 355.
—, Einfluss der Nerven XIII. 107. XIV. 29. XVI. 428. 429.
— und Eiterung XL. 1.
— des Endocardium XXI. 85. XXII. 430. XXX. 267.
— des Fettes LII. 568.
— des ganzen Auges XXIX. 321.
— der Hirnsinus X. 381.
— des hyalinen Knorpels LXVII. 80.
— des innern Ohres XXI. 295.
— der Intima der Arterien XXXVI. 201.
— der Linse XXXII. 45.
—, lobuläre und metastatische IV. 396.
— der Luftwege, Entstehung d. Eiter-Zellen bei derselben LXVIII. 611.
— der Lungen XXI. 65. 129. 459.
— der Lymphdrüsen XXI. 435. 436.
— der Lymphgefässe XLIV. 385.
—, locale Wärmesteigerung XXXV. 253.
—, Emigration der Blutkörperchen bei Chininwirkung LXXI. 364.
—, Experimentelles an der Achillessehne des Frosches LXXX. 123.
—, Genesis der acuten und chronischen LV. 380.
— innerer Organe nach exper. erzeugten käsigen subcutanen Heerden LXVII. 234.
—, neuroparalytische im Allgemeinen LXVIII. 331.
—, Oedem und Lymphstrom bei derselben LXIX. 516.
—, parenchymatöse IV. 261.
— — der Nervenfasern des Centralnervensystems LXIV. 368.
— — der Organe bei Hitzschlag LXIV. 15.

Entzündung, des Gehirns, traumatische LXIII. 421. LXIX. 55.
—, des Gesichts, carbunkelartige XI. 201.
— quergestreifter Muskelfasern IV. 26. XXXIV. 473.
— der serösen Häute XXV. 516. XXIII. 519.
— des Uterus XXIII. 415.
— der Venen XXI. 480.
—, Störungen im Capillarkreislauf von Warmblütern LXXIV. 360.
—, Verhalten der fixen Bindegewebskörperchen XLV. 333.
—, — der kleineren Gefässe III. 427.
—, Veränderung der Resorption am Zwerchfell durch LXIV. 168.
— — der Blutgefässe L. 592.
—, Verhältniss zum Fieber XXIII. 209.
Ependym des Gehirns und Rückenmarks III. 245. V. 592. VI. 136.
Ephidrosis unilateralis LI. 427. LII. 437.
Epidemien s. Cholera, Faröer, Fieber, Friesel, gelbes Fieber, Infection, Malaria, Masern, Meningitis, Pocken, Puerperalfieber, schwarzer Tod, Trichinen, Typhus, Ueberschwemmungsfieber, Wechselfieber.
— von 1848 III. 3.
Epidemische Krankheiten, Lehrbuch XX. 215.
Epidermis s. Haut.
—, Abstossung, tägliche Menge LXXIX. 555.
—, embryonale Abschnürung XCV. 122.
— -kugeln VIII. 141. 413.
Epiglottis s. Defect.
— -Erkrankung XXIV. 430.
Epilepsie, Albuminurie als Symptom des epil. Anfalls LIX. 367.
— bei cystoider Entartung der Plexus choroidei XXV. 184.
Epilepsie, ihre Folgen und Complicationen LVII. 237.
—, Pathogenese XCVII. 369.
—, Reflex- XX. 555.
— saturnine XXXIX. 1. 174.
—, Schädeldifformität bei derselben LXXX. 467.
— mit Zwangsbewegungen u. Zwangsvorstellungen und Sklerose einer Kleinhirn-Hemisphäre LXXXI. 569.
Epileptischer Blödsinn XXXIV. 300.
Epileptiker s. Haarveränderung.
Epiphysenablösung bei hereditärer Syphilis LXV. 366. LXXXIV. 325.
Epiphyten s Alopecie, Eczema, Favus, Flechte, Haut, Herpes, Parasiten, Pityriasis, Sycosis.
— der Thiere und Menschen XIV. 569.
Epispadie XLI. 305.
Epistropheus, Krebs dess. LXVI. 366.
Epithel s. Arachnoides, Becherzellen, Eiter, Epithelzellen, Flimmerzellen, Gefässe, Harnblase, Hornhaut, Iris, Linsenkapsel, Lunge, Milzvenen, Psorospermien, Stachelzellen.
—, Cylinder-, Structur XI. 41. XV. 535.
—, Flimmer- VI. 133. XV. 535. XVI. 569. XXXV. 477.
—, Enkatarrhaphie XCVII. 236.
— der Gallenblase XI. 574.
— der Hornhaut, Wucherung bei Wundheilung LXIX. 24.
— der Linsenkapsel, verändertes XXIV. 557.
— der Luftwege, Verhalten bei Entz. LXVIII. 611.
— der Lungen LXVI. 12.
— der Milchdrüse, Verhalten bei Katarrh LXX. 542.
—, Orthographie des Worts XI. 465.
—, Regeneration dess. in der Harnblase XCVII. 279.

Epithel, Entwickelung im Rückenmark LXIV. 470.
—, Kittsubstanz LXIV. 203. 394.
—, Silberbehandlung XXVIII. 361.
— -Wucherung, atypische bei chron. Pneumonie LXVIII. 358.
— — bei Ichthyosis LXIX. 417.
Epithelialdesquamation im Darm XC. 559.
— —, toxische XCII. 556.
Epithelialgeschwülste s. Atherom, Cancroid, Carcinom, Dermoid.
—, eingebalgte XXVIII. 357.
— -krebs s. Cancroid.
— Stachelzellen VIII. 348.
— in innern Organen XXIX. 163.
Epithelioma s. Geschwülste.
— VIII. 221.
—, contagiöses bei Hühnern LVIII. 349.
— der Schilddrüse LV. 254.
—, Entwicklung in d. Lunge XLIX. 60.
— molluscum XXIII. 147.
Epithelzellen, Entwickelung L. 637.
—, mehrschichtige LVIII. 83.
— Vorgänge bei der Regeneration XLVI. 168. LI. 361. 373. LXXVII. 196.
Epithelartige Zellen um Fremdkörper herum LXVIII. 59.
Epizoa s. Dermanyssus, Milben, Parasiten, Rhynchoporion, Symbiotes.
— in der Pia XLIX. 51.
Epulis XI. 184.
Erblichkeit des Wahnsinns s. Geisteskrankheiten.
— —, I. 72.
— des Enchondroms XXXV. 501.
— der Phthise s. Phthise.
Erdphosphate, Ausscheidung derselben beim Kochen des Harns XI. 478.
Erectile Geschwülste s. cavernöse G.
Ergotin, Experimente XXXII. 490.
—, vergl. Untersuchung versch. Präparate LX. 384.
Ergotin, Wirkung dess. LVI. 505.
— — auf den Uterus LXXVI. 23.
Ergrauen, intermittirendes des Haupthaares XLV. 113.
Erhaltung der Kraft XII. 119.
Erhängen s., Blut Gehenkte.
—, Leichenbefund 28 Wochen nach dem Tode LXXIV. 401.
—, Stellung des weichen Gaumens in der Leiche XLIX. 290.
Erkältung LXXIX. 168.
Ernährung s. Cellularpathologie, Fieber, Gehirn, Nerven, Rachitis, Zellen.
—, XIV. 13.
—, Einfluss der Centralorgane XXIII. 451.
—, Einfluss der trophischen Nerven XXIV. 579.
— fiebernder Kranken LXXXIX. 303. XC. 95.
Ernährungseinheiten IV. 375.
Erregbarkeit s. Reizbarkeit.
—, elektrische der Nerven LXXVIII. 267.
— der Flimmerzellen VI. 133.
— der Zellen überhaupt IX. 51.
Erstarrung im Laufe der Entzündung XLIII. 552.
Erstickung s. Asphyxie, Blut.
Ertrinken s. Tod im Wasser, gerichtl. Medicin.
Erweichung s. Gehirn, Knochen, Osteomalacie.
— des Oesophagus bei Erwachsenen XLVI. 124.
—, rothe und braune I. 455.
Erweiterung s. Aneurysma, Ectasie, Gefässe, Lymphgefässe, Varix.
— der Bronchien u. Krystallbildung LIV. 324.
Erysipelas, pathologische Anatomie dess. C. 185.
— nach geheilter Psoriasis XL. 285.
—, Parasiten als Ursache desselben LX. 418.

Erysipelas mit Elektricität behandelt LXIII. 460.
Erythem in den Tropen LXXI. 428.
Essigsäure, dreifach gechlorte XLVI. 155.
—, einfache, Einwirkung auf d. circulirende Blut XLI. 24.
—, — paralysirende Wirkung bei Injection in die Venen LXIX. 536.
Essigsäurealbuminat XXXVI. 110.
État criblé des Gehirns LXIII. 241.
Eucalyptus gegen Intermittens LXIX. 369.
Euglena sanguinea XXVII. 573.
Exanthem s. Aussatz, Blattern, Erysipelas, Friesel, Haut, Masern, Sycosis, Urticaria, Varicellen, Variola.
Exarticulation des Fusses VIII. 211.
Exencephalitische Protuberanzen am Schädel X. 346.
Excremente s. Cholalsäure, Faeces, Phosphorsäure.
Excretin XVII. 204.
Exophthalmus bei Ozaena LXXV. 66.
Exostose X. 297.
— am Humerus LXV. 241.
—, multiple cartilaginöse XXXV. 203. XXXVIII. 561. LXXVII. 364. LXXXVIII. 256.
— des Schädels XLVI. 495.
— über dem Sulcus sigmoides ossis temporis LXIX. 385.
Exsudate u. Eiterbildung LII. 240.
—, eiweisshaltige, Kochmethode. LXXIX. 311.
—, fibrinogene I. 575.
—, Zusammensetzung VII. 330. IX. 245. 305.
Exstrophie der Harnblase XXIX. 205.
Extrauterinschwangerschaft XLVII. 400.
—, Behandlung XXIX. 312.
—, ovariale I. 513.
Extravasate s. Blutergüsse, Haemorrhagien, Infarcte.
Extravasate in Kropfcysten XXVII. 392.
Extremitäten s. Bleilähmung, Defect, Finger, Hyperplasie, Hypertrophie, Nerven.
—, Lähmungen durch bleihaltigen Schnupftabak XI. 209.

F.

Facialiskrampf in Folge von Aneurysma der Art. vert. LXV. 385.
Fäces s. Epithelialdesquamation, Infarcte.
—, mit Apfelsinenschläuchen LII. 558.
—, parasitenähnliche Bildungen LXV. 379.
—, Untersuchung auf Seifengehalt LXXX 23.
Färbung amyloider Gewebe mit Anilinblau LXV. 189. LXXX. 138.
— — mit Methylgrün LXXIX. 556.
— mit Orseille LXXIV. 143.
— der Haare (mikroskopische) LXXVIII. 200.
— des osteomalacischen Knochengewebes mit Carmin LXXX. 445.
— hyaliner Substanz LXXVIII. 31.
— quergestreifter Muskeln LXXIX. 54.
Fäulniss s. Antiseptisch, Desinfection.
— und Fäulnissorganismen LIV. 108. LIX. 490. LX. 301. LXXVIII. 51.
—, durch Thymol gehemmt LXV. 178.
Fäulnisskeime im Blute gesunder Thiere XCV. 401.
Farbenblindheit s. Gesichtstäuschung, Santoninsäure.
Farbstoff s. Bilifulvin, Bilirubin, Blutfarbstoff, Euglena, Galle, Hämatoidin, Harn, Indican, Indigschwefelsaures Natron, Kohle, Melanämie, Pigment, Vivianit, Zinnober.
— Durchlässigkeit der Froschlunge für gelöste und körnige F. LXXV. 199.

Farbstoff im Harn LXXIX. 455.
— künstliche Bildung von F. im Nervengewebe LXIII. 421. LXXXII. 40. 552.
Faröerinseln, Epidemien daselbst I. 492.
Faserfettgeschwulst s. Knochen.
Faserkerngeschwulst s. Neurom.
— an Wurzeln von Rückenmarksnerven XI. 384.
Faserstoff s. Fibrin, Fibrinogen, Gerinnung.
— Arten I. 572.
— Verhältniss zum Blut I. 256. 547.
Fasern s. Bindegewebe, Fibrillen, Nerven, Muskeln.
Favus XIII. 287. XIV. 569. XV. 382. XVI. 515.
Favuspilz XLII. 447. LIV. 108.
—, Reincultur LXX. 546.
—, Verhältniss zu Herpes LXX. 546.
Febris s. Fieber.
— recurrens s. Auge, Recurrens, Typhus.
Federn, Regeneration L. 323.
Feldpostbriefe über die Gesundheitsregeln LI. 436.
Felsenbein, Perlgeschwülste VIII. 374.
— Tuberculose LX. 93.
Femur s. Oberschenkel.
Fermente s. Gährung, Hefe, Pilze.
—, Verhalten im thierischen Organismus LXXXIV. 119.
—, Wirkung erhitzter F. LXXXI. 552.
—, Zucker bildende XXVIII. 241.
Fermentkörper s. Diastase, pancreatischer Saft, Speichel.
Ferrum sulfuricum, Wirkung auf die Infectiosität von Thränensackeiter LXX. 216.
Fett s. Gehirn, Leber, Muskeln, Myelin, Nerven.
Fett, Absorption durch Erwachsene und Kinder während fieberhafter und fieberfreier Erkrankungen XCVIII. 231.
— Ausscheidung durch den Harn LXXVII. 157.
—, Bedeutung für den Stoffwechsel LXXX. 10.
—, Bildung desselben im thierischen Körper I. 150. XXIX. 152. LI. 30.
— -gehalt pathologischer Organe XCV. 351.
— -körnchenzellen I. 20. 138. 144.
— — im Gehirn LVI. 100.
— — im Rückenmark LXIV. 465.
— -metamorphose I. 149.
— Resorption I. 179. XI. 37. 574. XVI. 172. XLVIII. 428. LVI. 211.
— — von der Haut LXXIX. 558.
— —, Bildung und Ablagerung im Thierkörper XCV. 407.
— Stoffwechsel XV. 380.
— — intermediärer XI. 574.
— Verdauung bei Diabetes mellitus IV. 148.
—, Verhalten zur Glykogenbildung in der Leber LXI. 354.
—, Wirkung der Galle darauf XVII. 204.
Fettbruch XLVII. 178. 472.
Fettdegeneration, acute der neugeborenen Hausthiere XXIX. 152.
— der Füllen XLIII. 367.
— des Herzens XII. 326. XIII. 266. 392. XXII. 437. XLIV. 777.
— der Leber LXXIV. 268.
— der Nerven I. 148. XX. 426.
— der Nierenepithelien LXXI. 31.
— der Schweissdrüsen XIII. 288.
— der Organe bei Einwirkung erhöhter Temperaturen LXX. 10.
— bei jungen Schweinen XXXIII. 553.

Fettdegeneration nach Vergiftung mit Arsen, Antimon, Phosphor XXXIV. 73. 208.
Fettembolie XXXV. 321.
Fettgeschwülste s. Knochen, Lipom, Myxom.
—, bösartige XI. 281.
Fettgewebe, amyloid. LXXX. 165.
— Nekrose des Menschen XC. 520.
Fettzellen, Entwicklung VIII. 538. IX. 185. XII. 197.
— Schwund bei Sclerodermie LXXVIII. 522.
— Veränderung bei Atrophie und Entzündung LII. 568.
Feuchte Kammer XXXV. 120.
Feuerländer XCI. 154. 346.
Fibrillen des Bindegewebes, ihr Verhältniss zu den Zellen und Saftkanälchen LXVIII. 499.
Fibrin s. Endoaortitis, Faserstoff, Thrombus.
—, kanalisirtes und hyalines LXXV. 440. LXXXIX. 382.
— Gerinnung XII. 81. 172. LXXIX. 88.
— Verdauung im Dickdarm LXIV. 512.
Fibrincylinder bei Nierenkrankheiten IV. 318. LX. 476. LXXII. 255.
— Bildung LXXIX. 330. LXXX. 247.
Fibrinogene Substanz I. 573.
Fibrinurie LXXXII. 261.
Fibröse Neubildung im Herzen XXIII. 434.
Fibroma (Fibroid, fibröse Geschwulst) s. Geschwülste, Uterus.
—, cylindrisches der Nervenscheiden LXX. 36.
— des Herzens LXXX. 507.
— der Mamma, Histologie und Entwicklung LVII. 163.
— — mit Uebergang in Carcinom LXXXII. 478.
— des Mediastinum anticum XXXIV. 236.
Fibroma der Muscularis des Ileum XIII. 270.
— der Parotis XLI. 422.
Fibroma mit Amyloidkörpern LIX. 424.
— molluscum cysticum abdominale LXIII. 566.
— molluscum multiplex congenitum LXXXVIII. 380.
—, papilläres der Stimmbänder XLIV. 370.
— pulmon. multipl. LXXXI. 516.
Fibromyome des Uterus, Behandlung LXXXIII. 393.
Fibroplastische Geschwulst s. Sarcom.
Fibrosarcom der Lymphdrüsen mit secundärer Bildung von Lymphbahnen LXIX. 254.
— bei einer Forelle LXXII. 107.
Fibula s. Defect.
Fieber s. Fett, Gelbes Fieber, Puerperalfieber, Wärme.
— XXIII. 209.
— Einfluss auf Indigoproduction LXX. 95.
—, Ernährung bei F. LXXXIX. 95. 303.
—, Experimentelles LXXVI. 163.
—, Extracte, wässrige und alkoholische der Muskeln und Leber von fiebernden Thieren LVI. 220.
—, Hüter's Theorie und Ludwig's Stromuhr LXIX. 153.
—, Symptome bei Beriberi LXXI. 339.
—, Temperaturvertheilung bei fieberh. Krankheiten LXV. 520. LXVI. 109. LXIX. 172.
—, Theorie XLV. 351. XLVI. 391. 507. LXXIX. 214.
—, Veränderungen der Kohlensäure, des Stickstoffs und Chlors XLVIII. 227. LII. 327.
—, verdauende Wirkung des Magensaftes bei fiebernden und acut-anämischen Thieren LV. 413.

Fieber, Wirkung des Alkohols LX. 471. LXII. 437.
—, — des Chinins und Alkohols LI. 6. 153.
Fieber, kaltes s. Eucalyptus, Finland, Intermittens, Malaria, Ueberschwemmungsfieber.
—, wiederkehrendes s. Recurrens, Typhus.
Filaria im Blute von Raben LXV. 399.
— medinensis XII. 352. XIX. 432.
— sanguinis LXXXIX. 365.
Finger, Missbildungen XLVII. 303.
—, doppelter Daumen LXXX. 94.
—, lupöse Verkrümmungen derselben LIII. 344.
—, Macrodactylie bei einem Lebenden LVI. 416.
Finnen s. Cysticercus.
— XXVIII. 386.
— beim Menschen XXXII. 249.
Finland, Wechselfieber daselbst LXV. 513.
Firnissen der Haut, Wirkung beim Menschen LXX. 182.
Fische, Entwicklung, normale und pathologische LXXI. 133. LXXIV. 66. 118. LXXV. 553.
Fissura orbitalis superior, Verwandlung in ein Foramen anomalum LXXXII. 460.
Fissura sterni congenita IX. 269.
Fistel s. Blasenmastdarmfistel, Halskiemenf.
— auf dem Rücken des Penis XXXIV. 594.
Flechte s. Herpes, Haut.
— des Rindes XVI. 423.
Fleckfieber s. Gehirn, Typhus exanthematicus.
— Contagiosität desselben LIII. 134.
Fledermaus, Venen und Arterien in den Flügeln XXVII. 224.
Fleisch s. Finne, Schweine, Trichine.
Fleischcontrole, Versuche zur Auffindung einer wissenschaftlichen Methode LXXXIV. 543.
Fleischextract aus Liebig'scher Bouillon XXIX. 221.
Fleischnahrung s. Säurewirkung.
— LXXVI. 368.
Fleischschau s. Trichinen.
— obligatorische LXIV. 138.
Flexura sigmoides s. Ruptur.
— bei rechtsseitiger Lage des Rectum XCIX. 497.
Fliegen, Pilzkrankheit XII. 69.
— Infusorien im Darm XIII. 491.
— Larven in d. Nasenhöhle XLIV. 375.
— der Tropenbewohner XLIII. 98.
Flimmercysten s. Cysten.
— in den Bauchdecken und der Oesophaguswand LI. 143.
Flimmerung, Richtung in den Luftwegen XVI. 569.
Flimmerzellen s. Cyste, Epithel.
—, anatomischer Bau u. Physiologie derselben LIII. 493.
— Beziehung zum Protoplasma. XXXVII. 184.
—, Eindringen von Fremdkörpern in dieselben XLIII. 133.
—, Erregbarkeit derselben VI. 133. XXXV. 130.
— in den Hirnhöhlen VI. 137.
Flüssigkeitsströmungen im Auge und den Geweben LXV. 401.
Fötus s. Albuminurie, angeboren.
-- in foetu VI. 520. XIII. 411. XXIII. 428. XXX. 406. LXXI. 197. LXXII. 321.
Fohlenlähme LVIII. 329.
Folia uvae ursi, chemisches und pharmakologisches Verhalten im Thierkörper XCII. 517.
Fontanelle und Haarseil LXXXIX. 9.
Foramen, ovale s. Herz.
Foramen parietale, congenital abnorm weites L. 124. LI. 137. LXVIII. 305.

Forelle, Ausbrüten der F. LXXIV. 118.
—, Doppelbildung LXXI. 165.
— Fibrosarcom LXXII. 107.
Forensische Medicin s. Blutflecke, Erstickung, Gehängte, Gerichtliche Medicin, Hämin, Kohlenoxyd, Toxikologie.
Fovea centralis retinae XXIV. 401.
— Sehen mit derselben XXIX. 475.
Foveae glandulares XVIII. 166. XIX. 171.
Fractur s. Callus, Orbita.
—, congenitale beider Colla femorum XXXIV. 107.
— des Radius XIV. 380.
— der Rippenknorpel XXXIII. 445.
— eines Zahnes, geheilt XXXVIII. 489.
Framboesia auf Samoa LXXII. 419.
Frankfurt a. M., Jahresbericht über die Verwaltung des Medicinalwesens, die Krankenanstalten u. die öffentlichen Gesundheitsverhältnisse der Stadt LV. 255. pro 1873 LXII. 439. pro 1874, LXVI. 398.
— Prostitution LXXX. 131.
Franzosenkrankheit des Rindviehes XIV. 47.
Freie Körper s. Gelenkmäuse, Körper.
Fremde Körper in den Luftwegen XXVI. 220.
— Krankheitszufälle beim Verschlucken derselben LVIII. 321.
— Ursache von Riesenzellenbildung XLVIII. 59.
Friesel VIII. 454. IX. 126.
Frosch, Respirationsmechanismus XXII. 1.
Froschblut u. Froschlymphe LXXI. 78.
Froscheileiter XXXVII. 174.
Froschlarve, Gewebsentwicklung XXXI. 51.
Froschlunge, Durchlässigkeit für Farbstoffe LXXV. 199.
Fruchtabtreibung, Geschichte, Verbreitung und Methode XCVII. 367.
Fuchsin, Mittel bei Nephritis LXXX. 78.
Füllen, Lähme LVIII. 329.
Fungöse Entzündung s. Gelenk.
Funkeninductor zur Zeiteintheilung sphygmographischer Curven LXII. 530. LXXVII. 341.
Furchung des Protoplasma bei der Zellenbildung XLVI. 168. XLVII. 310.
— der Kerne XIV. 85.
— Furchungsprozess beim Frosche LXXI. 158.
Fuss s. Exarticulation, Hyperplasie, Metacarpal- u. Metatarsalknochen.
— Deformität bei den chinesischen Frauen L. 459.
— Missbildungen XLVII. 304.

G.

Gährendes Bier, Erkrankung durch dasselbe XXX. 601.
Gährung s. Fermente, Gallussäure.
— durch Thymol gehemmt LXV. 169.
Gafiki, Verzeichniss der einfachen Heilmittel LXXXV. 132. 355. LXXXVI. 98.
Galle, Abscheidung XXXV. 160.
— Bildung XXIII. 192. XXIV. 2.
—, Circumpolarisationsverhältnisse XII. 480. XV. 126.
—, Schicksale im Darmkanal XXVI. 519.
—, Uebergang von Stoffen aus dem Blut XIII. 29.
—, Wirkung auf Fette LVII. 204.
Gallenblase, Epithel III. 236. XII. 574.
—, Hydrops XLIII. 289.
—, zur pathologischen Anatomie XI. 278.
Gallencapillaren XCIX. 512.
—, Neubildung bei Lebercirrhose LXXX. 433.

Gallenfarbstoff, Auffindung XVII. 202.
—, Beziehung zum Blutfarbstoff I. 421. XVI. 562. XVII. 200.
—, Diffusionsverhältnisse XX. 37.
Gallengang, congenitaler Defect XLIII. 296.
—, — partielle Obliteration XCIX. 130.
— — -Verschluss XLII. 218.
—, gespalten LXIII. 97.
—, Zottenkrebs VIII. 133.
Gallensäuren s. Cholalsäure, Glykocholsäure.
— im Harn XIII. 101. XIV. 310.
— im icterischen Harn XXIV. 2.
Gallenstein, Ausstossung eines ungewöhnlich grossen LXVI. 271.
—, — in der Harnblase LXVI. 273.
—, Symptomatologie und Diagnostik XX. 1.
Gallertartige Auswüchse am Clivus s. Clivus, Ecchondrosis.
Gallertartiges Cystoid (Enchondrom) V. 216.
Gallertcylinder der Niere s. Fibrincylinder.
—, amyloïd entartet LXV. 194.
Gallerte s. Amyloid, Colloid, Hyalin.
— Körner VIII. 141.
— der Medusen VII. 558.
Gallertkrebs s. Leber.
— I. 113. IV. 192. 400.
Gallertkropf mit Metastasen LXVIII. 547. LXX. 153.
Gallussäure, chemisches Verhalten derselben LXXXI. 77.
—, Verhalten gegen: 1) Blut und Lymphe LXXXI. 81. 2) Eiweiss u. eiweissartige Substanzen LXXXI. 78, 3) faulige Zersetzungsvorgänge und Gährung LXXXI. 82.
Galvanismus s. Elektricität.
— bei Cataracta incipiens LXXIX. 465. LXXX. 503.
Ganglienkörper s. Gehirn.
Ganglienzellen, Anastomosen derselben XXXVII. 134.
— Atrophie in den Centralorganen LIX. 511.
—, Bedeutung VII. 23.
— des Darms XIX. 240.
— der harnabführenden Wege LXXXV. 49.
— der Harnblase des Frosches XXXII. 1.
— des Herzens bei chronischen Herzkrankheiten LXXIV. 461.
— des Rückenmarks LXIV. 163. LXIV. 428.
— des Sympathicus des Frosches XXXII. 1.
— der Vorderhörner XXXII. 231. XXXIII. 168.
—, feine Structur der sympathischen u. spinalen XXXI. 129. XXXVIII. 549.
—, fettige und Pigmentdegeneration im Gehirn X. 407. XXXIV. 251.
—, Histologie XLI. 178.
—, Hypertrophie, varicöse des Hauptnervenfortsatzes XLIV. 475. XLVI. 218. LVIII. 255. 323.
—, Verkalkung IX. 619.
—, — abgestorbener L. 304. 640. LIII. 508. LXXVIII. 84.
Gangliom s. Neurom.
Ganglion s. Hygroma, Synovialganglion.
— intercaroticum, Structur desselben XXXIII. 190.
— semilunare, Einfluss auf die Milz LXIX. 211.
— synoviale LXXXII. 464.
Gangrän s. Chloroform.
— nach Arterien-Verstopfung I. 370.
— des Hodensacks XXXII. 552.
— der Lunge, Diaphragma, Milz XL. 580.
—, spontane am Fuss XXXVIII. 569.
— durch Venenobliteration XVII. 482.

Gartner'sche Kanäle beim menschlichen Weibe XCVI. 100.
Gases. Kohlenoxyd, Kohlensäure, Ozon.
—, Einfluss auf die Blutfarbe XI. 294.
Gastritis bei Arsenikvergiftung XLV. 300.
— bei Phosphorvergiftung XLV. 299.
—, phlegmonöse durch Embolie mit Thrombose zahlreicher Magenvenen XLV. 39.
Gastrotomie VI. 350.
Gaumen, Function LXIV. 176. LXXIX. 477.
—, weicher, Stellung in der Leiche von Erhängten XLIX. 290.
Gaumensegel, Mechanismus bei Normalhörenden LXXIV. 238.
Gaumenspalte XXX. 221.
Gebirgsklima XI. 193.
Geburt, Lage und Stellung der Frau während der Geburt bei verschiedenen Völkern LVI. 288.
— -akt, Einwirkung auf die Frucht XXXVII. 145.
— -hülfe s. Gynäkologie.
Gefässe s. Anämie, Aorta, Arterien, Bindegewebe, Blutgefässe, Capillaren, Gehängte, Hämatozoen, Lymphgefässe, Pfortader, Sinus, Tannin, Vasomotorisch, Venen.
—, abnorme Art. temp. profunda LXIII. 100.
—, Abnormitäten der Verzweigung und der Wandstructur in der Niere XXXI. 236. 453.
—, Alkoholinjection LXXVI. 511.
—, Amyloidentartung VIII. 367. LXV. 189. LXXX. 163. LXXXI. 425.
—, anatomische Veränderungen bei Unterbindung LXXV. 451.
—, Aneurysmen LVII. 421. LXXIV. 277. LXXVI. 268.
—, — embolische LVIII. 528.
—, Aneurysma arterioso-venosum retinale LX. 38.
Gefässe, Anomalien LIV. 184. 445. 485.
—, — der Art. basilaris LXXII. 284.
—, Bau normaler und ectatischer Venen LIV. 137. 306.
—, bei Area Celsi LXXX. 245.
— — Beriberikrankheit LXXI. 300.
—, Betheiligung bei Neubildungen XXIX. 84.
— der Lunge, Physiologie LXXIII. 484.
— des Sympathicus, Veränderungen, LXI. 157.
—, Diapedesis LVIII. 203. 231.
—, Ectasien im Halssympathicus bei einseitigem Schweiss LXII. 435.
— —, ampulläre LI. 506.
—, Endarteriitis verrucosa LXXII. 214.
—, — villosa des Aortenbogens beim Pferde LIX. 364.
—, Entstehung von Hämorrhagien nach Verschluss LVII. 436.
—, Epithel XXXV. 169.
—, Erweiterung der kleineren III. 427. VI. 581 s. Lungencapillaren.
—, Erweiterung durch Amylnitrit LXXV. 301.
—, Extravasation rother. Blutkörperchen bei der Werlhoff'schen Krankheit LXIII. 540.
—, Heilungsvorgänge LXXVII. 397. 421.
—, hyaline Entartung von Lymphdrüsengefässen LXXVIII. 26.
—, Innervation des Plexus chorioideus inferior LIX. 395.
—, Krebs I. 112.
—, Obliteration der Anonyma LXXIII. 594.
—, reflectorische Gefässnervenlähmung in Folge der Unterdrückung der Hautperspiration LIX. 270.
—, — Beeinflussung der Pia-Arterien LIX. 472.

Gefässe, Risse, geheilte eines Aortenaneurysmas LXXIII. 161.
—, Stauungsödem LXXVII. 85.
—, Strictur der Pulmonalarterien LI. 350.
—, syphilitische Veränderungen LXXIX. 537.
—, Tuberculose LXXVI. 243. LXXVII. 279. 288.
—, Varix verus des Sinus falcif. durae matris LVII. 525.
—, vasomotorische Störungen als Ursache von Hemicranie LIX. 315.
—, Veränderungen als Ursache von hydrämischem Oedem LXIX. 106.
—, — im Rückenmark bei Tetanus LXIV. 169.
—, Verfettung bei Einwirkung erhöhter Temperaturen LXX. 10.
—, Verkalkung VIII. 108. IX. 619.
—, Verstopfung VIII. 114 s. Embolie, Thrombose.
—, Zusammenhang mit dem Saftkanalsystem LXIV. 203.
Gefässgeschwülste s. Angioma, Angiosarcoma.
Gefässhäute, mikroskopischer Nachweis ihrer Porosität XVIII. 19.
—, hyaloide Entartung XLIX. 367.
Gefässnerven, Bedeutung für die Entstehung des Oedems XCIII. 259.
—, Beziehung zu thermischen Wirkungen experimenteller Eingriffe am Nervensystem LXVI. 489. LXVIII. 245.
—, Endigung XXVIII. 427.
Gefässneubildung in Granulationen LXXVIII. 464.
— auf der Linsencapsel XXXII. 57.
—, Entwickelung der Capillaren bei Keratitis vasculosa LIV. 1.
— — im embryonalen Glaskörper LIV. 408.
Gefässsystem des Bothriocephalus latus XLVII. 370.
Gefühl im Munde s. Geschmack.
Gehängte, Zerreissung der inneren Häute der Halsarterien XI. 297. XIII. 60.
Gehirn s. angeb. Krankheiten, Blei, Cerebrospinalflüssigkeit, Clivus, Cysticercus, Dermoid, Encephalitis, Ependym, Epilepsie, Ganglienzellen, Geisteskrankheit, Hämatom, Hemiplegie, Hirnanhang, Kopfverletzung, Lyssa, Manie, Meningitis, Nervencentra, Pigment, Plexus choroideus, Psammom, Sinus.
—, Abscess X. 78. 352. 426. XI. 92. 98. 399. XX. 542. XXXVI. 509.
—, Anämie, tödtliche in Folge von Einklemmung der Art. basil. in einen Bruch der hinteren Schädelgrube LXIX. 93.
—, Aneurysmen LXXIV. 306. LXXVI. 268.
— -Apoplexie I. 453. LXXII. 449.
— — des rechten Thalamus und Corpus striatum XXXIII. 48.
— -Atrophie VIII. 142.
— — anatomischer Befund bei Dementia paralytica XXXVI. 460.
—, Atrophie der Nervenfasern und Ganglienkörper LIX. 511.
—, Bau des menschlicheh G. LXXII. 37.
— bei angeborenem Mangel eines Vorderarms LXXXIX. 46.
—, Beitrag zur Physiologie und Pathologie XXXVII. 519.
—, Bewegungen des menschlichen G. LXXXVIII. 125.
—, Bindegewebsentwickelung, pathologische XIII. 494.
—, Bindesubstanz in der Rinde des Grosshirns XLVI. 243.
—, Blutgefässe, Structur XLIX. 48.
—, —, eigenthümliche Erkrankung derselben XLI. 461.

Gehirn, Blutgefässe, Verkalkung bei einer Idiotin LV. 534.
—, Blutgeschwulst, cavernöse VI. 458.
—, Blutkörperchen, weisse in seiner Rinde LXIII. 421. LXIX. 55.
—, Blutmenge bei Erstickung s. Blut.
— Blutung s. Apoplexie.
—, Brandmetastase V. 275.
—, Chondrocystosarcoma LXXV. 550.
—, Corpora amylacea VI. 135. XXXVI. 102.
—, Colloidcyste XIV. 385.
—, Collonema VIII. 532.
— -Cyste XII. 454. XXII. 445.
—, Degeneration der Nervenzellen XXXIV. 251.
—, Déviation conjugée, abnorme Kopf- und Rumpfhaltung bei Hirnkrankheiten LXIX. 1. LXX. 434.
—, Diagnose der anatomischen Läsionen XVI. 307.
—, Echinococcus LVII. 534. LXXIX. 151.
—, Encephalitis congenita XXXVIII. 129. XLIV. 472.
—, — diphth. LXV. 419. LXVII. 215.
—, encephalomalacische Heerde als Ursache von Kinderlähmung LII. 103.
—, Enchondrom X. 209.
—, Entwickelung XXXVI. 305. LX. 217.
— Entzündung der Sinus IX. 381.
—, Epithelialcarcinom der Dura mater mit hyaliner Degeneration LIX. 191.
— -Erschütterung, ihre Natur LXIX. 498.
— -Erweichung IX. 459.
— — gelbe I. 371. V. 189.
—, Etat criblé LXIII. 241.
—, fettige Degeneration I. 147. X. 407.
Gehirn, fettige und fettig-pigmentöse Degeneration der Ganglienzellen des Gehirns in der paralytischen Geisteskrankheit LVI. 100.
—, Functionen, experimentelle Untersuchungen LVII. 184. LVIII. 420. LX. 128. LXII. 201. LXVIII. 33. LXXI. 280. LXXVI. 475.
—, — der Corpora quadrigemina LXVII. 425.
—, — der inneren Kapsel, des Streifen- und Sehhügels LXVII. 415.
— -Geschwulst im 4. Ventrikel bei Diabetes XXX. 360.
— -Geschwülste III. 463.
—, Gliom der Substantia perforata LXI. 278.
—, Spinnenzellen-Gliom LXI. 90.
—, Gliosarcom XLIII. 225. 227.
—, graue Degeneration XXVI. 474.
—, — — der subcorticalen Medullarsubstanz des grossen Gehirns bei paralytischer Geisteskrankheit LVI. 119.
—, Hämorrhagie s. Apoplexie.
—, hämorrhagische Hyperämie XXXIX. 342.
—, — Infarcte LXXIX. 111.
—, Hernien, angeborne L. 517. LII. 563.
—, Heterotopie von grauer Substanz XVI. 166. XXXVII. 567. XXXVIII. 138. 433. L. 207.
—, — — im Markstamme der Hemisphären des kleinen Gehirns LVI. 82. 419.
—, Hülfsmittel zur Demonstration LXXIV. 500.
—, Hydrocele ventricularis XIII. 58. XXX. 374.
—, Hydrocephalus externus LII 42.
—, Hyperplasie grauer Hirnsubstanz im Markstamme des Vermis cerebelli LVI. 97.
—, Hypertrophie, varicöse des Nerven-

fortsatzes der Ganglienzellen XLIV. 475. XLVI. 218.
Gehirn, Hypertrophie, varicöse der Nervenfasern LVIII. 255. 323.
—, Icterus LXIII. 460.
—, -Infarct, hämorrhagischer LXXIX. 111.
—. — parenchymatöser XXIII. 7.
— -Knochengeschwulst XIV. 552. XXXV. 472. XLIX. 145.
— -Krebs III. 463. VII. 572. XX. 291. LXX. 411.
—, Läsionen als Ursache für conjugirte Augenabweichung LXXI. 123.
—, Leptomeningitis tuberc. cerebrospinalis LXVIII. 111.
—, leukämische Tumoren LXXVIII. 362.
—, Lipom im Plexus choroideus XIV. 385.
—, Lymphgefässe, Structur XLIX. 48.
—, Mengitis cerebrospinalis epidemica LII. 65. LVII. 51.
—, Miliartuberculose der Medullarsubstanz LIV. 430.
—, Missbildung des G. LXXXVII. 427.
—, Mycosis LXV. 419. LXVII. 215. LXXX. 505.
—, Myxom XLIX. 1. LI. 568. LV. 318.
—, Myxosarcoma telangiectodes cysticum der Pia mater LI. 441.
— -Nerven, Lähmung XIII. 210. 376.
—, — lähmung bei Leukämie LXXIII. 56.
—, Neubildung von Gehirnsubstanz an der Oberfläche der Windungen LVIII. 310.
— Neuroglia VI. 135.
—, Osteom s. Knochengeschwulst.
—, Pathologie XXXV. 306.
—, pathologische Anatomie XXXVIII. 129.
Gehirn, Perlgeschwülste VIII. 376.
—, Psammome, Bau und Entwickelung LII. 449.
— -Sand VIII. 140.
— -Sarcom s. Gliosarcom. III. 463. XXII. 445.
—, — der Dura mater LVII. 536.
—, Sklerose, partielle, traumatischen Ursprungs LVI 273.
—, —, multiple und Paralysis agitans LXVIII. 120.
—, Stäbchenbakterien in den Gefässen LXXX. 505.
—, thermische Wirkungen von Reizung und Zerstörung der Grosshirnoberfläche LXVIII. 245.
—, Thrombose des Sinus transversus XI. 92.
—, Traubenhydatiden der weichen Haut XVIII. 528. LXXV. 104.
—, Trepanation im XIII. Jahrhundert LXXI. 131.
— -Tuberculose XX. 524. XXIV. 571. LIV. 430.
— -Tumor im rechten Vorderlappen XXXVI. 155.
—, Tumoren seiner Anhänge LXV. 212. LXXV. 444
—, Varix verus des Sinus falciform. durae matris LVII. 525.
—, Veränderungen bei Abdominaltyphus u. traumat Entzündung LXIII. 421. LXIX. 55. LXXXVII. 39.
—, — bei der Beriberikrankheit LXXI. 325.
—, — bei Chorea minor LXIII. 104.
—, — bei Dementia paral. LII. 510. LVII. 371. LVIII. 270.
—, — bei fieberhaften Krankheiten LXXXIII. 471.
—, — bei Hitzschlag LXIV. 1.
—, — bei Lyssa LXIV. 557.
—, — bei Tetanus LXVI. 61.
—, — der Piagefässe bei Reizung sensibler Nerven LII. 218.

Gehirn, vergleichende Histologie VI. 541.
—, Verkalkung der kleinen Gefässe VIII. 108. IX. 619. LV. 534.
—, — der Purkinje'schen Zellen des Cerebellum LIII. 508.
—, — der Zellen s. Ganglienzellen.
—, verlangsamte motorische Leitung LV. 1.
—, Verletzung des Lobus frontalis der linken Grosshirnhälfte LVI. 289.
— -Wassersucht der Höhle des Septum pellucidum XIII. 58. 283.
Gehirnarterien, Erkrankung bei Haemorrhagia cerebri XXIV. 329.
Gehirngefässe, vasomotorische Nerven XL. 203.
Gehirnkranke, Carotiscurve LXVI. 250.
Gehörgang, äusserer, Anbohrung des knöchern verschlossenen LXXIII. 154.
—, Croup des knöchernen G. und des Trommelfelles LXX. 329.
—, Defect des knöchernen LXXX. 456.
—, Drüsen desselben LXI. 88.
—, elektrische Reizung XXXI. 483.
—, Loch im Gehörgang LXXX. 78.
—, Temperatur des äusseren G. unter physiolog. und patholog. Verhältnissen LXII. 132.
Gehörknöchelchen XXXI. 212.
Gehörorgan, Anatomie und Pathologie XVIII. 43. XXI. 462.
—, knöchernes, Missbildungen XI. 503.
—, lymphatische Räume des Labyrynths LXXVII. 207.
—, mittleres, Anatomie XX. 79.
—, — Kalkablagerungen im Innern XII. 104.
—, — M. tensor tympani und seine Durchschneidung als Heilmittel LXII. 215.
—, Tuba Eustachii und Gaumensegel, Function LXIV. 476.
Gehörorgan, Zusammenhang zwischen Krankheiten desselben und solchen des Nerv. trigeminus LXVIII. 433.
Gehörschnecke, Anatomie XVII. 243.
—, Anatomie und Function C. 27.
—, Function XCIV. 65.
—, Lamina spiral. membran. XIX. 224. 445. 450
—, Sectionsmethode LXXI. 206.
—, Untersuchungen an der Leiche XIII. 513.
Geisteskrankheit s. Blödsinn, Cretinismus, epileptischer Blödsinn, Gehirn, Manie, paralytische Geisteskrankheit, Puerperalmanie, Wahnsinn.
—, Anatomisches XXIII. 7. LXXII. 37.
—, Atrophie der Rippen bei Geisteskranken LII. 441.
— bei Schädeldifformität LXXII. 59. 286.
—, Diagnose durch Sensibilität der Schädelnähte LXXV. 401.
— durch Hirninfarkt XXIII. 7.
—, Epilepsie LVII. 237.
—, Erblichkeit I. 72.
—, Grundzüge der psychischen Krankheiten II. 38.
—, Hebephrenie LVII. 394.
— mit Ataxie der Muskeln LXXV. 519.
—, paralytische, patholog. Anatomie LII. 510. LVI. 100. 119. LVII. 371. LVIII. 270. LXXI. 286. LXXII. 286. 340. LXXIII. 73. 196.
—, psychische Leistungsfähigkeit LIX. 427.
—, Trepanation im XIII. Jahrhundert LXXI. 131.
Gelbes Fieber X. 194. XV. 388. XXXIX. 607. LVIII. 162.
— — an der Ostküste von Mexico LXXVIII. 139.
Gelbsucht s. Icterus, Leber,

Gelenk s. Arthritis, Gicht, Klumpbildung, Kniegelenk, Knochen, Malum senile, Pseudarthrose.
—, Anchylose im Atlanto-Occipitalgelenk LXXIV. 323. LXXX. 450.
—, —, angeborne knöcherne des linken Kiefergelenks LX. 380.
—, Anomalien der Kapseln und Synovialhäute LIV. 184.
—, Arthritis deformans IV. 289. LXX. 502.
—, —, Zusammensetzung der Flüssigkeiten im Hüftgelenk LV. 253.
—, Contusion III. 372.
— -Entzündung IV. 289. V. 129. 151. XIII. 16.
— der oberen Extremitäten Neugeborner und Erwachsener XXVIII. 253.
— der unteren Extremitäten Neugeborner und Erwachsener XXV. 572. XXVI. 484.
—, fungöse Entzündung XLVIII. 95.
—, Histologie der Flächen und Kapseln XXXVI. 25.
— — Unzuverlässigkeit der Versilberungsmethode LXVII. 384.
—, Knorpelveränderungen LXXIII. 461.
— -Krankheiten mit Elektricität behandelt LXIII. 468.
— -Rheumatismus, acuter mit multipl. miliaren Abscessen LXII. 386.
—, Tuberkel in der Synovialis XLVIII. 95.
—, Veränderung bei Hemiplegie XLVIII. 346.
—, — der Knorpel XIII. 74.
—, — pathol. am Bogen des 5. Lendenwirbels XVI. 65.
—, Verrenkung, angeborne LXXIV. 1.
—, — des Atlas LXXX. 459.
Gelenkkapseln, Nerven XII. 124.
Gelenkkörper, Genesis XXIX. 190. LVII. 127.
— -mäuse s. Gelenkkörper.
Geneesheer in Nederlandsch-Indië XCV. 365.
Genfer Convention XLVI. 112.
Genitalien s. Androgynie, Brust, Eierstock, Geschlechtsorgane, Harnorgane, Hoden, Penis, Uterus, Vagina.
—, innere eines Zwitterkalbes XII. 111.
—, weibliche, patholog. Entwicklungsgeschichte XI. 290.
Geographie der Krankheiten s. Aegypten, Androgynie, Aussatz, Beriberi, Brasilien, Californien, Costarica, Erythem, Finland, Griechenland, Island, Japan, Kopf, Lippenkrebs, Mexiko. Rescht, Syphilis, Trichinen, Troas.
Geophagie in der Troas LXXVII. 179.
Geräusche, consonirende XI. 258.
—, in den Venen XLII. 318.
Gerichtliche Medicin s. Vergiftungen, Toxikologie.
—, Carotisruptur bei Erhängten LXXIV. 405.
—, Erwürgung LXXIX. 409.
—, Leichenbefund eines Erhängten XLIX. 290.
—, — 28 Wochen nach dem Tode LXXIV. 401.
—, mangelnde d. Capillarblutes LIX. 26.
Gerinnsel s. Thrombose u. Embolie.
— in den Gefässen I. 316.
— im Harn V. 199. XX. 513.
— in der Placentarvene VII. 328.
Gerinnung des Blutes XII. 81. 172.
Gerinnungsvorgänge, pathologische LXXIX. 87.
Germanische Rasse LXXIX. 563.
Geruch, Verlust desselben in Folge localer Anästhesirung XLI. 290.
Geschichte s. Aussatz, Goethe, Granulie, Heereskrankheiten, Heilmittellehre, Hundertster Band des Archivs, Indische Medicin, Jenner, Lupus, Medicinalwesen, Nekrolog, pathologische Physiologie, Quecksilber, Schönlein, Wunderlich.

Geschichte, Aerzte zu Goethe's Zeit XXVI. 585.
— — in der Schweiz XXIV. 225.
— des Archivs XXI. 1. C. 1.
—, Aussatzbild von Holbein XXII. 190. XXIII. 194.
— des Aussatzes XXXII. 236. 257. 398. XXXIII. 160.
—, Bäder und Hospitäler in Spanien XXXII. 243.
— des Branntweins (Gedicht) XXX. 246. 464.
— der Chirurgie LXXVII. 383.
—, Chiton der homerischen Helden LXXIII. 625.
—, Constantinus Africanus und seine arabischen Quellen XXXVII. 351.
—, Donnolo XI. 80. XXXVIII. 65. XXXIX. 296.
—, Ettner, medicinische Romane XXXVII. 131.
—, Gafiki, einfache Heilmittel LXXVII. 507. LXXXV. 132. 355. LXXXVI. 98.
—, Haller, Denkschrift LXXII. 649.
—, Heilmittel der alten Californier XXXII. 73.
—, Herzstoss LXXVI. 533.
—, Holograph des Andreas Vesalius LXXIV. 553.
—, Kaiserschnitt im Talmud XXXV. 365. 480. LXXX. 494. LXXXIV. 164. LXXXVI. 240. LXXXIX. 377. XCV. 485.
—, Kulturhistorische Stammbücher LXXVI. 214.
— Lupus XXXII. 547.
—, Medaillen auf die Pockenimpfung LXXII. 1.
— der Medicin XX. 215. 527. XVI. 527.
— der Medicin und des heilenden Standes, von Baas LXVIII. 301.
— der Missbildungen XXII. 230.
Geschichte, Ohrenheilkunde, moderne LXXIV. 545.
— der Pest XXIV. 210.
—, Studium der Medicin in den Jahren 1533 und 1340 LXXX. 47.
—, der Syphilis XXIV. 210. 297. XXV. 52. XXX. 251. XXXIII. 286.
—, Thibault LXXVIII. 302.
—, Trepanation im XIII. Jahrhundert LXXI. 131.
—, Wissenschaft und Charlatanerie bei den Arabern XXXVI. 570. XXXVII. 560.
Geschlechtsgenuss bei Lungenphthise XLIX. 576. 577.
Geschlechtsorgane, männliche s. Hoden, Penis.
Geschlechtsorgane, weibliche s. Brust, Eierstock, Uterus.
—, accessorische Drüsen derselben LXI. 208.
—, Atresia hymenalis LVII. 143.
—, Ausgangspunkte und Verbreitungswege der Krebse im Becken LXIV. 1.
—, Myoma strio-cellulare der Scheide LIV. 65.
—, Myxoma sarcomatodes der Scheide LIV. 73.
—, Schwangerschaft in einem rudimentären Gebärmutterhorn LVIII. 185.
—, Tuberculose der Scheide LIV. 75.
—, Zangenapplication bei Beckenenge LXIV. 82.
Geschlechtsreife, frühzeitige LXXVI. 212. LXXVIII. 194.
Geschmack, Endapparate der Nerven XLV. 9.
—, Gefühl im Munde mit Rücksicht auf den G. XVII. 80.
— -Vermittlung, deren Ort XIV. 225.
Geschmacksknospen, Verbreitung beim Menschen LXVII. 516.

Geschwülste s. Abdominal-, Adenie, Adenom, Angiom, Atherom, Balggeschwulst, Bauchhöhle, Blutcysten, Brust, Cancroid, Capillaren, Carcinom, cavernöse Geschwulst, Chlorom, Cholesteatom, Chondrocystosarkom, Clivus, Collonema, Cylindrom, Cyste, Cystoid, Cystom, Cystosarkom, Deciduom, Dermoid, Echinococcus, Eierstock, Elephantiasis, Enchondrom, Epithelialgeschwulst, Epitheliom, Epulis, Exostose, Fettbruch, Fibrom, Forelle, Gallertgeschwulst, Ganglion, Gehirn, Gliom, Gliosarkom, Haut, Himbeergeschwülste, Hydatis, Hygrom, Kehlkopf, Keloid, Knochen, Knochengeschwulst, Krebs, Lipom, Lymphangiom, Markschwamm, Melanom, Molluscum, Myom, Myxom, Neurom, Oberkiefer, Osteoidchondrom, Osteom, Othämatom, Papillom, Perlgeschwulst, Perlsucht, Polyp, Psammom, Retentionsgeschwulst, Sarkom, Schlauchsarkom, Speicheldrüsen, Schweissdrüsen, Struma, Syphilis, Teleangiectasis, Teratom, Tuberkel, Uterus.

Geschwülste im Allgemeinen I. 94. 223.

—, Adenom der Glandula pituitaria LVII. 172.

—, — der Leber LI. 208. LVI. 448.

—, — der Luftröhrenschleimhaut beim Tiger LVII. 537.

—, — der Mamma LVIII. 132.

—, — der Talgdrüsen LXXXI. 503.

—, Aetiologie LXXIII. 378. LXXXV. 283.

—, Angiome, cavernöse XCIII 343.

—, — multiple LXXV. 273.

—, Angiosarcom, angebornes LXXIII. 459.

—, Bösartigkeit V. 244.

— des Bulbus und der Orbita LII. 550.

Geschwülste, carcinöse Capillarembolie der Chorioides LVI. 445.

—, cavernöses Lymphangiom der Conjunctiva LIX. 413.

—, Colloidcysten des Kehlkopfs LII. 323.

—, — der Lippe und der Schilddrüse LIII. 140.

—, Dermoidcyste im Hoden LIII. 128.

—, — im Ovarium LVI. 365.

—, Elektrolytische Behandlung der G. XLVIII. 521. LVII. 242. LXX. 171. LXXXVI. 67.

—, Flimmercysten s. Cysten.

— der Bauchdecken und Oesophaguswand LI. 143.

—, hyaline Degeneration und dadurch bedingte netzförmige Structur LXVII. 187.

—, Gummi-G., miliare der Milz XCVII. 21.

— der Hypophysis LXXV. 444.

—, Impfung in Punctionskanälen bei carcin. Peritonitis LI. 391.

— der Iris LXIX. 100. LX. 33.

—, Knochenresorption bedingt durch maligne G. LXXX. 448.

—, Krebs aus den Epithelien der Harnkanälchen sich entwickelnd LIX. 227.

—, — der Trachea und Bronchien LIII. 470.

—, — des Uterushalses LV. 245.

— des Kreuzbeins mit fötalem Inhalt LVIII. 509. XCIX. 500.

—, leukämische im Centralnervensystem LXXVIII. 362.

—, Lymphadenoma cavernosum (Makroglossie) LIV. 319.

—, Lymphangiome der linken oberen Extremität XCIII. 343.

—, Lymphosarcom, malignes (Pseudoleukämie) LIV. 509.

— der Mamma LVIII. 132.

Geschwülste d. Mediastinum XLIX 193.
—, medullare XVIII. 82.
—, Melanosarcome, embolische Verbreitung LVIII. 58.
— Metastasen, Entstehung auf embol. Wege LXI. 383. LXX. 161. LXXIX. 189.
— aus quergestreiften Muskelfasern mit ungewöhnlichem Gehalt an Glykogen C. 42.
—, Muskelsarcom der Niere LXXIII. 289.
—, Myoma laevicellulare der Brustwarze LVIII. 316.
—, Myxom der Placenta LXXII. 582.
—, Myxoma mixtum des Oberschenkels mit Metastasen in den Lungen LIV. 166.
—, Neurofibrome der linken oberen Extremität XCIII. 343.
—, ossificirende VI. 416. VIII. 524.
—, Osteoma des linken Hüftbeins LI. 404.
—, — der Stirnhöhlen LVII. 145.
—, papilläre der Nasenschleimhaut XCIII. 213.
—, — des Pharynx LI. 136.
—, Psammome, Bau und Entwicklung LII. 449.
—, Riesenzellensarcom LX. 156.
—, Sarcome, alveoläre LIX. 415.
—, — in den Muskeln, Entwicklung LVII. 321.
—, — der Dura mater LVII. 536.
—, — vom Metacarpus des Daumens LVII. 294.
—, — der Schädelknochen LIV. 285.
—, — der Thymus LIX. 423.
— der Scheide LIV. 63.
—, schmerzhafte subcutane G. LXXXIII. 233.
—, secundäre, Verschiedenheit LXVII. 221.
—, Statistik XVIII. 371. XXVII. 425. XXVIII. 556.
Geschwülste, Teratoma myomatodes mediastini LIII. 444.
— Zellen, Kerntheilung derselben LXXVIII. 279.
Geschwüre des Kehlkopfs V. 534.
— des Magens V. 362.
—, perforirendes des Duodenum V. 251.
—, phagedänische, Behandlung LXVI. 311.
—, tuberculöses des Magens LXVII. 615.
—, — des Oesophagus XLIV. 373.
Gesicht, Atrophie einer Gesichtshälfte LXXX. 456.
—, —, doppelseitige XCIV. 393.
—, Entzündung carbunkelartige IX. 201.
— Hypertrophie, congenitale, halbseitige XXVIII. 474. XXXVII. 410. XCI. 92.
Gesichtsempfindung, räumliche Form derselben XXXVIII. 91. 441.
Gesichtsfeld s. Nubier.
Gesichtsschmerz s. Prosopalgie.
Gesichtstäuschung s. Hallucinationen, Santonin.
— beim Icterus XXX. 442.
Gesundheitspflege, öffentliche s. Abfuhr, Canalisation, Desinfection, Kindersterblichkeit, Schule, Sitzen, Ventilation.
— im Alterthum XLV. 432.
Gesundheitsregeln für die Soldaten im Felde LI. 127.
—, Feldpostbriefe über dieselben LI. 436.
Gewebe s. mikroskopische, Technik, Zellen.
—, Ausdehnung und Zusammenhang des lymphatischen G. in dem Rachen XCVII. 340.
—, Einfluss der verminderten Sauerstoffzufuhr auf den Eiweisszerfall LXVII. 273.
—, Einwirkung auf Silber XLVI. 409.

Gewebe, embryonales LXXIX. 191.
—, — Selbständigkeit LXXII. 69.
—, Flüssigkeitsströmungen in demselben LXV. 401.
—, implantirte im Organismus LXXVIII. 453. XCV. 369.
Gewicht s. Körpergewicht.
Gewölbeschenkel, Folgen seiner Verletzung LVII. 214.
Gibraltar, klimatischer Kurort XXXIX. 617.
Gicht s. Arthritis, Guanin.
—, Ablagerungen im Kehlkopf XLIV. 137.
— mit Amyloiddegeneration LXVI. 129.
—, Behandlung XXI. 121.
—, Kur derselben in Wiesbaden XXVII. 1. LV. 398.
—, — mit Natron-Lithionwasser XXVII. 211.
Gicht, Arthritis deformans XLVII. 298. LXX. 502.
Gifte s. Toxikologie, Vergiftungen.
Gingivitis XLVI. 127. L. 462.
Glandula carotica, Histologie XLVI. 401.
— coccygea s. Steissdrüse.
— pinealis s. Zirbeldrüse.
— —, Psammom derselben XXXIII. 165.
— pituitaria s. Hypophysis.
Glaskörper, Bau und Entwicklung IV. 468. V. 278. 593. VII. 581. XVI. 410. XXV. 391.
—, Bau und Veränderungen XIX. 367.
—, Entwickelung der Capillaren LIV. 408.
—, neue Untersuchungsmethode XXIII. 594.
—, Verknöcherung V. 580.
—, Zellen LXXII. 117.
Glaskörper der Chorioides s. Auge.
Glaubersalz, Einfluss auf den Stoffwechsel XXIX. 558.
Gliom des Hirns XLIII. 225. 227.
Gliom, metastasirendes der Netzhaut XLVI. 286.
— des Rückenmarks XCVIII. 369.
—, Spinnenzellen- und Pinselzellen- LXI. 90.
— der Substantia perforata LXI. 278.
Gliosarkom XXXVI. 155.
Globulin im Eiweissharn XC. 212.
Glomeruli s. Nieren.
—, entzündliche Veränderungen XLIX. 193.
— Malpighii XX. 514.
Glomeruli arteriosi coccygei XXXII. 293. s. Steissdrüse.
— caudales bei Thieren XXXIX. 497.
Glottis, Lähmungen der Erweiterer LXVII. 71.
—, Verhalten der Schliesser und Oeffner bei Affection ihrer Nervenbahnen XCIX. 175.
Glycerin, Behandlung des Diabetes mell. LXV. 481. LXVII. 150.
—, Pathologisch-anatomische Veränderungen in Nieren und Leber bei G.-Vergiftung XCVIII. 468.
—, physiologisches Verhalten im Organismus LXXVI. 119. LXXX. 39.
—, Umwandlung in Zucker XIII. 110.
—, Wirkung auf die Infectiosität von Thränensackeiter LXX. 217.
Glycocholsäure, Wirkung auf Muskel- und Nerventhätigkeit XXIII. 582.
Glycogen, Bildung in der Leber LXI. 343.
— in Geschwülsten C. 42.
— in den Organen nach Diabetes XXXII. 539. XXXVI. 20.
—, Verschwinden desselben aus der Leber nach Vergiftung XXXIV. 79.
Goethe's Jugendgeschichte XXVI. 585.
Goldchlorid, Einwirkung auf die Nerven XXVIII. 343.

Goldchlorid, Verbindung mit salzsaurem Kreatinin und salzsaurem Sarcosin XLV. 95.
Graaf'sche Bläschen s. Eierstock.
Granularatrophie s. Arterien, Lyssa, Nieren.
Granulardisintegration LXIV. 356.
Granulation s. Arachnoides, Eiter, Pacchionische Granulationen.
—, zur Lehre von denselben LV. 257.
Granulationsgeschwulst und Adenom am Nabel der Kinder LXIX. 286. 537.
— -gewebe, Riesenzellen LXV. 120.
—, Ueberhäutung desselben LV. 159.
Granulie XXXIV. 11.
Graviditas extrauterina s. Extrauterin.
Graviditätsnarben, Anatomie LXVII. 210.
Griechenland, Fälle von Makrobiotik LXXV. 177.
Griffelfortsatz, abnorme Länge L. 232.
Grosshirn s Gehirn.
Groux's Fall IX. 269.
Guanin, Concretionen im Schweinefleisch XXXV. 358. XXXVI. 147. XLIII. 524. XCVII. 360.
— im Pankreas XV. 389.
Gummigeschwulst s. Milz, Syphilis.
der Hypophysis LXV. 223.
Gynäkologie s. Abortus, Chorion, Ei, Eierstock, Geburt, Geburtsakt, Geschlechtsorgane, Hymen, Kindskopf, Lochialsecret, Menses, Menstruation, Parametritis, Puerperal, Puerperium, Schwangerschaft, Uterus, Vagina.

H.

Haar s. Alopecie, Area, Hypertrichosis, Ichthyosis.
—, abnorme Entwicklung XLIV. 418.
—, Albinismus XLIII. 529. XLIV. 482.
—, Ausfallen, frühes XLIII. 305. LXXVII 549. LXXVIII. 197.
—, blaues XXXVIII 324.
Haar, Degeneration VI. 584.
—, eigenthümliches Verhalten XXXVI. 598.
—, Ergrauen XLV. 113. 129. LIII. 533.
—, — plötzliches XXXV. 575.
— -Farbe, periodischer Wechsel XCV. 337.
—, Rothwerden bei der Verwesung XLVI. 502.
— -Veränderung, periodisch wiederkehrende bei Epileptikern XCVII. 50.
—, Wachsen abgeschnittener XII. 569.
— Wechsel, Physiol. LXIX. 441.
Haarmenschen LXXI. 111. LXXIII. 310. 622.
Haarsackmilben XIX. 238.
Hämatin s. Blutfarbstoff.
Hämatoglobulin s. Kohlenoxyd.
Hämatoïdin I. 391. XVI. 562. XVII. 200.
—, Identität mit Bilifulvin XXIII. 192.
— Krystalle im Auswurf XXX. 379. LXI. 130.
— in den Lungencapillaren bei brauner Induration LVIII. 126.
Hämatokrystallin s. Blut.
— XVII. 488.
Hämatom s. Othämatom.
— des Bauchfells LVIII. 35. LIX. 186.
— der Dura mater X. 221. 224. XVI. 464. XX. 301. XXIV. 223.
Hämatozoen der Haussäugethiere XXXIII. 11.
Hämin XII. 334. XV. 50. XVI. 170.
Hämoglobin XXXII. 372.
— Ausscheidung s. Niere.
— — bei Verbrennung LXXIX. 273. 295.
—, Bedingungen der Krystallisation XXXIV. 423.
— -haltige Flüssigkeiten, Methode der Reaction XXXIII. 95.
—, dem Muskelfarbstoff identisch XXXIII. 84.

Hämoglobin in Nieren und Harn nach Transfusion LXII. 313.
— — nach Kali chloricum-Vergiftung LXXVII. 463.
— Verhalten in Krankheiten LIV. 537.
Hämophilie XVI. 183. XXVIII 427.
— Zahnextraction XLI. 287.
Hämorrhagia s. Blutung, Blutergüsse, Hämophilie.
— cerebri I. 453. XXIV. 329. XXXIII. 52.
— in das Corpus callosum XCVII. 329.
— und hämorrhagische Entzündung des kindlichen Ohr-Labyrinths LXXXVIII. 556.
— hepatis XXXIII. 162.
— nach Verschluss der Gefässe LVII. 436.
Hämorrhagischer Infarct s. Infarct, Milz, Nieren.
— — XXIII. 473. LXV. 99. LXVII. 449. LXXI. 40.
—, Histologie LXIX. 105. 200.
—, bei Leukämie LXVII. 367.
Hämorrhaphilie s. Hämophilie.
Hämorrhoiden V. 365.
Hallers Denkschrift LXXII. 649.
Hallucinationen s. Gesichtstäuschung.
Halsarterien, Zerreissung ihrer Häute bei Gehängten XI. 299. XIII. 60.
Halscyste LXXVII. 105. LXXVIII. 84.
Halsfistel, angeborene, mittlere vollständige XCII. 183.
Halskiemenbogen, Reste XXXIII. 177. 441.
Halskiemenfistel, Anatomie XXIX. 358. XXXII. 518. LXII. 269. LXXII. 444.
—, unvollständige XXXIII. 177.
—, verzweigte XC. 536.
Halsrippen XXXVI. 401.
—, Verhalten der Arteria subclavia bei zufällig vorhandenen XI. 195.
Hand s. Finger.
—, angeborne und fortschreitende Hypertrophie LVI. 421.
Handwurzel, Anomalien verschiedener Art s. angeborne Defecte, Knochen.
Harn s. Albuminurie, Bad, Baldriansäure, Beriberi, Kaffëin, Cystinurie, Diabetes, Digitalin, Eisen, Gallensäuren, Harnsäure, Harnstoff, Hippursäure, Icterus, Indican, Meliturie, Mucin, Nieren, Phosphorsäure, Quecksilber, Sarcina, Urämie, Urologie.
Harn, Ausscheidung der gepaarten Schwefelsäure im menschlichen H. XXI. 586. LXX. 343. LXXIX. 551.
—, balsamische Stoffe, Uebertritt in den H. LXXIV. 427.
—, bei Diabetes insipidus XLIII. 229.
—, — — mellitus LXVII. 197.
—, — Febris recurrens XLVII. 130.
—, — gelbem Fieber LXXVIII. 181.
—, — Hydrargyrose XXII. 423.
—, — Icterus LXIX. 487.
—, — Leukämie XXV. 142. XLIII. 196.
—, — Morbus Addisonii LVI. 27.
— — Oelresorption LXXVII. 157. LXXX. 16.
—, — Tetanus XLVIII. 295. LXXVI. 377.
— — Verbrennung LXXIX. 273.
—, Bestimmung des Ammoniak LXIX. 361. LXXI. 500.
—, Bestimmung des Eiweissgehaltes XI. 547.
— Bildung XVI. 412.
—, Brenzkatechin in demselben LXII. 554. LXV. 394.
—, Cholestearin LXXVI. 545.
— Cylinder bei Nierenkrankheiten V. 199. XX. 513.
—, Einfluss auf Eiterkörperchen LXXI. 249.

Harn, Eiweisskörper, Harncylinder und Fibrinausschwitzung bei verschiedenen Nierenkrankheiten LX. 476. LXXIX. 330. LXXX. 247.
—, Eiweisskörper bei Osteomalacie LXIX. 456. LXXX. 485.
—, Fäulniss LXXVII. 34.
—, Farbstoffe in demselben XXVIII. 107. LXXII. 72. LXXIX. 455.
— -Gährung, ammoniakalische C. 540.
— nach Glycerinfütterung LXXVI. 131.
—, Hämoglobingehalt nach Transfusion LXII. 311.
—, kohlensaurer Kalk IV. 505. XIX. 236. XX. 435.
— in Krankheiten XXI. 456.
—, Kreatinin XLVIII. 358.
—, Oxalsäure LXXVIII. 213.
—, Phosphorsäure u. Ausscheidung der Erdphosphate beim Kochen XI. 478.
—, Pigmente XLVII. 405.
—, reducirende zuckerähnliche Substanz bei Oxalsäurevergiftung LXXVIII. 234.
— nach Rheum und Santonin LXXVII. 136.
—, Schwefelsäure im Fieber LXXIII. 39.
— Secretion X. 325.
— — bei Blutverdünnung XVII. 451.
—, Stickstoffgehalt, beeinflusst durch Behinderung des Lungengaswechsels LXX. 56. LXXI. 117. LXXIV. 201.
—, Sulfocyansäure, quantitative Bestimmung LXIX. 354.
—, Verhältniss der Phosphorsäure zum Stickstoff LXVI. 223. 282.
— — zwischen Serumalbumin und Globulin im eiweissführenden LXXXIX. 271.
Harnblase, Anatomie VII. 33.
—, Angiom, tödtliche Blutung LXXV. 291.
—, Ectopie LXXXIV. 10.
Harnblase, Epithel III. 243. VII. 33. XVII. 94.
—, Exstrophie XXIX. 205.
—, Gallensteinconcremente in derselben LXVI. 273.
—, Inversion s. Krebs, Blasenmastdarmfistel XIV. 218.
—, Nekrose der Schleimhaut VII. 30.
—, Regeneration des Epithels der H. XCVII. 279.
— Stein LXXIII. 629.
—, Trigonum, von der Blasenwand getrenntes VIII. 47.
Harnblau s. Chromaturie, Indican.
— I. 423. VI. 259.
Harnkanälchen, Structur XLI. 278.
Harnorgane, Bildungsfehler LXX. 490.
—, Concrementbildung LIX. 401. LXIV. 327. LXXV. 219.
Harn- und Geschlechtsorgane, Krankheiten in Zürich XIII. 530.
Harnröhre s. Urethra.
—, Anatomie der weiblichen XCIV. 405.
Harnruhr s. Diabetes.
Harnsäure s. Urate.
—, Ausscheidung in die Lymphgefässe XXXV. 174.
—, ihre Bildungsstätte im Organismus LXII. 57.
— -infarkt XI. 217.
— im Lungengewebe VII. 168.
—, quantitative Bestimmung im Harn LXVIII. 399.
Harnsteine s. Harnblase, Harnorgane.
— XX. 435.
Harnstoff s. Urämie.
— XIII. 112. XVIII. 370.
—, Anwendbarkeit der Methode zur Harnstoffbestimmung von Bunsen für das Blut LV. 488.
— -Ausscheidung XXI. 456.
— — der Alkalisalze bei der Reconvalescenz LXXXVIII. 391.
— — bei Diabetes XIII. 462.

Harnstoff-Ausscheidung bei paralytischem Blödsinn XV. 160.
— im Blut XI. 489. Picard's Bestimmung XIV. 476.
— nach Digitalin und Vagusdurchschneidung VI. 238.
— enthaltender pancreatischer Saft XI. 96.
—, Gehalt pleuritischer Exsudate IX. 305.
—, künstliche Darstellung aus Eiweisskörpern XI. 476.
—, Menge im Fieber LXXVI. 136.
—, Verbleib und Wirkung nach Einführung in den Organismus LIII. 282.
—, Verhältniss seiner Ausscheidungsgrösse zur Harnmenge LXX. 67.
—, Wirkung auf die motorischen Nerven des Frosches XXI. 128.
Harnstrang, Bauch XXIII. 1.
Harvey, William LXXXI. 114.
Haut s. Albinismus, Aussatz, Bäder, Comedonen, Diffusion, Eczema, Elephantiasis, Epidermis, Epiphyten, Erkältung, Exantheme, Favus, Flechte, Framboesia, Haare, Heilung, Herpes, Holzläuse, Ichthyosis, Leucopathia, Lichen, Lupus, Masern, Molluscum contagiosum, Pachydermia, Parasiten, Pellagra, Pemphigus, Pilze, Pocken, Psora, Psoriasis, Scarlatina, Sklerodermie, Sklerema, Syphilis, Tastkörper, Tättowirter, Urticaria, Variola, Verbrennung.
—, Adenombildung, multiple beim Frosch XLIV. 12.
—, Affection, merkwürdige XXXIX. 337.
—, Aufeinanderfolge von Alopecia areata und Vitiligo LIV. 433.
—, Ausschläge nach Vaccination LXX. 234.
—, Carcinome, multiple LXXVII. 372.
Haut, Eigenwärme bei verschiedenen Bädern LXII. 414.
—, Eindringen unlöslicher Substanzen XIV. 479.
—, Einfluss der künstl. Unterdrückung der Perspiration LIX. 270. LXIV. 40. LXX. 182.
—, Emphysem bei Diphtheritis LI. 148. LII. 523.
—, — nach Brustcontusionen XVII. 479.
—, — bei Lungenabscess LIV. 278.
—, Ephidrosis LI. 427. LII. 437. LXXV. 555. LXXVII. 377.
—, Epiphyten X. 317.
—, Erysipel LX. 418.
— -Exanthem beim japanischen Ueberschwemmungsfieber LXXVIII. 378. 528.
—, Furchen und Falten XCII. 135.
—, Geschwülste, cavernöse VI. 550. VIII. 129.
—, Graviditätsnarben, Anatomie LXVII. 210.
—, Knäueldrüsen LXI. 77.
—, Körpertemperatur bei Abkühlung L. 354.
—, Krankheiten durch Pilze, Pilzculturen LXX. 546. LXXX. 203.
—, — in der Troas LXXVII. 179.
—, — in Zürich XIII. 536.
—, Melanosarcom LXIX. 260.
—, mykotische Abscesse LXXIV. 16. LXXVIII. 421.
—, Nervenendigung XLIV. 325.
—, Oedem u. Albuminurie LXXII. 132.
—, Pigmentbildung in Melanosen LXIII. 322.
—, Pigmentflecken beim Chimpanse LII. 297.
—, Plattenepithel-Cancroid XIV. 91.
— -Reize, Einfluss auf die Körpertemperatur LXVII. 166.
—, Resorption LXXIX. 558.
— — von Jod XI. 295.

Haut, sarcomatöses Geschwür XXIV. 187.
—, Sensibilitätsstörungen, ihre Ursache LIV. 121.
—, subcutanes Gewebe und sein Verhalten an Entzündungsheerden LVI. 146.
—, Veränderungen der Gefässe als Ursache hydrämischen Oedems LXIX. 139.
—, Verhalten der H. in den Tropen, Pflege und Krankheiten LXXI. 421.
—, Wirkung auf die Nierenabsonderung LXVII. 419.
—, Xanthelasma multiplex LII. 504.
—, — palpebrarum LII. 318.
—, Zusammenhang mit Albuminurie LXXVII. 157.
Hebephrenie LII. 394.
Heereskrankheiten, historische Studien über dieselben und über Militärkrankenpflege, 1743—1814, LVIII. 383.
Hefe s. Soor.
Hefebildung in der Blatternlymphe XLII. 309.
Heilmittel, Abu's-'Salt, Simplicia, XCIV. 28.
— der alten Californier XXXII. 73.
—, Gafikis Verzeichniss LXXXV. 132. 355. LXXXVI. 98. LXXXVII. 507.
Heilmittellehre, Geschichte LXXXVII. 384.
— und organische Chemie LVI. 1.
Heilung s. Regeneration, Wunden.
— per primam an der Cornea L. 465.
— — an der Haut und den Muskeln XLIV. 180.
Heirathen, consanguine XLIII. 420.
Heizung im Alterthum L. 37.
Helminthen s. Bothriocephalus, Entozoen, Taenia, Trichinen.
Helminthiasis XVIII. 242.
Helminthologische Notizen XI. 79. XVIII. 330. 523.
Hemialbumose LXXXI. 552.
Hemicephalie s. Nebennieren.
Hemidiaphoresis XLIII. 139.
Hemikrania XLI. 385.
—, Encephalon trilobulare und Schistoprosopus C. 241.
—, Pathogenese LIX. 315.
Hemiplegie, mit Gelenkaffection XLVIII. 246.
—, cerebrale, Betheiligung des Sympathicus LXVIII. 26.
Heredität und hereditäre Nephritis LIX. 257.
Hermaphrodit s. Androgynie, Genitalien.
Hermaphroditismus XI. 420. XII. 111. XLIII. 329. XLV. 1. LXXV. 329. XCII. 286.
— spurius LXXV. 329.
Hernia s. Incarceratio.
— bursae omentalis LXXII. 642.
— capsulae genu LXXIII. 341. 351.
— — humero-scapularis LXXIII. 339.
— cerebralis congenita L 517.
— diaphragmatica dextra XXXIII. 445.
— — spuria congenita XLVII. 382.
—, Fettbruch LVII. 178. 472.
— infra-condyloidea interna LXXIII. 352.
— ischiadica congen. XXVII. 212.
—, mesogastrica dextr. incarcerata in Folge abnormer Bildung des Mesenteriums LIV. 30. 282. LVI. 271.
— mesogastrica interna XLIV. 215.
— process. vermiformis VI. 409.
— retroperitonaealis LX. 66.
Herpes bei Intermittens LXXI. 430.
— tonsurans XVI. 423. 426. 520.
— —, Reincultur der Pilze LXX. 546.
— —, Verhältniss zu Favus LXX. 546.
— Zoster LXXXVI. 391. XCIII. 506.
—, — Neuritis XCVI. 195.

Herz s Acardiacus, Anämie, angeborne Krankheiten, Art. coronar. cordis, Auscultation, Brechweinstein, Digitalin, Kaffeïn, Endocarditis, Fett-Degeneration, Pericarditis, Pulsfrequenz, Syphilis, Vagus.
—, Abscess XXXVIII. 572.
—, Amyloid XI. 188.
—, Aneurysma, acutes LVIII. 528.
—, — des linken Ventrikels XI. 176.
—, — des Septum membranaceum LXXII. 206.
—, Bewegungen XIV. 282. XXI. 191.
—, Bildungsfehler XXXI. 430. LXVII. 45. XCI. 193.
—, cavernöse Entartung XI. 181.
—, Communication der Ventrikel s. Herz-Scheidewand.
—, Contraction, ungleichzeitige beider Herzkammern XLIV. 368. LXV. 153.
—, Dämpfung der Herzgegend III. 399.
—, doppeltes bei einem Hühnerembryo XVI. 39.
—, Echinococcus XLII. 404. LXXIX. 152.
—, Endocarditis beim Schwein LIV. 375.
—, — diphtherica LVII. 228. LXX. 352.
—, — mycotica LXXII. 103. 257.
—, — ulcerosa puerperalis mit Pilzbildungen (Mycosis endocardii) LVI. 407.
—, Fibroid VIII. 343. XXIII. 434.
—, Fibrom LXXX. 507.
—, Gewicht bei Nephritis LXXI. 466. LXXVII. 325.
—, Histologisches LVIII. 65.
—, Hypertrophie und Dilatation durch Kriegsstrapazen LVII. 215.
—, — bei Chlorose LXXI. 453. LXXIII. 7. 313. LXXVI. 294.
—, Einfluss auf Haemorrhagia cerebri XXIV. 329.
Herz, Hypertrophie, experiment. Untersuch. LXII. 29. LXXVII. 315.
—, — nach Puerperium LXXVII. 146.
— -Klappen, Blutergüsse im Gewebe XII. 144. XX. 520.
—, Klappenfehler IX. 523. XIII. 283. XIV. 55. XX. 542.
—, —, combinirte des linken Herzens LV. 241.
—, — Klappen-Musculatur XV. 158.
—, — Klappen und Ringe XIV. 244.
— — Klappenvarietät im rechten Atrium LXVII. 632.
— -Krankheiten, Beziehung zu Nierenkrankheiten XI. 12. XII. 271.
— — in Zürich XIII. 162.
—, Kranzarterien, Blutzufuhr durch die XXIII. 190.
—, —, Folgen der Verschliessung LXXXV. 503.
—, Lage und Auscultation III. 265.
—, Lipom X. 215.
— Mycosis s. Endocarditis.
—, Myocarditis chronica, Infarct LXXIX. 106.
—, — diphtherica LXX. 352.
—, Myome, angeborne XXX. 468. XXXV. 211.
—, Nerven beim Frosch LXVI. 187.
— —, Hypertrophie V. 274.
—, —, Pathologie XCI. 453.
—, Physiologie XVIII. 495. XXIII. 394. 487. 595. XXIV. 113. LXV. 537.
—, Scheidewand, Defect der XXII. 209. 429. XXVIII. 405. XXX. 267. 587. XLVIII. 488. LXV. 140.
— -Scheidewand, dünne Stelle XII. 129. XIII. 269.
—, Stenose des Ostium aorticum XXIX. 197.
— -Thätigkeit IX. 269. 328. X. 474.
— -Ton, erster, Entstehung LXVI. 223.

Herz-Ton, gespaltener diastolischer bei Stenose des Ostium venosum sinistrum XLVI. 105.
—, Transposition der grossen Arterienstämme XII. 364.
—, Tuberkel XVI. 172.
—, — miliare LXXVII. 293.
— Veränderung bei Pericarditis XIII. 266.
— Verfettung XII. 326. XLIV 477.
—, — bei Ataxie und Typhus LXX. 140.
—, — bei Einwirkung erhöhter Temperaturen LXX. 10.
—, — Folge verminderter Sauerstoffzufuhr LXVII. 325.
—, Vergiftung durch Aconitin LXXIX. 236.
—, — Oxalsäure LXXVIII. 217.
—, Verschluss des Ostium aorticum III. 305.
—, Vorhofsscheidewand, Entwickelungsgeschichte, normale und pathologische LI. 220.
—, Wirkung der arsenigen Säure LXXIII. 398.
—, — des Sublimats auf die Bewegung XVII. 207.
— -Wunde, penetrirende mit Heilung XXIII. 455.
—, Zerreissung einer Valvula semilunaris und Tod XXXIII. 546.
Herzbeutel s. Defect, Pericarditis.
—, Entzündung nach Durchbruch eines Abscesses LXXII. 198.
—, Hydrops bei der Beriberikrankheit LXXI. 296.
—, Mangel angeborner LXXIV. 173.
— -Verwachsungen XXIX. 296.
Herzlose Missgeburt s. Acardiaci.
Heterotaxien der Bauch- und Brusteingeweide XXII. 209.
—, Casuistik XCVII. 365.
Heterotopie grauer Hirnsubstanz s. Gehirn.
Heufieber XLI. 292. LXIX. 531. LXX. 429.
Hiebwunden LIV. 197.
Highmorshöhle s. Oberkieferhöhle.
Himbeergelée als Culturflüssigkeit für Pilze LXX. 550.
Himbeergeschwülste XLVI. 113. 115.
Hinterhaupt, Impression, Luxation LXXX. 449.
Hippursäure, Entstehung XII. 386. XIV. 318. XXVIII. 538.
—, Auffindung im menschlichen Körper XIX. 196.
Hirn s. Gehirn, Kleinhirn, Pons.
Hirnanhang s. Hypophysis.
Hirnhäute s. Arachnoides, Dura mater, Meningitis, Pacchionische Granulationen, Pigment.
Hitze s. Wärme.
Hitzschlag s. Sonnenstich.
—, Pathologie LXIV. 15.
Hoden s. Cryptorchis, Cystoid, Orchidomeningitis, Perispermatophoritis, Syphilis.
—, Appendiculargebilde VI. 310.
— -Cystoid VIII. 268. 378. 399. 433.
— —, cancroides XV. 336.
—, Dermoidcyste LIII. 128.
—, Exstirpation bei neugeb. Kaninchen LXVI. 55
—, Histologie, pathologische LXXV. 349.
—, Lymphgefässe XXVIII. 370. 563.
—, Monorchismus und Cryptorchismus XII. 125. XXXVIII. 144.
—, Muskelgeschwulst VIII. 126.
—, Nervenendigungen XLII. 570.
—, Spermatocele, Entstehung LXVIII. 101.
—, Tuberkel XXII. 155. LXIII. 386. LXIX. 64. 213. LXXV. 79.
Holbein s. Aussatzbild.
Hören, subjectives musikalischer Töne XXXIX 289. XLVI. 509.
Hörnerven s. Amyloidentartung.

Hörnigk, Biographie XLI. 293.
Holzläuse, Invasion derselben LIV. 283.
Homöopathie, Hymne LXVII. 424.
Horngebilde, pathologische Mauserung in epidemischer Verbreitung XXVI. 427.
Hornhaut s. Cornea, Hypopyon, Keratitis.
—, Capillar-Kreislauf am H.-Rande LXXXIX. 32.
—, Eiterung XVII. 239.
— Epithel, pathologische Veränderung XXVII. 127. 132.
— Ernährung LXXXVI. 511.
— — und Entzündung IV. 287.
— -Fasern, Verhältniss zu den H.-Zellen LXXXIX 17.
—, Krankheiten VI. 555. 557.
—, Nerven, Endigung der sensiblen XXXVIII. 343.
— Structur V. 591. X. 506.
Hospitalbrand LIII, 93.
Howship'sche Lacunen XXXV. 427.
Hüftgelenksverrenkung, Einrichtung XII. 340.
—, Ursachen LXXIV. 1.
Hühnchen s. Missbildungen, Phosphorvergiftung.
Hühnercholera, Priorität der Entdeckung der Bakterien LXXXII. 549.
Hufeisenniere LXXVIII. 244.
Humoralpathologie LXXIX. 3.
Hund s. Pachymeningitis, Taenia.
—, Rachitis XLVI. 350.
— Tollwurm, VII. 170. 571.
Hundertster Band des Archivs C. 1.
Hundswuth s. Lyssa.
Husten, Theorie desselben XLIV. 95.
—, experim. Untersuchungen LX. 191.
Hyaline Cylinder s. Fibrincylinder, Harn, Nieren.
Hyaline Degeneration eines Epithelialcarcinom der Dura mater LIX. 191.
—, Entartung d. Lymphdrüsen LXXVIII. 25.
Hyaline Kugeln I. 164. III. 237.
Hyaloide Entartung XLIX. 365.
Hydatiden s. Cysten, Ganglien, Gehirn.
— des Nebenhodens VI. 311.
Hydatis Galeni XXXI. 126.
Hydrämie und hydrämisches Oedem, Entstehungsweise LXIX. 106.
Hydramnios, Aetiologie XLVIII. 523.
Hydrargyrose XXII. 419.
Hydrocele s. Gehirn, Orchidomeningitis.
—, spontane Heilung unter dem Einfluss von Variola LV. 538.
Hydrocephalus s. Gehirn.
— chronicus, exquisite Wachsthumshemmung XCVI. 363.
— congenitus VII. 576.
— tuberculosus XXIV. 571.
Hydromyelie s. Rückenmark.
Hydromyelos und Syringomyelie LXVIII. 1.
Hydronephrose und Ischurie bei Vergrösserung d. Caput gallinaginis LXXXI. 521.
— durch Knickung des Ureters LXX. 498.
—, einseitige LXXI. 268.
—, Nekrose der Nierenpapillen LXIX. 308.
—, partielle bei Bildungsfehler der Ureteren LXX. 490.
Hydropische Flüssigkeiten VI. 572. VII. 330. IX. 245. LXXVIII. 250. 266.
Hydrops, congenitaler XXII. 426.
— bei Beriberi LXXI. 296. 321.
— der Gallenblase XLIII. 289.
— bei Nierenkranken, Ursache desselben LXIX. 137.
— renum cysticus congenitus XLVI. 503. 506.
Hydropsie der Schlundtrommelhöhle XXXVIII 145.
Hydrothorax, Experimentelles LXXV. 483.

Hygieine s. Gesundheitspflege.
Hygroma s. Cysten, Ganglion.
— bursae genu mucosae XCIX. 489.
— bursae mucosae subcoracoideae post. subtendinosae LVI. 427.
— colli LXXVII. 105. LXXVIII. 84.
— cysticum colli congenitum XXXIII. 209. 330.
— — glutaeale congenitum C. 571.
— — perineale congenitum XIII. 411.
— — sacrale congenitum XIII. 187.
— hyo-epiglotticum XXX. 234.
— im Sulcus pectoralis der Regio thoraco-humeralis LXVII. 361.
— retroglenoidale scapulae LXV. 238.
Hymen, Atresie LVII. 143.
Hyperästhesie LXXIII. 273.
Hyperostose s. Osteom.
— des gesammten Skelets XLIII. 83.
Hyperplasie s. Gesicht, Hypertrophie, Riesenwuchs.
— der grauen Hirnsubstanz XXXVIII. 433.
—, knotige der Milz und Leber XXXIII. 48.
Hypertrichosis LXXXI. 567. C. 66. LXXI. 111. LXXIII. 310. 622. LXXVI. 541. C. 66.
— neben angeborner Ichthyosis XCIX. 569.
— universalis XCVI. 357.
Hypertrophie s. Herz, Hyperplasie, Macrosomia, Muskel.
—, angeborne und fortschreitende, der linken Hand LVI. 421.
—, complementäre H. der Niere LIII. 141. LVI. 305. LXXII. 344. LXXVII. 339.
—, varicöse der Ganglienzellen XLVI. 218.
—, — der Nervenfasern LV. 197. 517.
—, — der Axencylinder LXXVIII. 345.
Hypertrophie der Herznerven V. 274.
— der Lymphdrüsen XXI. 439.
— der Milz XXIII. 475.
— der Prostata XXVI. 27.
— der Thymus VIII. 447.
— des Uterus VII. 164. X. 133
— der Zunge VII. 115. 126.
Hypochondrium s. Krebsgeschwülste.
Hypophysis s. Adenom.
— Adenom LVII. 172.
—, Cystenbildung XII. 454.
—, Gummiknoten LXV. 223.
—, Neubildungen LXXV. 444. XC. 539. XCIII. 367.
—, Sarkom XXIV. 551.
—, Structur XXXVIII. 329.
—, Struma LXV. 219. LXVIII. 461.
Hypopyon-Keratitis, Abhängigkeit von Blennorrhoe des Thränensackes LXX. 202.
Hysterie, acute tödtliche IX. 98.
—, Behandlung XC. 220.

I.

Iberische Halbinsel s. Lepra tuberosa.
Ichorrhämie XL. 397.
Ichthyosis s. Hypertrichosis.
—, Epithelwucherungen bei derselben, Haarwechsel LXIX. 417.
— cornea LXXIX. 545.
Icterus s. Galle, Leber.
—, Nachweis von Gallensäuren im Harn XIII. 101. XIV. 310. XXIV. 1. LIII. 417. LXIV. 487. LXXIX. 457. LXXX. 270.
—, hepatogener XXXII. 117. XXXVI. 454. XCV. 125.
— durch Verschluss der Gallenwege XXXIX. 206.
— der Neugebornen XXXV. 360. LXIII. 451. LXXX. 353. LXXXI. 175. LXXXVII. 1. XCV. 133.
— bei Echinococcen der Leber XXXIII. 39.

Icterus bei gelbem Fieber LXXVIII. 178.
— nach Phosphorvergiftung XXXIII. 296. XXXIV. 450.
— typhoides VII. 344. VIII. 147.
—, Histologie der Leber XXXV. 353.
Ileocöcalklappe, Gestalt und Wirkung LXV. 393.
Ileotyphus s. Typhus abdominalis.
Ileus s. Darmverschlingung.
—, Enterotomie XXIII. 118. XLIX. 164.
—, Folge eines Gallensteins XXXVII. 415.
—, Indicanausscheidung bei I. LXX. 80.
— Knoten aus Ileum und der Flexura sigmoides XLVIII. 468.
Iliaca externa, Embolie XLII. 290.
Ileum s. Typhus.
—, Fibroid XIII. 270.
Ilicin XXIV. 304.
Immunität, Entstehung LXXXIV. 87.
— — bei Variola und Scarlatina XCVI. 413.
— durch Vaccination und Syphilisation XII. 486. s. Kuhpockenimpfung.
Impfbarkeit, Kuhpockenlymphe LXI. 140.
— der Tuberculose XL. 142. XLI. 540. XLIV. 129. LI. 290.
— — in das Auge LXXXVIII. 28.
Impfung und Pocken in Würtemberg LIV. 441.
—, Statistik LXX. 229.
—, von Krebs in Punctionskanälen bei carcinomatöser Peritonitis LI. 391.
Impfversuche mit Cholerastoffen III. 29.
Implantation s. Gewebe.
Impression der Schädelbasis LXXX. 449.
Inanition s. Blut.
Incarceration s. Darm.
— einer Ileumschlinge XXXII. 205.
Incarceratio interna XX. 557. LIV. 30. 282. LVI. 271.
— durch Volvulus XXVI. 377.
Inclusionsbildungen s. Foetus in foetu.
Indican s. Darm, Harnblau.
—, Ausscheidung XXVII. 388. LXX. 72.
— — bei einem Falle von Anus praeternaturalis LXXV. 409.
— Gehalt des Harns bei Eiweiss- und Peptonfütterungen LXXV. 151.
Indigobestimmung im Harn LXVIII. 407.
Indigoschwefelsaures Natron zur Darstellung der Kittsubstanz der Endothelien LXVI. 85.
—, — der Epithelien LXIV. 394.
—, — der Saftbahnen des Bindegewebes LXVIII. 740.
— — im Drüsengewebe LXXIII. 257.
— —, im Knochengewebe LXXI. 17.
—, Abscheidung im Muskelgewebe LXXI. 1.
— —, durch die Nieren LXXIX. 392.
— —, in Sehnen LXXV. 112.
Indische Medicin XXX. 251.
Indol, Verhalten zu Bakterien LXXVIII. 68.
—, Umsetzung in Indican LXX. 78.
Induration, braune der Lunge I. 461. LV. 455. LVIII. 126.
—, syphilitische XLV. 117.
Infarct s. Darminfarcte, Hämorrhagischer I., Harnsäure, Nieren.
—, Bilirubin- der Nieren LXIII. 451.
—, embolische, durch collaterale Fluxion LXVIII. 449. LXXI. 40.
— im Gehirn XXIII. 7.
—, Hämoglobin- der Niere nach Transfusion LXII. 313.
—, hämorrhagische bei Leukämie LXVII. 367.
—, — der Lungen, Ursache ihrer Bildung LXV. 99.
— —, Histologie LXXIX. 105. 200.

Infarct der Milz XI. 235.
—, weisser der Placenta XCVI. 439.
Infection, faulige, Terminologie LXVI. 525. LXVII. 618.
—, septische und micrococcische, Exp. LXIX. 329. LXXXIII. 99.
— der Phthisis pulmonum LXXIV. 393.
— mit Tuberkelgift LXXVI. 217.
— -stoff, Verhalten im Verdauungskanal XCIII. 177.
Infectionsgifte, ihre Uebertragung durch Einathmung LXI. 408.
Infectionskrankheiten s. Cholera, Diphtherie, Lepra, Milzbrand, Pocken, Rotz, Syphilis, Tuberculose, Typhus u. s. w.
—, acute, Art u. Weise der Tilgung der Empfänglichkeit dafür LXVII. 92.
—, Veränderungen des Muskelgewebes LXI. 322.
Infectionsprozesse, Theorien LXXIX. 202. 424.
Infusorien s. Cercomonas, Paramaecium, Psorospermien.
— als Intestinalthiere XII. 302.
— im Sputum bei Lungenbrand LXXV. 471.
— im Typhusstuhl LXIV. 293.
Inhalation s. Lungen.
Inhalationstuberculose, experimentelle Beiträge LXXXII. 353.
Injection s. Einspritzung.
— mit elastischen Kathetern XXX. 602.
— der Harnkanälchen XXXI. 153.
— der Nierengefässe XXXI. 153.
—, physiologische XXXI. 186. XXXV. 158.
— mit Silberlösung XXXIII. 370.
—, Technik derselben XXXIX. 180.
Innervation der durch Ueberpflanzen gebildeten Nase s. Nase.
Inoculation s. Impfung.
Inosit, Identität mit Phaseomannit XI. 475.
Inosurie s. Diabetes insipidus.
Insekten s. Schmeissfliege, pflanzlich-parasitische Krankheiten XII. 69.
Insolatio s. Sonnenstich.
Insufficienz, relative der Mitralis LXXVI. 292.
Intercostalmuskeln s. Zwischenrippenmuskeln.
Intercostalräume, systolische Einziehungen LXX. 438.
Intermediärer Stoffwechsel des Fettes XI. 574.
Intermittens s. Fieber, Malaria, Sumpffieber, Wechselfieber.
—, Jod als Heilmittel XLVII. 243.
Interstitielle Entzündungen nach Erkältung LXXIX. 172.
Intestina s. Darm.
Intervertebralknorpel s. Zwischenwirbelscheibe.
Intoxication s. Toxikologie, Vergiftungen.
— putride C. 377.
Intussusception, präsumptive Heilung LIII. 274.
Inversion des Muttermundes VII. 167.
Inunctionskur s. Quecksilber.
Iridochoroiditis chronica XXIV. 557.
Iris s. Accommodation, Auge, Pupille, Syphilis.
—, Bewegung XXX. 481.
—, Chloroformwirkung XXVII. 409.
— Cysten, Experimentelle Studien über I XCIX. 449.
—, Granulationsgeschwulst LX. 33.
— Mangel, angeborner XII. 342.
—, Nerven und Epithel XXVII. 345.
—, Tuberkeln LXXVI. 233.
—, Tumoren LXIX. 100.
—, Wirkungen gewisser Theile des Sonnenspectrums darauf XII. 495.
Irren-Anstalten XLII. 310.
—, Pflege XLII. 419. 545.
Irrenheilkunde s. Geisteskrankheiten, Psychoneurosen.

Irrenschädel LXXXIX. 412. XC. 119.
Irritabilität s. Muskelirritabilität, Reizbarkeit.
Irritable Gewebe der Pflanzen XX. 405.
Isäthionsäure, Wirkung u. Verhalten im thierischen Organismus LXVI. 321.
Ischurie und Hydronephrose bei Vergrösserung des Caput gallinaginis LXXXI. 521.
Island, Echinococcen XXVII. 225.

J.

Jaborandi, Wirkung auf die Milchabsonderung LXVII. 137.
Japan s. Abortus, Aconit, Beriberi.
—, Fluss- oder Ueberschwemmungsfieber LXXVIII. 373. 528.
—, Klinische Beobachtungen über die Krankheiten J. XCIX. 356. L. 522.
Japaner-Schädel LXIX. 382. LXXVIII. 190.
Jejunum s. Divertikel, Sarcom.
Jenner, Medaillen LXXII. 1.
Jochbein, zweigetheiltes s. Japanerschädel.
Jod, Heilmittel gegen Intermittens XLVII. 243.
—, Injection s. Struma.
— in der Luft XIV. 211. XVIII. 371.
— Resorption durch die Haut XI. 295.
— gegen Typhus XXXIII. 517.
— als Untersuchungsmittel XXX. 263.
—, Wirkung grosser Dosen auf den menschlichen Körper XXXV. 12.
Jodblei, arzneiliche Anwendung und Umsetzung LXV. 419. LXXIII. 301.
Jodkalium als Reagens auf Ozon XIV. 210.
—, arzneiliche Wirkungsweise LIX. 459. LXIII. 279. 282.
—, Zerlegung im Organismus LX. 526. LXII. 124.
Jodoform s. Blutkörperchen.
Jodoform, Verhalten der Auswanderung der farblosen Blutzellen LXXXIX. 389.
Journalistik s. Presse.
Joze Dophan LXXX. 494.

K.

Käsige Entzündung bei Schweinen XXVI. 258.
— Metamorphose I. 172. XXXIV. 11. LXXIX. 122.
Kaffëin, Wirkungen XI. 324. 481. XXXI. 436.
Kahnbein, getheiltes LXIX. 391. LXX. 132.
Kaiserschnitt s. Geschichtliches.
— im Talmud LXXX. 494. LXXXIV. 164. LXXXVI. 240. LXXXIX. 377. XCV. 485.
Kak-ke s. Beriberikrankheit.
Kali chloricum, Intoxication durch dasselbe LXXVII. 455.
— hypermanganicum, Wirkung auf Infectiosität von Thränensackeiter LXX. 216.
— nitricum als Antiphlogisticum XI. 225.
— picronitricum als Antiphlogisticum XXV. 410. XXVI. 221. 573.
— Salze, Wirkung derselben XXXIII. 505. XXXV. 450.
— — und Natron-Salze. Einwirkung auf die Muskeln des Darms LXXXIX. 190.
Kaliumeisencyanür, zur Darstellung der Kittsubstanz der Endothelien LXVI. 85.
—, — der Saftbahnen des Bindegewebes LXVIII. 484.
Kalk, Ablagerung im inneren Gehörgang XII. 104.
—, Concretionen in einem Eierstockskrebs LXXIX. 19.
—, Herstammung und Ausscheidung LXXXII. 437.

Kalk-Körper der Tänioiden XI. 82.
—, kohlensaurer im Harn IV. 505. XIX. 236. XX. 435.
— -Metastasen VIII. 103. IX. 618. XIII. 277. LV. 521.
— Metastasen in den Nieren LXXXIII. 508.
—, Nahrung bei Rachitis LXXVII. 299.
— -Salze, krystallinisch in Geschwülsten VI. 561.
— —, Resorption derselben LXXIV. 54.
—, — Schwund in osteomalacischen Knochen LXXX. 438.
— im Trommelfell XXXVI. 286.
Kaltes Fieber s. Fieber, Wechselfieber.
Kammer, feuchte XXXV. 120.
Kankroid s. Cancroid.
Kapsel, innere des Gehirns, Function LXVII. 415.
Katadidymi s. Missbildungen.
Katalytische Erscheinungen, Zusammenhang mit der Allotropie XI. 115.
Katarrh s. Magen.
— I. 251.
Katze s. Sÿmbiotes.
Kehlkopf s. Aphonie, Croup, Glottis, Laryngoskopie, Polypen, Stimmbänder, Syphilis.
—, amyloider Tumor LXV. 273.
—, Anomalie LXXVIII. 106.
—, Athmung XLIX. 387. 541.
—, Colloidcysten LII. 323.
—, Condylome, breite XX. 402.
—, Fistelbildung bei Perichondritis tuberculosa LXXII. 92.
—, Geschwülste desselben XXXVIII. 202.
—, Gichtablagerungen XLIV. 137.
—, Keuchhustenpilze LX. 409.
—, Krebs von den Schleimdrüsen ausgehend LIV. 378.
—, Muskelatrophie bei Phthisis LXXI. 261.
—, Percussion XXIV. 197.
Kehlkopf, Perichondritis laryngea und multiple Fibrosarcomata der Nerven LII. 114.
—, Schleimhautriss LX. 174.
—, Syndesmologie LXVII. 71.
—, Ulceration V. 534. VI. 498.
—, Ventrikelsack, theilweise ausserhalb des K. gelegen LXVII. 361.
Kehlspiegel XVIII. 574.
Keimblatt, drittes im Bereiche des Dottersackes beim Hühnchen LXII. 566.
Keimscheibe bei Doppelbildungen LXXI. 152. LXXIV. 66.
Keimspaltung bei Doppelmonstren LXXI. 145. LXXII. 165. 176. LXXIV. 66.
Keloid VIII. 535. XL. 330.
Keratitis s. Hornhaut.
— LXIV. 423. LXV. 138. 391.
- , circumscripte LXI. 289. LXII. 569.
—, Hypopyon-K., Abhängigkeit von Blennorrhoe des Thränensackes, exp. Unters. LXX. 202.
— nach Durchschneidung des Trigeminus LXV. 69.
—, traumatische LV. 296. LVIII. 362. LIX. 520. LXIV. 113. LXVI. 401. LXXII. 278. 542.
— vasculosa, Capillar-Entwickelung LIV. 1.
Kerne, Bedeutung derselben IX. 42.
—, freie im Froschblut LXXI. 84.
—, Furchungen derselben LIV. 85.
— und Kerntheilung in den Zellen des Knochenmarkes XCIII. 1.
— rother Blutkörper LXXVIII. 1.
—, Schwund durch Fäulniss LXXIX. 95.
—, Spaltbarkeit derselben I. 528.
—, Theilung XI. 89. XIV. 46. LXVII. 523. LXXVII. 1. 191. LXXVIII. 279. LXXX. 125. XCVIII. 501.
—, Wucherung in den Muskeln bei Trichinenkrankheit XXX. 461.

Kerne und Zelltheilung bei acuter Hyperplasie der Lymphdrüsen und der Milz XC. 46.
Keuchhusten, Aetiologie XLIX. 530.
—, Lungenmycose und Heilung LVII. 518.
—, Pilze bei demselben und ihre Entwickelung LX. 409.
Kiefercyste LXXVI. 504.
Kiefergelenk, angeborene knöcherne Anchylose LX. 380.
Kieferknochen s. Defect.
Kiemenbogen s. angeborne Krankheiten, Halskiemenfistel.
— Missbildung im Gebiet des ersten XXX. 221.
Kinder s. Colpitis.
Kinderlähmung s. Lähmung.
— durch encephalomalacische Heerde LII. 103.
—, spinale LXVIII. 128.
Kindersterblichkeit XLIII. 142. XLIV. 376.
—, Ursachen derselben, bes. im Canton Zürich LXVI. 399.
Kindskopf, Abreissung während der Geburt XXX. 599.
Kirrhonose I. 467.
Kittsubstanz der Endothelien LXII. 487. LXVI. 77.
— der Epithelien LXIV. 203. 394.
Klappenfehler s. Aorta, Endocarditis, Herz.
Kleinhirn, Functionen LXVIII. 33.
Klima s. Aegypten, Californien, Dürkheim, Gebirgsklima, Gibraltar, Madeira, Malaga.
Klumpbildungen III. 349. IX. 449. 471.
Knäueldrüsen des Menschen LXI. 77.
Knie s. Gelenke.
Kniegelenk, abnorm grosser Schleimbeutel LXXVIII. 91. 95.
—, sarcomatöse Degeneration XLVI. 500.
Kniephänomen, Beziehung des K. zur Diphtherie XCIX. 393.
Kniescheibe, angeborne Verrenkung nach aussen XLIV. 412.
Knisterrasseln, physiologisches LXXXIII. 559.
Knochen s. Brustbein, Cretinismus, Defect, elastische Fasern, Fractur, Gehörorgan, Gelenk, Howships'sche Lacunen, Kiefer, Kniescheibe, Kopfverletzung, Lendenwirbelsäule, Lunge, Nekrose, Oberkiefer, Osteom, Osteomalacie, Osteoidchondrom, Osteophyten, Perlgeschwülste, Proc. mastoid., Quecksilber, Radius, Rippen, Schädel, Seitenwandbein, Spina bifida, Ulna, Unterkiefer, Wirbel, Zwischenkiefer.
—, Abscheidung des Indigo LXXI. 17.
— -affection, hereditärsyphilitische mit articulärer und periarticulärer Eiterung LXXXIV. 248.
—, Architectur und Wachsthum L. 389. LXI. 417. LXXIV. 323. LXXVII. 301.
—, articulirender am Malleolus ext. XXVII. 205.
— im Auswurf XXX. 377.
—, Betrachtungen über das Os femoris LIX. 237.
— -Bildung s. Callusbildung.
— — aus Bindegewebe LXXX. 489.
— — künstliche XXVI. 78.
— — in der Lunge X. 500. XIII. 105.
—, chemische Natur XIV. 466. XIX. 554. XX. 370.
—, Cysten XXXIV. 246.
—, —, Bildung LXX. 502. LXXVI. 504.
—, — des Kreuzbeins mit fötalem Inhalt LVIII. 509.
—, Degeneration, eigenthümliche XVI 407.
—, Entzündung IV. 301.

Knochen, Erweichung IV. 307. V. 491. LXXX. 495.
—, Faserfettgeschwulst XV. 153.
—, -Gewebe, Bildung in den Muskeln LXXIV. 145. LXXVII. 109. LXXX. 489.
— —, Elasticität XIV. 383.
— — im Penis LX. 1.
—, Körperchen, Isolirbarkeit XIX. 170.
—, mineralische Bestandtheile junger XIV. 466.
—, Myeloplaxen und Knochenresorption LVI. 523. LIX. 202.
—, Proliferation, Metaplasie, Resorption LXXIII. 355. LXXX. 436.
—, Regeneration gebrochener und resecirter XV. 1.
—, — in verschiedenen Altersperioden LIV. 81.
— —, Histogenese C. 293.
—, Structur V. 170.
—, Ursachen, welche die Form der K. bedingen LXXXVII. 262.
—, Vascularisation LXXXII. 95.
—, Verbiegungen XXIV. 512.
—, Verschmelzung XCIV. 23.
—, Vorkommen von Quecksilber darin XVIII. 364.
Knochen-Abnormitäten an der Handwurzel LXXII. 488. 491. LXXIII. 337. LXXVIII. 100.
— Brücke, anomale congenitale über der Sulcus jugularis des Occipitale XCIX. 471.
—, Foramina parietalia, abnorm weite LV. 536.
—, fortsatzartiger, cylindrischer Höcker an der Vorderfläche des Angulus superior der Scapula LVI. 425.
— hakenförmiger Fortsatz am Infraorbitalloche LXXII. 494.
—, Hinterhauptsgrube, mittlere bei einem Verbrecher LII. 560.
Knochen, Knorpel und Knochen im Zwerchfell des Pferdes LV. 283.
—, Nahtbildung, abnorme LXXIII. 121.
—, Os japonicum LXXVIII. 190.
—, Ossiculum intermetatarseum dorsale (Gruber) LXXI. 440.
—, Schaltknochen der Sutura squamosa LXXII. 480.
—, Schläfenschuppe, doppelte LXXII. 486.
—, Stirnfontanellknochen beim Menschen LXIII. 92.
—, Stirnnaht, Persistenz LVIII. 572.
—, Synostosen der Schädelknochen mit Gehirnhernien LVII. 563.
Knochengeschwülste s. Enchondrom, Exostose, Gehirn, Kniegelenk, Osteom, Tibia.
—, Krebs des Atlas und Epistropheus LXVI. 366. LXVIII. 547. LXX. 153.
—, Kropfmetastasen LXVIII. 547. LXX. 153.
—, Myxoma mixtum des Oberschenkels LIV. 166.
— -Neubildung, an der Wand einer Ovariencyste XCVII. 131.
—, pulsirende XLIV. 311.
— -Sarcom, hartes spindelzelliges vom Metacarpus des Daumens LVII. 294.
—, — am Schädel LIV. 285. LVII. 297.
—, — mit tuberkelähnlicher Structur LXXVI. 485.
Knochenkrankheiten s. Anchylosis, Defect, Gehörgang, Gicht, Hyperostosis, Osteomalacie, Rachitis, Scoliose.
—, Affection bei Recurrens LX. 153.
—, Arthritis deformans der beiden Schulter- und Ellenbogengelenke und des linken Hüftgelenkes LV. 217. 253.
—, —, subchondrale Veränderungen LXX. 502.

Knochenkrankheiten, Atrophie der Rippen bei einem Geisteskranken LII. 441.
—, Caries der Wirbel und Degeneration des Rückenmarks LIV. 42.
—, — der Nasen- und Stirnhöhlen bei Ozaena LXXV. 45.
—, Echinococcen im Femur LXXIX. 154. 180.
—, Fistel am Warzenfortsatz XCI. 77.
—, Nekrose VIII. 114.
—, Osteomyelitis maligna LXXVI. 353.
—, Periostitis, primäre infectiöse LXV. 341.
—, Spondylitis LXXXII. 89.
—, Syphilis, hereditäre LV. 367.
—, — der Spongiosa LXI. 229.
—, — Epiphysenablösung LXV. 366.
—, — Erkrankung XV. 237. XLIII. 470. L. 305.
Knochenmark s. Anämie, Kern, Milz.
— LII. 156. LXXX. 385.
—, Amyloid der Gefässe LXXX. 148.
—, Hyperplasie s. Anämie, Leukämie.
— lymphatische Erkrankung bei inneren Krankheiten LVI. 534.
— bei Melanämie LXI. 498.
—, Ossification bei dyskrasisch. Krankheiten LXXVI. 362. LXXVIII. 475.
— Veränderung bei Spondylitis LXXXII. 103.
—, Zinnober in demselben XLVIII. 34. 308.
Knochenwachsthum V. 418. XIII. 323. XXIV. 512. LXI. 44. 417. LXII. 268.
—, celluläres und intercelluläres XLIX. 237.
—, interstitielles XCIX. 1.
—, intrauterines der Diaphysen XLV. 77.
—, pathologisches der Schädelbasis LXXX. 453.
—, Terminologie LXIV. 140. 144.
Knötchen im Schweinefleisch XLIII. 524. 548.
Knorpel s. Enchondrom, Gelenkkrankheiten, Gicht.
—, Altersveränderungen IX. 311.
—, amyloide Degeneration VIII. 364.
—, Beobachtungen am lebenden K. LXXV. 185.
—, chemische Natur XIX. 554. XX. 370
—, Eiterung LXXX. 105.
—, Entzündung IV. 289.
—, Exostosen, multiple s. Exostose.
—, hyaliner, Histologie LXVII. 75.
—, — Reaction auf Entzündungsreize LXVII. 80.
— in einem Ovarialkystom LXXV. 338.
— im Penis LX. 1.
— im Zwerchfell des Pferdes LV. 283.
—, Ochronose XXXVII. 212.
—, Osteochondritis syph. L. 305.
—, Perichondritis laryngea und multiple Fibrosarcome der Nerven LII. 114.
—, Pigmentirung LXXII. 110.
—, Structur V. 170. VII. 299.
—, Veränderungen bei Synovitis und Caries LXXIII. 461.
— Wachsthum VI. 412. XIV. 51.
—, —, pathologisches bei angeborenen Verrenkungen LXXIV. 6.
Knorpelkörperchen, Isolirbarkeit XVIII. 170.
Kochsalz s. Chlornatrium.
— Ausscheidung bei Diabetes XIII. 462.
— Infusion, Einfluss auf den verbluteten Organismus XCIII. 114.
Köcken s. Koppen.
Körnchenzellen, Entstehung derselben I. 20. 142. s. Fett.
Körnerschicht s. Netzhaut.
Körper, Bestimmungen von K.-Länge und Gewicht LXXXV. 177.

Körper, freie, der Bauchhöhle XLVII. 400.
—, — der Gelenke s. Gelenkkörper.
—, — der serösen Höhlen VI. 326.
Körpergewicht bei Schwangeren, Gebärenden, Wöchnerinnen XXV. 189.
Körpertemperatur, bei Abkühlung der Haut L. 354.
— bei Transfusion gesunden Blutes XLI. 542. XLIII. 549.
—, bei Unterdrückung der Hautperspiration LXIV. 15.
— in den Aachener Thermen XLIII. 60.
Kohle, als Lungenpigment XXXV. 178. 186. XXXIX. 442.
Kohlendunst - Vergiftung s. Kohlenoxyd.
Kohlenhydrate, Verhalten zur Glycogenbildung in der Leber LXI. 361.
Kohlenoxyd s. Blut.
—, Ausscheidung aus dem Blut XXXIV. 439.
—, Einwirkung auf das Hämatoglobulin XI. 288. XIII. 104. XV. 389.
—, Erkennung desselben im Blut XXXIV. 244.
—, Umwandlung derselben im Organismus XXXVI. 482.
— Vergiftung XXX. 525. XXXIX. 574. XIV. 190.
— —, Einfluss auf den Stickstoffumsatz LXVIII. 297.
— Wirkung auf den thierischen Organismus XXXII. 450.
Kohlenoxydsulfid, die giftigen Wirkungen desselben LIII. 370.
Kohlensäure, Ausscheidung, verminderte bei Einwirkung erhöhter Temperaturen LXX. 19.
—, — im Fieber LXXVI. 139.
—, Gehalt der Exspirationsluft bei künstlichem Hydrothorax LXXV. 483.
—, Wirkung auf die Blutfarbe XXIX. 8.
Kohlenstaub, Inhalation LXXII. 14. LXXIII. 151.
Kolpohyperplasis cystica XCIII. 204.
Kommabacillus bei Cholera XCIX. 148.
Kopfbedeckung der Homerischen Helden LXVIII. 381.
Kopfknochenleitung XXV. 339.
Kopfschwarte s. Alopecia, Haare.
— Cholesteatom XIII. 46.
Kopfverletzung XXII. 39. XXX. 569.
Koppen bei dem Menschen XXIV. 286. XXVI. 33.
—, der Pferde XXVI. 33.
Kothstein, Entstehung, innerer Bau und chemische Zusammensetzung XC. 73.
Kothverschluss, nach Liernur XCIV. 362.
Krätze s. Psora, Scabies.
—, Borken- XIX. 1.
—, Entdecker und Naturgeschichte der Milben XIX. 238. LV. 330.
Kraft, Erhaltung XII. 119.
Kraftsinn LXXVII. 134.
Krampf, s. Bewegungen, Epilepsie, Gefässe, Koppen, Neurosen, Niesekrampf.
—, allgemeiner, vom Pons und der Medulla oblongata ausgehend XLIV. 1.
—, clonischer XLIX. 267.
Krankenhaus s. Aussatzhaus, Baracken, Spitäler.
—, Züricher, Bericht XII. 466.
Krankenpflege im Mittelalter XXV. 52.
Krankheit und Sünde LII. 301.
Krankheitsheerde IV. 375.
Krankheitswesen und -Ursachen LXXIX. 1. 185.
Kranzarterien, anomaler Verlauf XLI. 260.
, Blutzufuhr zum Herzen XXIII. 190.
—, Erkrankung. Einfluss auf Herz und chronische Myocarditis LXXXIX. 236.

Kranzarterien-Verschliessung, Folgen für das Herz LXXXV. 503. LXXXVI. 539.
Kreatin XIV. 206. 213.
Kreatinin im Harn XLVIII. 358.
— Ausscheidung bei Diabetes mellitus u. insipidus LXVIII. 422.
—, salzsaures in Verbindung mit Goldchlorid XLV. 95.
Krebs s. Brust, Cancroid, Carcinom, Darm, Corpus callosum, Leber, Magen, Skirrhus.
Kreislauf s. Blutkreislauf.
—, Störung bei Warmblütern LXXIV. 360.
—, — durch Amylnitrit LXXV. 301.
— — in der Froschlunge, experimentell LXI. 36.
— — als Ursache für Lungenödem LXXII. 397.
Kreislauforgane s. Arterien, Circulation, Herz, Venen.
Kresol, Verhalten zu Bakterien LXXVIII. 71.
Kreuzbein s. Geschwülste.
—, Geschwülste mit fötalem Inhalt LVIII. 509.
Krieg und Wissenschaft LI. 1.
Kriegslazarette von 1792—1815. XCVI. 504.
Kriegsstrapazen, Ursache von Hypertrophie und Dilatation des Herzens LVII. 215.
Kriegstyphus LII. 1.
Krisen bei Febris recurrens XLIX. 127.
Kropf s. Struma.
Krümmung der Wirbelsäule, ihre physiologische Entstehung LVII. 481.
Krystalle s. Arragonit, Bilirubin, Blutkrystalle, Cholestearin, Eiweisskrystalle, Hämatoïdin, Hämin, Hämoglobin, Oxalsäure, Tyrosin.
— bei Asthma LIV. 324.
— im Froschblut LXXI. 99.
— bei Leukämie LXXVIII. 364. 481.
Krystalle von oxalsaurem Kalk LXXVIII. 212. 241.
Kugel (Blei), 40 Jahre in den Lungen XVI. 206.
Kuhpocken, ungleichzeitige Entwickelung gleichzeitig geimpfter LXIV. 294.
— -Lymphe, Schutzkraft der wirklichen LXI. 140.
Kuhpockenimpfung, Uebertragbarkeit der Syphilis XXII. 285.
Kurzsichtigkeit XLVI. 448.
Kyphose der Schädelwirbel LXXX. 457.
Kystom s. Cystom, Leber.
— des Eierstocks, Mikroskopisches XLIX. 298. LXXIX. 375.
— — malignes bei Androgynie LXXV. 329.
— des Unterkiefers LXXVI. 504.

L.

Labyrinth s. Gehörorgan, Ohr.
—, häutiges im Ohr des Menschen XXVIII. 227.
Labferment, Vorkommen im Magen XCVII. 260.
Lähme s. Fohlenlähme, Rachitis.
Lähmung s. Nerven, Nervencentra, Rückenmark, Stimmband.
— durch Blitz s. Blitz.
— nach Diphtheritis XXV. 114. XXVIII. 489. LXXXV. 181.
— nach Embolie V. 189.
— der Gehirnnerven XIII. 210. 376.
— als Ursache der Gelenkverkrümmungen III. 384. IX. 471.
— der Glottiserweiterer, Diagnose und Behandlung LXVII. 71.
—, Kinderlähmung, essentielle XVII. 177.
—, — spinale LVIII. 263.
—, — nach Encephalomalacie LII. 103.

Lähmung, motorische durch Zerstörung bestimmter Stellen der Grosshirnhemisphären LVII. 198.
— durch Oxalsäurevergiftung LXXVIII. 225.
—, Paraplegie mit tödtlichem Ausgang XIX. 452.
—, periphérische u. spinale LXXVIII. 267.
— des Radialis, differentielle Diagnostik LIV. 267.
— durch Schnupftabak XI. 209.
—, syphilitische XXV. 151.
— des Tastsinns XXIII. 571.
— des Vagus LIX. 51.
Länge, abnorme mit Verbiegung des Proc. styloides des Schläfenbeins, seine practische Bedeutung LI. 140.
Längeninsufficienz der bi- und polyarthrodialen Muskeln XLVI. 37.
Lagerungsanomalie des Darms XXXII. 94.
Lamina spiralis s. Gehörschnecke.
Landolfi's Mittel VIII. 133.
Laryngoskopie s. Kehlkopfspiegel.
— XXIII. 587. XXXIV. 459.
—, Historisches XXII. 562. XXIII. 445.
Laryngoskopische Untersuchungsmethoden LXIX. 146.
Larynx s. Glottis, Kehlkopf, Stimmband.
— Erkrankungen XXIV. 429.
Lateralsclerose LXX. 241. 293. LXXI. 115. 514.
Laufknoten im Streifenhügel LVII. 209. LX. 135.
Leben der Zellen und des Zellenstaates LXXIX. 197.
Lebensfähigkeit einzelner Organe LXXX. 100.
Lebensende, unmittelbar mit demselben beginnende Todtenstarre LI. 558.
Leber s. Adenom, Amyloid, Angiom, Argyria, cavernöse Geschwulst, Cysten, Echinococcus, Fett, Galle, Gallengang, Geschwulst, Glycerin, Icterus, Krebs, Leukämie, Pigmentleber, Phosphor, Pylephlebitis, Toluylendiamin, Vivianit.
Leber, Amyloid VIII. 368. LXXII. 506. LXXX. 148. LXXXIV. 570.
—, Anatomie bei Phosphorvergiftung, XXXIII. 432.
— Anatomie und Physiologie XVIII. 374. XXXV. 153. XXXIX. 70.
—, Anfänge der Gallengefässe XXVII. 505. XCIX. 512.
—, Anomalie des rechten Lappens LI. 355.
—, Atrophie, acute VI. 129. VII. 344. VIII. 147. 355. XII. 353. XIV. 204. XCI. 334.
—, —, — gelbe LXX. 421.
—, —, — Bakterien LIX. 153.
—, —, Chemische Kenntniss LVIII. 394.
—, bacilläre Nekrose C. 23.
—, Bakterien mit Pseudomelanose XLIII. 533.
—, — in der frischen Leber LX. 453.
—, — in der Pfortader LXXIV. 33.
—, Bilirubinkrystalle im Blut und den Geweben LXIII. 458. LXXX. 367.
—, Circulationsstörungen LXVII. 153.
— Cirrhose LXXV. 85. LXXIX. 369. LXXX. 396.
— —, Bauchwassersucht bei derselben (Chemisches) LXXVIII. 259.
— — Behandlung LXXXIV. 567.
— — durch Alkohol LXXXV. 172.
— Cyste mit Flimmerepithel XI. 466. XXXV. 478. LXXXIV. 425.
— Cystin im Typhus X. 228.
— doppelte Nebenleber LXXXII. 471.
— Echinococcus I. 427. X. 206. XXX. 471. XXXVI. 272. LXXIX. 144.
— — multilocularis XIV. 371. XXXIII. 16. LXXV. 89. LXXXIII. 41.

Leber, Eisengehalt in L. und Milz nach verschiedenen Krankheiten LXXXV. 26.
—, Eiterheerde, embolische bei Ulcerationen d. Darmschleimhaut LII. 153.
—, — — bei Gastritis phlegm. XLV. 39.
— Entzündung und Abscesse IV. 314.
—, —, traumat. LXIII. 189.
—, Fettdegeneration LXXIV. 268.
—, — bei Einwirkung erhöhter Temperaturen LXX. 10.
— Fettinfiltration I. 151. VII. 562. XI. 574.
— Fermente XXVIII. 241.
—, Glycogen XXXIV. 79. LXI. 343.
—, Hepatitis parenchymatosa acuta, fieberloser Verlauf und Genesung XLIII. 291.
—, — beim gelben Fieber LXXVIII. 171.
— Hämorrhagie XXIII. 162.
— Histologie XCVII. 142.
—, — pathologische XXXV. 553.
—, Hyperplasie, multiple, knotige XXXIII. 48.
—, Krankheiten XII. 538.
— in d. Länge congenital vergrössert LXXXII. 475.
— Leucin- und Tyrosinabscheidung VIII. 355.
—, Nerven LXIII. 412.
—, pathologisch-anatomische Veränderung mit Hämoglobinurie oder Icterus XCVIII. 460.
—, Pigment bei Morbus maculosus Werlhofii LXXIX. 492. 506.
—, Psorospermienknoten beim Kaninchen XLIII. 512. 548.
—, seltene Formanomalie XXXIV. 103.
—, specifisches Gewicht LXXXII. 1.
—, Structur der normalen und pathologischen XLIII. 1.
—, Tuberculose, localisirte LXVI. 113. LXXXII. 377.
Leber, Veränderungen bei künstlicher Verstopfung der Pfortader LXII. 195.
—, Verschluss der Gallenwege XXXVI. 454. XXXIX. 206. XLII. 218. XLIII 296. XCIX. 130.
—, Wundheilung LXXVIII. 437.
—, Zellen, mikrochemisches Verhalten LVI. 201.
—, Zinnober in derselben XLVIII. 22. 310.
—, Zuckerbildung XI. 395. XVII. 202.
—, Zwischengewebe XXI. 585. XXIX. 172.
Lebergeschwülste, Adenom XXXIX. 193. XLIII. 1.
—, Bindegewebsgeschwulst XV. 168.
—, Carcinom LVI. 448. LXVII. 500. LXXX. 269.
— —, Entstehungsweise XLVIII. 524.
—, Entwicklung des primären C. 139.
—, cavernöse Geschwülste VI. 525. VIII. 126. LXXV. 273.
— Gallertkrebs IV. 400. XV. 352.
—, Histogenese LI. 208.
—, Kystom, metastatisches LXXV. 341.
—, Myosarcom, secundär vom Magen LXVII. 227.
—, Wurmknoten XLIV. 202.
Leichen, Mittel zur Conservation XV. 172.
— -Oeffnungen, Bericht über 145. XVII. 343.
Leimsubstanzen s. Bindegewebe, Knochen, Knorpel.
—, Circumpolarisationsverhältnisse XII. 480.
Leistenkanal, Cryptorchismus spurius LXXV. 338.
Leistungsfähigkeit, psychische der Geisteskranken LIX. 427.
Leitung, motorische, verlangsamt XLVI. 476.
Lendenwirbelsäule s. Scoliose.
—, Haltung XLIII. 145.

Leonicenus Nikolaus XCV. 273.
Lepra s. Aussatz, Elephantiasis.
— Aetiologie LXXXIV. 514.
— anaesthetica in Japan LXVII. 146.
— Anatomie, pathologische LVII. 455.
—, Bacillen LXXIX. 32. 208. XC. 542. XCVII. 170.
— Behandlung LXXXV. 567.
— auf der iberischen Halbinsel LXXXIV. 417.
— in Jerusalem L. 453.
— in Samoa LXXII. 419.
— in Spanien LXXII. 446.
— tuberosa XVI. 176.
— Uebertragungsversuche auf Thiere XCII. 20. LXXXVIII. 282.
— unter der Zulu-Bevölkerung der Natal-Colonie LXXXIX. 187.
— Veränderungen der Lymphdrüsen LXXXI. 507.
Leproserien s. Aussatzhaus.
Leptomeningitis tuberc. cerebrospinalis LXVIII. 111.
Leptothrix s. Haut, Pilze.
— in pseudodiphtheritischer Membran XXXVI. 160.
Leptus autumnalis LII. 255. LV. 354.
Leucin s. Leber, Magen, Milz.
— im normalen Körper VII. 520. VIII. 355. XXXVI. 1.
Leucocyten s. Blutkörperchen, farblose.
Leucopathia, angeborner Pigmentmangel bei einem Negerkinde LXXI. 432.
Leukämie, s. Adenie, Pseudoleukämie.
— I. 563. II. 507. III. 570. V. 43. 376. 391. VI. 427. VII. 174. 565. VIII. 289. 353. XII. 37. XVI. 368. XVII. 494. XX. 552. XXX. 370. XXXV. 214. LI. 399. LXVII. 367. LXXXIII. 124.
—, Aetiologie LVI. 14.
—, Blut und Harnanalyse XXV. 142.
Leukämie, chemische Beschaffenheit der Transsudate XXXVII. 43.
—, chemische Untersuchung von Leber und Milz LXXXI. 166.
— — — von Organen LXXXIV. 561.
— bei Hausthieren LIX. 341.
—, Harnanalyse XLIII. 196. LII. 58.
—, Infiltration der Nieren LXXX. 475.
—, intermittirende LXXIII. 70.
—, lymphatische XX. 399. LXXV. 543.
— bei einer Maus LXXII. 108.
—, myelogene, Symptomatologie LVII. 532.
—, —, Hyperplasie des Knochenmarkes LII. 305. LXVII. 367. LXXVIII. 475.
— Natur der secundären leukämischen Bildungen XCIX. 378.
—, Netzhautentzündung bei derselben XLIX. 441.
—, Neubildungen in Leber und Nieren XIV. 483.
— — in Lunge und Darm XXXVII. 163.
—, Pharyngitis und Stomatitis bei derselben XLII. 444.
—, Tumorenbildung im Gehirn und Rückenmark LXXVIII. 362.
—, Verhalten des Stoffwechsels L. 174.
Levulose, Aufbewahrungsmittel für mikroskopische Präparate LXXI. 128.
Lexicon, biographisches hervorragender Aerzte XCV. 547.
Lichen tropicus LXXI. 431.
Lienin s. Leucin.
— VI. 565.
Ligament. ciliare s. Annulus ciliaris.
Ligamentum latum s. Nebennieren, Parametritis.
Ligatur s. Arterienstämme.
—, abgeschnürte in der Bauchhöhle, weitere Schicksale XLIV. 69.
— der Arterie bei Elephantiasis XLVI. 328.
Limitans s. Membrana limitans.

Linse bei Albuminurie X. 184.
— bei Diabetes VI. 561.
—, pathol. Anatomie XXXII. 45.
— Trübung s. Cataract.
Linsenkapsel, verändertes Epithel XXIV. 557.
Linsenkern, Folgen seiner Zerstörung LVII. 206. LX. 129.
Lipom s. Myxoma lipomatodes.
— XII. 205. XLVII. 178. 472.
— congenitum compositum linguae L. 482.
— des Herzens X. 215.
— der Hypophysis LXXV. 446.
—, infectiöses XLI. 534.
— multiple am Rücken XL. 353.
— myxomatodes teleangiectaticum des Oberschenkels XXXVIII. 560.
— der Niere XCIII. 39.
— im Plexus choroideus XIV. 385.
— der Stirn LXXVII. 101.
— in den Tropen LXXI. 433.
—, verkalktes XXXII. 395.
Lipomatosis luxurians s. Muskel.
Liposarcom LXXIX. 561.
Lippe s. Cheilitis.
—, Colloidcyste LVIII. 140.
—, Myxadenitis L. 142.
Lippenkrebs, geographische Verbreitung XXV. 600. s. Cancroid.
Liquor ferri sesquichlorat., Injection in varicöse Venen XXX. 1.
Liquor Villati, Tod nach Einspritzung XLI. 24.
Lithion s. Gicht.
Lochialsecret, physiologisches Verhalten XXI. 314.
Logik der Thatsachen XVI. 400.
Lotter, Stammbaum der Familie LXXX. 191.
Luft s. Atmosphäre, Ventilation.
— im Blut bei Wasserstoffsuperoxyd LXXIII. 28. 37.
—, Jod in der atmosphärischen XIV. 211. XVIII. 371.
Luft als Trägerin von Keimen LXXIX. 424.
— in Wohnungen XIV. 206. XV. 159. XVI. 192.
Luftdouche, Anwendung in der Ohrenheilkunde LXX. 447.
Luftdruck, Einfluss des erniedrigten L. auf das Rückenmark LXXIX. 124.
—, — des veränderten auf den menschlichen Organismus XIX. 492.
Luftröhre s. Croup, Diphtheritis, Trachea.
—, Adenom der Schleimhaut beim Tiger LVII. 537.
—, Bildung der Eiterzellen und Veränderungen der Membrana propria bei Entzündungen LXVIII. 611.
—, Krebs LIII. 470.
Luftwege s. Bronchien, Flimmerung, Kehlkopf, Larynx, Trachea.
— fremder Körper XXVI. 220.
Lunge s. Auscultation, Blutdruck, Croup, Defect, Percussion, Pneumonie, Respiration, Sputa, Syphilis.
—, Abscess mit Hautemphysem LIV. 278.
—, acute Atrophie XI. 275.
—, Asthma, Bronchial-, Krystalle LIV. 324.
—, Atelektase, erworbene XI. 240.
—, Atresie des linken Bronchus XXXVIII. 172.
—, Atrophie, angeborne primäre L. 633.
—, blasige Missbildung s. angeb. Krankh.
—, Blutresorption von den Bronchien LXXI. 414.
—, Blutungen, experimentelle Untersuchungen LI. 552. LV. 165.
—, Brand VII. 153.
—, —, Infusorien im Sputum LXXV. 471.
—, Bronchiectasie XIX. 94. 241.

Lunge, Bronchopneumonie durch eingekeiltes Knochenstück XIX. 550.
— Capacität XIV. 213.
— —, Zunahme bei Anwendung verdichteter Luft XXXIII. 126.
— Capillarektasie XVI. 559. XXV. 183.
— Carnificatio LXXXII. 317.
—, Caverne mit einem Oesophaguscancroid communicirend LI. 407.
—, — nach Impfung mit peritonäalen Tuberkeln XLI. 540.
— — bei einem 17 Wochen alten Kinde XVI. 539.
—, Corpora amylacea IX. 613. X. 201. 507. XXXVIII. 536. LXXII. 119.
—, Cyanose aus Lungenleiden XVI. 78.
—, Durchlässigkeit der Froschlunge für Farbstoffe LXXV. 199.
—, Echinococcen LXXIX. 149.
—, Embolie bei phlegmonöser Gastritis XLV. 39.
—, —, Folgen LXV. 99.
—, Emphysem, intrauterines XVI. 535.
—, Emphysem, pathologisch-anatomische Veränderungen der Lungengefässe LIII. 466.
— Enchondrom XIII. 106.
—, Entzündung, Behandlung XV. 210.
— — durch Strictur des Oesophagus s. Oesophagus.
— Epithel I. 45. 145. XXIV. 503. 603. XXVI. 459. XXVII. 396. XXIX. 177. XXXIII. 264. XXXV. 165. XXXVI. 335.
— Erkrankungen durch Sputa phthisischer Individuen bei Hunden XCVI. 366.
— — in Zürich XIII. 172.
—, fötaler Zustand bei Neugeborenen, die nach der Geburt lebten und schrieen LXVI. 395.
—, Gaswechsel, Wirkung des behinderten auf den Eiweisszerfall LXVII. 283.
Lunge, Gaswechsel, Wirkung auf den Harn LXX. 56. LXXIV. 201.
— beim Gelbfieber LXXVIII. 173.
— Harnsäure VII. 168.
— Hepatisation, weisse I. 146.
— Histologie XXVI. 459. XXVIII. 433. XXXVI. 325. LXVI. 12.
—, Hydrothorax, künstlicher LXXV. 483.
—, Hyperplasie des Muskelgewebes LXXII. 96.
—, Induration, braune s. Induration.
—, — mit croupöser Entzündung der Lunge LV. 455.
—, Infarcte LXV. 99. LXXIX. 109. 200.
—, inhalirte Substanzen, Wirkung LXXII. 14. LXXIII. 151. 524.
—, Kreislauf LXXIII. 476.
—, — beim Frosch LXI. 21.
—, Knochenbildung VIII. 105. X. 500. XIII. 105.
—, Koniosis XLVIII. 326.
—, Kugel darin eingeschlossen s. Kugel.
—, lymphatisches Gewebe in denselben LXXX. 315.
—, Mycosis s. Aspergillus, Mycosis, Pneumonomycosis, Sarcine.
—, — bei Keuchhusten LVII. 518.
— — durch Soor LXX. 546.
—, Nervenendigung XXVIII. 433.
— Oedem LXXII. 375. LXXIX. 361. XCI. 568.
— Pigment I. 461. XXXV. 178. 186.
— — experimentell dargest. XXXIX. 442.
— Schwindsucht s. Tuberkel. XI. 120. XV. 176. XXXIV. 11.
— — und chron. Pneumonie, experimentelle Untersuchungen LXVIII. 325.
— — und Miliartuberculose XCVIII. 91.

Lunge, Steine, käsige in derselben bei Schildkröten XLVIII. 187.
—, Syphilis XV. 310. LVII. 421. LXXV. 162. 184. LXXXII. 516.
—, Venen, Communication mit der Pfortader XLII. 449.
— Veränderung des Epithels bei künstlichen pneumonischen Prozessen LXXXII. 238.
—, — nach Durchschneidung des Va gus IX. 197. 437.
—, Verkalkung VIII. 104. IX. 618.
—, vierlappige rechte LXXXI. 475.
—, Vivianit X. 201.
—, Zinnober im Gewebe XLVIII. 326.
Lungenaffectionen bei Masern XXI. 65.
Lungenarterie s. Arterien, Embolie.
—, angeb. Enge oder Verschluss XII. 497.
—, Veränderung bei Phthisis LXXVII. 69.
—, Verstopfung X. 225. XVII. 474. XVIII. 537. XX. 551.
Lungengeschwülste, Adenosarcom, papilläres LXXXV. 559.
— Carcinom XI. 179. XXXVI. 477. XXXVIII. 497. LVI. 437.
— Geschwülste, Enchondroma XIII. 106.
— — osteoides mixtum mit Amyloidentartung LXIX. 404.
— Dermoidcyste XX. 42.
—, Epitheliom XLIX. 51.
—, Kropfmetastasen LXVIII. 547.
—, Myxome, metastatische LIV. 166.
—, Tuberkeln, Histogenese XLI. 155.
—, — durch Fütterung LXXVI. 228.
—, — der Lungenvenen LXXVII. 279.
—, —, miliare bei einem Affen LII. 434.
—, —, Verhalten der Blutgefässe LXXVI. 243.
Lungenphthisis s. Lunge, Perlsucht, Phthise, Tuberkel.
Lungenseuche des Rindviehs VI. 89. XXXVIII. 326.
Lungentonus XXI. 246.
Lupus VI. 174.
— als locale Tuberculose LX. 14.
— anat. Unters. LXV. 300.
— der Conjunctiva LXXXII. 397. LXXXIV. 183.
— historische Notiz XXXII. 139.
— lupöse Verkrümmungen der Finger LIII. 344. XCIV. 218.
— und Tuberculose LXXXIV. 415.
Luxation s. angeb. Krankheiten, Atlas, Einrichtung, Hüftgelenk, Verrenkung.
Lymphadenoma cavernosum (Makroglossie) LIV. 319.
Lymphangiectasie, mit Lymphorrhagie XC. 350.
— bei perniciöser Anämie LXXIX. 390.
Lymphangioma cavernosum cysticum congenitum XLVI. 497.
— der Haut mit verkalktem Inhalt XCI. 371.
— der linken obern Extremität XCIII. 343.
Lymphatisches Gewebe s. Leukämie, Mandeln.
— in den Lungen LXXX. 315.
— Räume des Ohrs LXXVII. 207.
— Wucherungen nach Diphtheritis LIV. 254.
Lymphbahnen, Bildung, secundäre in Fibrosarcom d. Lymphdrüsen LXIX. 254.
— der Lungenalveolen LXXII. 34.
Lymphdrüsen s. Adenie, Kern, Lepra tuberosa, Leukämie.
— XIV. 48. XX. 306.
—, amyloide Degeneration VIII. 366. LXXX. 138.
—, Anatomie, normale und pathologische LVI. 280.
—, Einfluss auf Hämatose I. 571. V. 43.

Lymphdrüsen, hyaline Entartung LXXVIII. 25.
—, Hyperplasie I. 570.
—, pathologische Histologie XXI. 423.
—, Pigmentinfiltration LXXXI. 381.
—, Pigmentirung bei Morbus maculosus Werlhofii LXXIX. 492.
—, Sarcom LXIX. 245.
—, Schwellung beim japanischen Flussfieber LXXVIII. 381. 391.
—, Tuberculose LXXVI. 222.
—, Verhalten bei der Resorption von Blutextravasaten LVI. 269.
—, Zinnober in denselben XLVIII. 29. 322.
Lymphe s. Gallussäure.
—, Chemie derselben XXXVII 55.
—, historische Notiz von der Schutzkraft der Vaccine LV. 251.
—, Organismen in der Pockenlymphe LV. 229.
Lymphgefässe s. Darm, Lymphwege.
—, Anfang in den serösen Häuten XLIV. 37.
—, Beziehungen zu den Saftkanälen LXII. 157. LXV. 284.
— des Darmes XXXIII. 340.
— der Dura mater XLVII. 218.
—, Ectasie VII. 130.
— Entwicklung im Rückenmark LXIV. 453.
— des Herzens XXXVII. 124.
— Histologie des Endothels LXII. 178.
— im Hoden XXVIII. 370.
— Thrombose bei Brustkrebs LXXV. 547.
— Ursprung derselben XXXV. 174.
—, Verhalten bei der Entzündung XLIV. 385.
—, — bei Cancroid XLV. 490. 547.
Lymphkörperchen I. 533.
Lymphom der Milz LXXXV. 565.
Lymphorrhagie s. Lymphangiectasie.
Lymphosarcom, malignes (Pseudoleukämie) LIV. 509.
Lymphstrom bei der Entzündung LXIX. 516.
— bei hydrämischer Plethora LXIX. 122.
— experimentelle Untersuchungen XXII. 526.
Lymphwege der Peyer'schen Haufen beim Menschen XXVI. 344.
— der Trachomdrüsen XXVI. 431.
Lyssa VII. 170. 571. XLVII. 155.
— anatomische Veränderungen der Speicheldrüsen bei L. der Hunde und Menschen LXXXVII. 89.
—, pathologische Anatomie LV. 285. LXIV. 557. LXXII. 425.
—, pathologische Veränderungen des Rückenmarks und Gehirns der Hunde bei L. LXXXV. 445.

M.

Macroglossie VII. 115. 126. LIV. 319.
Maden, lebende im Magen als Krankheitsursache XXXVI. 300.
Madurafuss XXVII. 98.
Magen s. Alkohol, Balggeschwulst, Carcinom, Embolie, Gastritis, Labferment, Maden, Mycose, Sarcine, Vagus.
—, Antrum cardiacum des menschlichen XI. 427.
— Bleivergiftung XC. 455.
— Cylinderepithel-Cancroid der Schleimhaut XIV. 91.
— Drüsen VII. 158.
—, Erweichung u. Durchbruch XLIV. 352.
—, Erweiterung, acute XLIII. 295.
—, Geschwür, corrosives V. 363. XVIII. 476.
— — rundes, Experimentelles XLV. 300.
— — tuberculöses LXVII. 615.
— — durch Fütterung mit Perlknoten LXXVI. 223.

Magen Katarrh VII. 158.
— Krebsmetastase XXXVIII. 142. LXVII. 513. LXXXVI. 159.
—, künstliche Oeffnung durch Gastrotomie VI. 350.
—, Lage und Bewegung LXXXVI. 176. 368.
—, Lage des M. und Beziehungen von Form und Function LXXXVII. 69.
—, Milchsäure u. Leucin XC. 333.
— Myosarcom LXVII. 227.
— Schleimhaut, Pathologie XVI. 566.
— —, multiple Nekrosen XXX. 366.
—, Veränderungen bei Arsenikvergiftung LXXXIII. 1.
—, Veränderungen des Rohrzuckers im M. LXXXVIII. 222.
—, Vereiterung d. Submucosa XXXIII. 306.
—, Verhältniss der productiv entzündlichen Prozesse zu den ulcerösen XCIV. 542.
—, Verkalkung der Schleimhaut VII. 160. VIII. 104. IX. 618.
—, Vorkommen von Labfermenten im M. XCVII. 260.
Magnet, Wirkung bei Lähmung durch Blitzschlag LXXX. 351.
Makrobiotik in Griechenland LXVI. 522. LXX. 159. LXXV. 177. XCVI. 475.
Makrodactylie LVI. 416.
Makroglossie s. Macroglossie.
Makrosomia XLVI. 353.
Malaga, klimatischer Kurort XXXIX. 617.
Malaria s. Bacillus, Encephalitis, Erweichung, Melanämie, Osteomalacie.
—, Aetiologie LXXXVIII. 104.
—, Infection XXX. 273. XXXIX. 14. LXXVIII. 157. LXXXIV. 13.
— —, Theorien derselben LXXIX. 202.
— Therapie XLVII. 243.
Malaria Epidemie in den Elbmarschen XLVI. 316.
— in Costarica XLIII. 315.
— in Finland LXV. 513.
— in Japan LXXVIII. 373. 528.
—, Pigmentbildung LXXI. 256. 430.
—, Verhältniss zur Lungenschwindsucht XLI. 239.
Malleus humidus s. Rotz.
Malpighische Körper s. Milz.
Malum senile s. Gelenke.
— IV. 289. V. 132.
Malz, Diastase XXVIII. 241.
Mamma s. Adenom, Brust, Cystofibrom, Cystosarcom, Fibrom, Geschwülste, Milchdrüse, Myxom.
Mandel und Balgdrüsen XCVII. 211.
Mangel s. Defect.
Mania s. Geisteskrankheiten.
— instinctiva XX. 524.
— transitoria VIII. 192.
Mannit, Umwandlung in Zucker XIII. 110.
Markscheiden der Nervenfasern, ihre Bedeutung LXVII. 27.
Markschwamm s. Carcinom.
Markstoff s. Myelin.
Masern, Contagium I. 492.
— -Epidemie in Kiel XXI. 65. 129.
—, hämorrhagische XIV. 64.
—, Stomatitis VII. 77.
Mastdarm s. Anus.
— Verschliessung XVIII. 173.
Maus s. Favus.
Meatus auditorius s. Gehörgang.
Meatus auditorius ext., Bau und Verknöcherung XXIX. 472.
Mechanik des Sitzens XXXVIII. 15.
Mechanische Erregbarkeit gelähmter Muskeln XLI. 301.
Meconsäure, physiologische Wirkung XXVI. 225.
Medaillen auf die Blatternimpfung LXXII. 1.
Mediastinitis XII. 249.

Mediastinum s. Dermoid, Mediastinitis.
—, Lagerungsverhältnisse des vorderen XV. 364.
—, Geschwülste XLIX. 193. LIII. 444.
— — Casuistik XCIII. 401.
Medicin, alter und neuer Vitalismus IX. 3.
—, Autoritäten und Schulen V. 3.
—, Cellularpathologie VIII. 3.
—, Empirie u. Transscendenz VII. 3.
—, gerichtliche LXXXIII. 132. 501. XC. 26.
Medicin in Portugal LIII. 510.
— in Spanien LII. 137. LX. 526.
—, Anleitung zum Studium in den Jahren 1533 und 1340 LXXX. 47.
—, naturwissenschaftl. Methode II. 3.
—, Reform der pathol. und therap. Anschauungen I. 207.
—, Skeptiker und Specifiker VI. 3.
—, Standpunkte in der wissenschaftlichen I. 3.
Medicinalwesen u. Aerzte der Schweiz im Mittelalter XXIV. 225, 465. XXV. 38.
Medulla oblongata, Ausgangspunkt für allgemeine Convulsionen XLIV. 1.
—, Einfluss derselben auf die Athembewegungen XXXVII. 322.
—, Veränderungen bei Bulbärparalyse LXI. 1.
Medulla spinalis s. Rückenmark.
Medusen, Gallertscheibe VII. 558.
Meerschweinchen s. Mycose.
Mehrfachbildungen LXXIII. 551. LXXIV. 66.
Melanämie II. 594. V. 84. XVI. 183. XX. 306. XXII. 437. XL. 305. LXIX. 369. LXXI. 256. LXXIX. 506.
— und Melanose LXI. 494.
Melanin I. 433.
Melanocarcinoma I. 107. 471.
— polyposum praecorneale LI. 515.
Melanom der Arachnoides XVI. 180. XCVII. 172.
— der Cornea XLIX. 117.
— der Iris LXIX. 100.
Melanosarcom I. 470.
—, embolische Verbreitung LVIII. 58.
—, Impfung auf Thiere XL. 532.
—, Pigmentbildung darin LXIII. 322.
—, secundäres d. Leistendrüsen LXIX. 260.
Melanose s. Carcinom, Lungenpigment, Pigment, Sarkom.
— der menschlichen Bronchialdrüsen XXIV. 92.
— der Leber bei Anaemia perniciosa LXXIX. 506.
Meliturie s. Diabetes.
Membrana Descemetii LXXXIV. 334.
—, Lymphbahnen derselben und deren Zusammenhang mit der Hornhaut LXXXVII. 158.
Membrana dysmenorrhoica LXIII. 401.
Membrana limitans der menschlichen Netzhaut XXVIII. 482.
Membrana propria der Schleimhaut der Luftwege, ihre Veränderung bei Entzündungen derselben LXVIII. 611.
Meningitis s. Arachnitis, Leptomeningitis, Pachymeningitis.
— basilaris mit unwillkürlichem Reitbahngang LXIII. 518.
— cerebrospinalis, Epidemie in Russland XLI. 43.
—, eitrige s. Chemosis.
— epidemica XXXIV. 327. LII. 65. LVII. 51.
— haemorrhagica I. 454. X. 221.
— syphilitica LX. 285.
— Ursache der Hydrurie LVIII. 44.
Menopause, Physiologie LXI. 100.
Menses, Suppressio XXII 195.
Menstruation s. Menses, Scheide (Atresie).

Menstruation I. 446. LXXII. 281. LXXVI. 212. LXXVIII. 194. LXXXVIII. 379.
—, Aufforderung zu gemeinsamen statist. Ermittelungen LXVIII. 295.
—, Beziehungen zu den Pocken LVII. 31.
—, menstruelles Nasenbluten LIV. 435.
—, Statistik LXXII. 281.
Mercur s. Hydrargyrose, Quecksilber, Syphilis, Vergiftungen.
Mesenterialdrüsen bei Typhus XXI. 424.
Mesenterica, Embolie der M. inferior XLVIII. 332.
—, — der superior L. 623.
Mesenterium, anomales LXXVII. 132.
—, Bildungshemmung XLIV. 215.
—, Chylangioma cavernosum LXIV. 145.
—, gemeinsames für Dünn- und Dickdarm XLIV. 215. XLVII. 382.
Metacarpal- und Metatarsalknochen s. Defecte, Knochen
—, Bedeutung der ersten XIV. 211.
Metamorphose, s. Fettentartung, Käse.
—, fettige I. 142.
—, tuberkelartige und käsige I. 172.
Metaplasie LXXIX. 194. XCVII. 410.
Metastase s. Carcinom, Embolie, Geschwülste, Kalk, Krebs, Leber, Magen, Struma, Zellen.
Meteorologische Untersuchungen XI. 470. XIII. 508.
Methämoglobin LXXVII. 488.
Methylanilin, Reagens auf Amyloid LXV. 189. LXXII. 531.
Methylgrün LXXIX. 556.
Metritis diffusa puerperalis XXIII. 415.
Mexico, Krankheiten XXXIX. 607.
Microcephalie XL. 295. LXXVII. 554.
Micrococcen s. Bakterien, Infectionskrankheiten, Parasiten, Pilze.
Micrococcen bei Diphtherie LXI. 457. LXIII. 178. LXVIII. 519. LXXII. 226. 231.
— bei Endocarditis diphtherica LXII. 145. 336. LXV. 352. LXXII. 103. 257.
— bei geimpfter Keratitis LXX. 220.
— bei prim. infectiöser Periostitis LXV. 341.
— im Blut eines Papageis LXXX. 311.
—, Erkennung LXII. 361.
— im Gehirn bei Encephal. LXV. 419. LXVII. 215.
—, Infectionsversuche LXIX. 329.
— in multiplen miliaren Abscessen bei Gelenkrheumatismus LXII. 386.
— im Schweiss LXII. 504.
— in Typhusstühlen LXVIII. 532.
—, Verhalten gegen Salicylsäure LXIV. 102.
—, Verhältniss zur acuten Milzschwellung b. Infectionskrankheiten LXVI. 171.
Microphyten der normalen Oberhaut des Menschen XCVIII. 441.
Miescher'sche Schläuche s. Psorospermien.
Mikroskop, Einfluss desselben auf die medicinischen Anschauungen I. 207.
—, gestohlenes XIX. 451.
Mikroskopische Technik s. feuchte Kammer, physiologische Injection.
— —, Apparat zur Beobachtung des Kreislaufs bei Warmblütern LXXIV. 360.
— — Aufbewahrung mikroskopischer Präparate LXXI. 128.
— —, Centrifuge LXXVII. 375.
— — Injectionstechnik XXX. 602. XXXIX. 180.
— —, Kochmethode LXXIX. 311.
— — Objectträger LXV. 36.
— —, — zur Electrisirung der Objecte LXXIV. 142.

Mikroskopische Technik, Orseille als Tinctionsmittel LXXIV. 143.
— —, Silberfärbung seröser Häute LXXIV. 245.
— —, Untersuchung lebenden Knorpelgewebes LXXV. 185.
Mikrotom LXXXIV. 189.
Milben s. Argas, Dermanyssus, Haarmilbe, Leptus, Krätze, Parasiten, Symbiotes.
— in Japan LXXVIII. 407. 528.
Milch, Absonderung, experim. Unters. über d. Physiologie derselb. LXVII. 119.
— -Analyse und Menschen- und Kuhcasein XCI. 374.
—, Bestandtheile und Zersetzung XVII. 417.
—, Bestimmung des Milchzuckergehaltes XIII. 276.
—, Bildung I. 52.
—, blaue XLIII. 161.
—, Einfluss der Nahrung auf dieselbe XXXVI. 561.
—, Histologie XLII. 442.
—, künstliche IV. 155.
—, künstliche Auffütterung der Kinder XXXVII. 427.
—, Menschen- und Kuhmilch als Nahrungsmittel LX. 352.
—, Pilz derselben XXXV. 561.
—, Reaction VII. 317.
—, Uebergang von Eisen in dieselbe XLV. 98.
—, vergleichende Untersuch. LXV. 1.
Milchdrüse s. Brust, Mamma.
—, Entwickelung des vernarbenden Krebses LXI. 241.
— der Kuh, Histologie LXX. 531.
— —, katarrhal. Entzündung, Abstammung d. Eiterkörperchen LXX. 542.
— —, Veränderungen bei Perlsucht LXX. 535.
—, überzählige LXXIII. 222.
Milchprobe von Donné-Vogel XXVII. 394.
Milchsäure s. Magen.
—, Einfluss auf das Endocardium XX. 211. XXI. 85.
— im Harn bei Osteomalacie LXIX. 465.
Milchsaures Natron s. Alkohol.
Milchsäuretheorie des Rheumatismus XX. 211.
Milchzucker s. Milch.
Miliaria s. Friesel.
Miliartuberculose s. Tuberculose.
Militärchirurgische Studien XXIV. 214.
Militärkrankenpflege s. Krieg.
—, historische Studien über dieselbe und über Heereskrankheiten, 1743 bis 1814. LIII. 383.
Milz s. Kern, Leukämie.
—, amyloide Degeneration VI. 268. 423. XVI. 50. LXXX. 145.
— Anatomie XX. 306. 410. 528. XXI. 568. XXIII. 457. 526. XXIV. 540. XXVII. 460. XLVIII. 4.
—, Angiome LXXV. 273.
—, Anhäufung zerfallener Blutkörper in derselben LXXVII. 485.
—, anomale Form und Anheftung LXV. 397.
—, Blut der Vene I. 256. V. 102.
—, Chemie VI. 565.
— Contractilität der Pulpazellen XXXIII. 311.
—, Contractionen und Innervationen LXIX. 181.
—, Echinococcus LXXIX. 153.
— Eisengehalt in Leber u. M. LXXXV. 26.
—, Functionen u. Pathologie LI. 141.
— beim Gelbfieber LXXVIII. 173.
—, Gummigeschwülste, miliare XCVII. 21.
—, — congenitale XCVII. 36.
—, Hyperplasie, multiple knotige XXXIII. 48.

Milz, Infarct hämorrhagischer XI. 235. LXXIX. 107.
— und Knochenmark bei der Bildung rother Blutkörperchen bei Vögeln LXXXVI. 406.
— Lymphom LXXXV. 565.
—, Malpighische Körperchen XX. 203.
—, Mangel, angeborner XLII. 449.
—, Percussion XXXVII. 141.
—, Pigment I. 450.
—, Pilzheerde, metastatische LXXIV. 30.
—, Pilzkeime in der frischen LX. 461.
—, Ruptur XLI. 543.
—, — Tod XXXVII. 413. 422.
—, Sarcom primäres LXXXV. 562.
—, Silberabscheidung s. Argyria.
—, specifisches Gewicht LXXXI. 1.
— Stauungsmilz LXXXII. 455.
—, Steine, käsige in derselben bei Schildkröten XLVIII. 188.
—, Tumor, acuter LXVI. 171.
— Venen, Epithelzellen XIX. 221.
—, Wirkung des kalten Wassers auf dieselbe LVII. 1.
—, Wunden derselb. LXXVIII. 437.
—, Zinnober in derselben XLVIII. 1.
Milzbrand, Bakterien LV. 251. LXXIX. 220. s. auch Bakterien.
— —, Umwandlung in unschädliche Bakterien XCI. 410.
— —, Beziehung zu den Phagocyten XCVII. 502.
— der Menschen und Thiere XI. 132. XIV. 432. XXXVI. 290. 292.
— Blut XXI. 359.
—, Mycosis intestinalis LII. 541.
—, tödtlicher, eines Menschen XC. 26.
—, Veränderungen der Organe bei Thieren LIV. 262.
Minirspinne, vergift. Wunden XLVII. 235.
Misdroy, Seebad XV. 70.
Missbildungen s. Acardiacus, angeborene Krankh., Brustbein, Defect, Dickdarm, Divertikel, Ductus Botalli, Ductus omphalo-mesentericus, Eihäute, Epispadie, Finger, Foramina parietalia, Fuss, Gehirn, Hermaphrodit, Hernia, Herz, Heterotopie, Hufeisenniere, Hydrops renum, Kniescheibe, Leber, Lymphangiom, Makrosomie, Microcephalie, Milz, Musculus, Myom, Pluralitas, Seitenwandbein, Spina bifida, Thorax, Ulna, Urethra, Verrenkung, Zunge.
— Amorphi LIV. 492.
—, Auge der hirnlosen LI. 313. LXXI. 107.
— am Froschherzen LXXVI. 533.
— des Hüftgelenks LXXIV. 1.
— des knöchernen Gehörganges XI. 503. LXXX. 456.
— der Nieren u. Ureteren LXXVIII. 244.
— des Ohres XXIX. 62. XXX. 221.
— Defect des Unterschenkels bei rudimentärer Fussbildung XXIX. 610.
—, Dignathie LXIV. 540.
—, Doppel-M. LXII. 441.
—, — des Menschen LXXV. 561.
— Ectopia abdom. LVIII. 326.
—, Gastrodidymus d. Lachses LXXV. 553.
—, Historisches XXII. 230.
—, Literatur LXXIV. 504.
—, Mehrfachbildungen, Theorie derselben LXXIII. 551. LXXIV. 66.
—, physiologische Bedeutung LXXI. 133. LXXII. 69. 165. 289.
—, Spaltbildung des Cöcum, der Blase und Genitalien, Spina bifida, Defect der Bauchmuskeln um den Nabel LX. 298. LXXIV. 1.
Mitralklappe s. Herz.
Mittelfell s. Mediastinum.
Mola XIV. 43.

Mola, Bildung LXXII. 87.
—, Traubenmole s. Myxom.
—, interstitielle destruirende XLI. 528.
Molecularbewegung in Zellen I. 541. III. 241. IV. 543. XXXV. 120.
Molluscum contagiosum XXXIII. 144. LXV. 145.
Momordica elaterium, Pharmacodynamik XLIX. 408. L. 273. 375.
Monorchismus s. Hoden.
Monstra s. angeborne Krankheiten, Missbildung.
— pluralia XCI. 564.
Morbiditäts-Statistik LXXXIX. 147.
Morbilli s. Masern.
Morbus Addisonii s. Nebennieren.
Morbus Brightii s. Nieren.
Morbus gallicus s. Franzosenkrankheit, Syphilis.
— maculosus Werlhofii LXXIX. 492.
Morcheln, Gemeingefährlichkeit der essbaren LXXXVIII. 445.
Morgagni'sche Hydatide, Vas aberrans LXXXI. 47.
Morgagni'sche Taschen, Cancroid XLVIII. 129.
Morphin, Einwirkung auf den Darm LXXXIX. 1.
Morphium, Verhalten der Temperatur im Ohr LXII. 137.
Mortalität s. Berlin, Makrobiotik, Russland, Statistik, Sterblichkeit.
Mosquitos LXXI. 438.
Motorische Leitung, verlangsamte XLVI. 476.
Mucin im menschl. Harn XXIV. 191.
Mucor XLIV. 383. LXX. 570.
Multangulum minus mit fortsatzartigem Anhang LXXXII. 461.
Mund, Bildung, künstliche XLI. 433.
—, Gefühl im s. Geschmack.
—, Geschmacksnerven XLV. 9. LXII. 516.
—, Höhle, Untersuchung XVIII. 556.
—, Schleimhaut s. Affe, Soor.
Musculus atlantico-basilaris LXXXII. 465.
— ciliaris s. Annulus ciliaris.
— clavicularis proprius XCVIII. 416.
— cleidohyoideus LXXIII. 342.
— deltoides, Mangel der mittleren Partie LIV. 184.
— digastricus mit unregelm. Insertion LXXXI. 449.
— epistropheo-basilaris LXXXII. 469.
— extensor digitorum communis manus mit 5 Sehnen zu allen Fingern LXXVII. 129. XC. 88.
— extensor digitorum communis manus anomalus LXXII. 500.
— extensor dig. V. propr. XCIX. 480.
— extensor indicis propr. umgebildet zum extens. indicis et pollicis singularis XC. 108.
— extens. poll. et indic. LXXXVI. 471.
— — mit anomalem Verlauf XC. 110.
— extens. poll. long. umgebildet zum extens. poll. et indic. singularis XC. 103.
— glutaeo-perinealis LXXIV. 456.
— hyo-facialis LXXIV. 454. LXXVII. 123.
— infracostales bei Pleuritis I. 487.
— interclavicularis anticus digastricus LXXII. 497.
— myloglossus LXXXI. 453.
— mylohyoideus mit supernumerärer Scheide LXXXVI. 491.
— obturator internus bei Mangel beider M. gemelli XCV. 180.
— obturator int. biceps LXXIII. 348.
— occipitalis minor anomalus LXXX. 83.
— peroneo-calcaneus externus anterior XCV. 177.
— pharyngopalatinus XLII. 480.
— piso-hamatus LXXXVI. 19.

Musculus praeclavicularis subcutaneus LXXII. 496.
— radialis dig. I. XCVIII. 422.
— scapulo-costalis minor und M. scapulo-costoclavicularis LXXVII. 123.
— sternofacialis LXXXVI. 492.
— supracostalis anterior anomalus XLI. 257. XLIII. 142.
— tensor fasciae antibrachii LXXX. 86.
— — — latae; Fehlen des M. LXXXVI. 25.
— — laminae posterioris vaginae m. recti abdominis LXXVII. 130.
— — tympani und seine Durchschneidung als Heilmittel LXII. 215.
— — vaginae recti abdom. LXXX. 87.
— transversus abdominis LXXX. 88.
— — perinei superficialis anomalus LXVII. 353. LXVIII. 287.
— trigastricus LXXXI. 445.
— ulnaris externus bis auf einen Sehnenstreifen fehlend XCIX. 478.
— — — brevis LXXXVI. 15.
— ulnocarpeus externus XCIX. 475.
— vastus externus biceps bilaminär LXXXII. 473.
Musikalische Töne, subj. Hören XXXIX. 289.
Muskel s. Aconitin, Defect, Herz, Nematoden, Nervenendigung, Tannin, Tonus, Trichinen, Zwerchfell, Zwischenrippenmuskeln.
— Abscess IV. 268. 272. V. 54.
—, Anatomie XIV. 410. XVI. 414. XXI. 376.
—, Anomalie XXI. 376. LIV. 184. LXXXI. 574.
— — angeborne bei Mangel des Radius LXXI. 412.
— und Bänder-Anomalien LXXXV. 173.
Muskel, Atrophie, progressive VIII. 537. XXVII. 414. XLVIII. 445. 519. XLIX. 446.
—, Beziehung zur Respiration XXI. 386. XXIII. 200.
—, Bindegewebsmetamorphose IV. 268. VIII. 260.
—, Bleilähmung, anatomischer Befund LXXV. 24.
—, Chemie XIII. 392. XIV. 213.
—, chirurgische Myologie III. 313.
— Contractur, LXXVI. 364.
—, Defectbildungen der Brustm. LXXII. 438.
— bei Deformitäten der Glieder IX. 471. 499.
—, Durchsetzung mit rothen Blutkörpern bei Morbus maculosus LXXIX. 501.
—, Echinococcus im Oberschenkel LXV. 233.
— Entzündung IV. 262.
—, Erregbarkeit LXXVIII. 267.
—, —, mechanische gelähmter XLI. 301.
— Farbstoff derselben XXXIII. 79.
— Geschwülste s. Carcinom, Myoma, Myosarcom, Osteom, Sarcom, Teratom.
— Histologie XIII. 228. XIX. 215. XXXIV. 606.
—, Hypertrophie, wahre LIII. 234. 397. LXII. 29.
—, Kernwucherung bei Trichinosis XXX. 461.
— Kraft und Wirkung der die Bauchpresse bildenden M. C. 459.
—, Krebs VII. 324. L. 543.
—, Lähmung des Serratus anticus major LXXIV. 473.
—, Längeninsufficienz der bi- und polyarthrodialen XLVI. 37.
—, Mangel des Quadratus femoris LXXVII. 131.
—, Natur der unwillkürlichen XI. 296.

Muskel in pleuritischen Exsudaten I. 487.
—, Sarcome, Entwickelung LVII. 321.
—, successives Auftreten diffuser Erkrankungen bei Geschwistern LIII. 361.
— Syphilis XV. 282.
— Varietäten LXXXII. 471.
— Veränderungen durch Ermüdung LXXXV. 95.
—, — bei Bulbärparalyse LXI. 1.
— — bei Entzündung und Typhus XXXIV. 473. XL 505.
—, — bei einigen Infectionskrankheiten LXI. 322.
— Verbreitung im Schlund XXI. 455.
— Wachsthum XI. 480. XIV. 51. XVIII. 174.
—, Wirkung der Glycocholsäure XXIII. 582.
— Zwischensehnen-M. XCVIII. 424.
Muskelcontraction XII. 118.
— durch destillirtes Wasser XIII. 421.
Muskelfasern, glatte, der Adventitia grösserer Arterien LXV. 246.
—, — an der Lunge der Säugethiere XXXVI. 325.
— —, Neubildung in pleuritischen Schwarten XXXIX. 270.
— —, Nerven derselben XXXII. 168.
—, —, chemische Reizung LXXXVIII. 1.
—, —, Hyperplasie im Lungenparenchym LXXII. 96.
—, —, in einem Ovarialkystom LXXV. 346.
—, —, Structur und Nervenendigung im Uterusmyom XLIV. 235.
Muskelfasern, quergestreifte, Degeneration und Regeneration nach Quetschung LXXIX. 49.
—, —, —, wachsartige XLIII 108. LXVII. 324. LXXX. 285.
Muskelfasern, quergestreifte, Degeneration, wachsartige, experimentelle Unters. LXI. 253.
—, —, Elemente derselben, besonders im Herzen XXXVII. 100.
—, — embolische Veränderungen und Resorption todter Muskelfasern LXXX. 281.
—, — Entwicklung aus Muskelkernen XXVII. 116.
—, — Fettmetamorphose I. 149. IV. 266. VII. 564. XXII. 437. XLIII. 367. LVIII. 335. LXVII. 324.
—, —, — angeborne XXIX. 152. XXXIII. 553. LXXII. 75. 83.
—, —, — bei Einwirkung erhöhter Temperaturen LXX. 10.
—, — Hypertrophie am Herzen LXII. 29.
—, —, Lipomatosis luxurians VIII. 538. XLIX. 446.
—, — Neubildung VII. 115. VIII. 126. 433. XXXIV. 473. XXXIX. 216. 254. XLIV. 180.
—, — im Oesophagus der Hausthiere XXVII. 413.
—, —, Wucherungsvorgänge beim Frosch XLVII. 96.
—, — Zählung XVII. 196.
Muskelgewebe s. Myom, Myosarcom.
—, Abscheidung des indigschwefelsauren Natrons LXX. 1.
—, Amyloid XI. 188. LXXX. 159.
—, Atrophia bei Beriberi LXXI. 331.
—, — pseudohypertrophica LXXV. 475. 518.
— in Hygroma glutaeale et sacrale XCIX. 505. C. 571.
—, Ossification s. Knochen.
—, Schwund bei Phthisis LXXI. 261. LXXIII. 380.
—, Tuberculose LXXII. 142.
Muskelirritabilität VIII. 29. XIV. 51. XXIV. 362.

Muskelsinn XLVII. 321.
—, Störung durch Verletzung der Hemisphären LVII. 192.
Muskelspindeln, Entwickelung XXVIII. 528.
Muskelsteifigkeit und Muskelhypertrophie als selbständiger Symptomencomplex LXXV. 516.
Muskelstoffwechsel XXVIII. 544.
Muskelsubstanz des Herzens, cavernöse Entartung XI. 181. s. Myom.
Muskelthätigkeit, chemische Vorgänge XXIII. 196.
Muskelzellenschläuche LXXIX. 67. LXXX. 285.
Muttermundslippe, Drüsenpolyp XLIII. 88.
— polypöse Hypertrophie VII. 164.
Mycosis IX. 558. X. 401. 510. LXV. 341. LXXIV. 15. LXXVIII. 421. LXXIX. 206.
— des Gehirns LXV. 419. LXVII. 215.
— der Lungen s. Aspergillus, Pneumonomycosis.
— — beim Keuchhusten LVII. 518.
— — beim M. LXVI. 330. LXX. 546.
— — beim Pferde XLIX. 583.
— des Magens XXI. 579. XXX. 366.
— des Meerschweinchens C. 15.
— der Papageien XCII. 252.
— bei Thieren LXXX. 311.
— intestinalis LII. 541.
Mycosis tonsurans s. Herpes.
— Beziehung zu Sykosis XXII. 372.
Myelin s. Netzhaut, Protagon.
— VI. 562. VIII. 141. XXXII. 387. XXXVI. 303.
—, chemische Natur und Bedeutung XLI. 265. LXXVII. 385.
— der Pflanzen XXVII. 575.
Myelitis s. Rückenmark.
— LXXII. 325. LXXVIII. 331.
— acuta LXXIII. 82.
Myelitis lateralis dextra traumatica ascendens LXXXIII. 301.
— bei Lepra anaesthetica LXIV. 175.
— neonatorum XXXVIII. 129.
Myeloid s. Geschwülste, Markschwamm, Riesenzellen.
— XIV. 51. XL. 286.
Myeloplaxen s. Knochen, Osteoklasten, Riesenzellen.
Mygale XLVII. 235.
Myocarditis s. Herz, Kranzarterien, Micrococcen.
— rheumatica IV. 270.
— syphilitica XV. 282.
Myoma s. Fibroma, Teratoma.
—, congenitales cavernöses des Herzens XXX. 468. XXXV. 211.
—, — der Nasenwurzel XLIII. 125.
— cysticum IX. 172.
— laevicellulare der Brustwarze LVIII. 316.
— — des Oesophagus XLIII. 139.
— — des Uterus, Nervenendigung XLVI. 235.
— —, — spontane Losreissung und Geburt LXVII. 206.
— strio-cellulare der Scheide LIV. 65.
—, — pigmentirtes LXVIII. 554.
—, — am Tuber ischii C. 42.
— telangiectatisches des Duodenum XCIII. 377.
— der Vena saphena XLIV. 133.
— der Vena ulnaris XLVII. 372.
Myomalacia IV. 266.
— cordis XC. 211.
Myopie s. Kurzsichtigkeit.
Myoryctes XXVI. 222. XXXII. 348.
Myosarcom des Eierstocks VII. 137.
— des Hodens VIII. 126.
— des Magens und der Leber LXVII. 227.
—, quergestreiftes, congenitales der Nieren LV. 518. LXV. 64. LXXIII. 289. XCVI. 453.
Myositis s. Muskelentzündung.

Myriapoden, pflanzl. parasit. Krankheit XII. 69. 144.
Myxadenitis labialis L. 142.
Myxoma XI. 281. XII. 208. XV. 336.
— der Eihäute XXXIX. 190. XLIV. 88. LI. 146. LXXII. 582.
— und Häutchenzellen LXVIII. 575.
— intracanaliculare der Mamma XCV. 195.
— intravasculare arborescens des Samenstranges XLIV. 83.
— lipomatodes malignum XXXII. 545.
— — mammae XXIV. 316.
— — des Mesenterium XXXII. 543.
— mixtum des Oberschenkels und der Lungen LIV. 166.
— der Niere XXXIV. 229.
— des Peritonäum mit Gasentwicklung XXXVI. 591.
— sarcomatodes medullare der Scheide LIV. 73.
— im Seitenventrikel des Gehirns XLIX. 1.
— teleangiectodes VI. 553.
— der Zungenbasis XXXV. 318.
Myxosarcoma telangiectodes cysticum der Pia mater LI. 441.
— des Oberschenkels und der Lunge LIV. 166.

N.

Nabel, Adenom und Granulationsgeschwulst LXIX. 286. 537.
— Anhang, angeborner XXXI. 128.
— Thrombophlebitis umbilicalis bei Fohlen LVIII. 336.
Nabelstrang, alter Unterschied in der Unterbindung LXX. 156.
—, Einfluss des Abbindens auf die Entwicklung des Icterus LXXX. 353.
—, Gefäss- und Nerven-Einrichtung III. 459. IV. 379.
Nachtblindheit französischer Kriegsgefangener LII. 570.
Nähnadel verschluckte XIV. 189.
Naevus vasculosus s. cavernöse Geschwulst VI. 550. VIII. 129.
— des Gehirns XXX. 272.
Nagel, Histologie u. Genese LXV. 270.
—, Längen-Wachsthum LXXXVI. 363.
—, Onychomycosis IX. 580. XXII. 411.
— Streifen bei Typhus II. 361. III. 179.
Nagelwechsel am Finger XCVI. 355.
Nahrung s. Eiweiss, Ernährung, Pepton, Rachitis, Stoffwechsel.
Nahrungs-Einfluss auf das Verhältniss von rothen und weissen Blutkörperchen XII. 117.
— -mittel, ihre Verbrennungswärme XXI. 414.
— —, Werth der Menschen- und Kuhmilch LX. 352.
— -Zufuhr, Einfluss auf Stoff und Kraftwechsel LXXXIX. 333.
Naht s. Sutura.
Narben s. Gravidität.
—, Retraction I. 185. 221.
—, Entwicklung von malignen Tumoren aus N. LXXXVIII. 229.
Nase s. Olfactorius, Ozaena, Rhinitis, Rhinoplastik, Rhinoskopie.
—, Betheiligung an der Lautbildung LXXIX. 485.
—, Blutung, menstruale LIV. 435.
—, Fehlen XLI. 433.
—, Innervation der künstlichen XVI. 540.
Nasenhöhle, Sectionsmethode LXXI. 206.
—, Fliegenlarven in derselben XLIV. 375.
— —, in den Tropen XLIII. 98.
Nasenpolyp XXVII. 211.
Nasenrachenraum, Divertikel XCIV. 1.
Nasenschleimhaut, amyloide und hyaline Neubildung des Pferdes XCIV. 279.
—, papilläre Geschwülste XCIII. 213,

Nasenwurzel, congenitales Myom XLIII. 125.
Natriumsulfantimoniat, Veränderungen im thierischen Organismus LXXIV. 220.
Natron, indigschwefelsaures LXXI. 1. 17. LXXIII. 257. LXXV. 112. LXXIX. 392.
— lacticum, als Hypnoticum LXVI. 120.
— picronitric., Einwirkung auf Trichinen XXVI. 573.
— Salze, Einwirkung auf die Muskeln des Darms LXXIX. 190.
—, — Wirkung auf den thierischen Organismus XXXIII. 505. XXXV. 450.
— sulfuricum s. Glaubersalz.
Natron-Lithion-Wasser s. Gicht
Naturforscher-Versammlung in Stettin XXVII. 578.
— — in Giessen XXX. 479.
— — in Hannover XXXIII. 320.
— — in Frankfurt a. M. XXXIX. 496.
Navicularia carpi tripartita XCIV. 343.
Nebennieren s. Addison'sche Krankheit.
— accessorische im Lig. lat. XCII. 11.
—, Addison'sche Krankheit XXV. 419. LXV. 502.
—, Amyloid XI. 387. LXXX. 154. LXXXI. 422.
—, Bau, XXIX. 336.
—, Chemie XII. 481. XVIII. 355.
—, Erkrankungen LXXXIV. 315.
— — ohne Bronzehaut XLIX. 4. LXXXI. 477.
—, Fibrom ohne Bronzefärbung XXXIX. 524.
—, Ganglioses Neurom LXXXV. 554.
— heterotope an den Nieren XCIII. 39.
—, Krebs, Diagnose XX. 408.
Nebennieren, Sarcom mit Metastasen in Nieren, Pankreas und rechtem Herzen LXXXIV. 322.
—, Structur und Chemie XXXV. 64.
—, Verhalten bei Hemicephalen XCVIII. 366. C. 176.
Nekrobiosen der Gewebe in Folge verminderter Sauerstoffzufuhr LXVII. 319.
Nekrolog, medicinisch-naturwissenschaftlicher für das Jahr 1862 XXVII. 209.
— — 1863 XXIX. 600.
— — 1864 XXXII. 255.
— — 1865 XXXV. 469.
— — 1866 XXXVIII. 437.
— — 1867 XLII. 305.
— — 1868 XLVI. 248.
— — 1869 L. 134.
— — 1870 LII. 445.
— — 1871 LIV. 436.
— — 1872 LVII. 286.
— — 1873 LIX. 538.
— — 1874 LXIII. 285.
— — 1875 LXVI. 267.
— — 1876 LXIX. 324.
— — 1877 LXXII. 644.
— — 1878 LXXV. 538.
— — 1879 LXXIX. 382.
— — 1880 LXXX. 547.
— — 1881 LXXXVII. 385.
— — 1882 XCI. 278.
— — 1883 XCV. 359.
— — 1884 XCIX. 384.
— von O. Beckmann XIX. 557.
— von Fürstenberg, Prof. Moritz LVI. 279.
— von Carl Pagenstecher XXXV. 191.
Nekrose s. Fettgewebe, Harnblase, Knochen, Unterkiefer.
— bacilläre der Leber C. 23.
—, innerer Organe bei Diabetes mellitus LXXXIII. 181.
— Prädilectionsstellen XXI. 289.
Nekrose und Verkäsung LXXVII. 273.

Nematoden s. Ascariden, Entozoen, Filaria, Oxyurus, Parasiten, Trichinen.
—, Anatomie IV. 55. XXIV. 166.
—, im menschlichen Peritonäum LXXXI. 158.
—, — eine lebende in einer lebenden Muskelfaser XXVI. 222.
—, trichinenähnliche bei einer Ratte XXXVI. 435.
Neoplasmen s. Geschwülste, Neubildungen.
— zur Kenntniss der Entwickelung XX. 152.
Nephritis s. Glomeruli, Niere.
Nerven s. Aconitin, Aether, Alkohol, Atropin, Bleivergiftung, Blitz, Catalepsie, Conjunctiva, Chorea, Cellularpathologie, Chloroform, Epilepsie, Ernährung, Gefässe, Gehirn, Glykocholsäure, Harnstoff, Haut, Herz, Hydrargyrose, Iris, Koppen, Krämpfe, Lähmung, Lunge, Muskeln, Nase, Neurom, Olfactorius, Opticus, Paralysis, Paralysis agitans, Plex. coeliacus, mesentericus inf., Regeneration, Reizbarkeit, Rückenmark, Sensibilität, Tastkörper, Tetanus, Tractus opticus, Trigeminus. Trophische N., Vagus, Vasomotorisch, Wärme.
—, Amyloid XI. 189.
—, Bildung von Farbstoff im N.-Gewebe XCVII. 173.
—, bindegewebige Metamorphose VIII. 260.
—, Bleilähmung, Histologisches LXXV. 32.
—, Bleistückchen im N. ischiadicus LI. 357.
—, Degeneration und Regeneration nach Durchschneidung XX. 426. XLVI. 257. LV. 496. LIX. 1. LXV. 359. LXXII. 624.
— degenerirter Theile XI. 200.
Nerven des Darms XIX. 240. XXX. 457.
— der Gelenkkapseln XII. 124.
— des Handrückens, ungewöhnliche Lage LIV. 190.
— des Herzens V. 274. LXXIV. 461.
— der Leber LXIII. 412.
— der Milz LXIX. 181.
— des M. tensor tympani LXV. 452. LXVIII. 77. 625.
— des Uterus, motorische LXXVI. 39.
— der Zungenschleimhaut XXXVIII. 177.
—, Einfluss auf Entzündung XIII. 107. XVI. 429.
—, — auf Ernährung IV. 275. 378. VIII. 21. 35. XVI. 428.
—, — auf Gefässe und Pigmentzellen VI. 266. 581.
—, — der Centralorgane auf vegetative Vorgänge XXIII. 451.
— Entwickelung XXVIII. 528. XXXI. 51.
—, Entzündung, acute progressive LXIX. 265.
—, — interstit. proliferirende LIII. 441.
— Erkrankung peripherischer N., des Sympathicus und der Nebennieren LXXXI. 477.
— Erregbarkeitsveränderung durch Gifte LXXXIII. 243.
— Facialis, Lähmung XIII. 213. 376.
— —, ungewöhnliche Lage LIV. 190.
— Faserkerngeschwülste XI. 384.
—, fettige Umwandlung I. 148. X. 404. 407. XX. 426.
—, Gefässnervenlähmung bei Unterdrückung der Hautperspiration LIX. 270.
— Hypertrophie am Herzen V. 274.
— — an der Netzhaut s. Netzhaut.
— Lähmung, peripherische LXXVIII. 267.
— vasomotorische reflectorische LIX. 270.

Nerven, Innervation des Plexus chorioideus inferior LIX. 395.
— Medianus, abnormer Abgang des R. volaris digitorum communis tert. LXXXVI. 33.
—, Naht LXXII. 624.
—, neugebildete in Eierstocksgeschwülsten XIII. 498. LXXV. 346.
— Peroneus profundus et superficial., Varietäten LXXX. 93. LXXXI. 471.
—, Phrenicus, Verlauf durch eine sehr enge Insel der Vena subclavia LVI. 436.
—, Piagefässe, Veränderung in Folge Reizung sensibler Nerven LII. 218. LIX. 472.
—, Radialis, Ramus collater. ulnar. LXXXVI. 370.
—, — Paralysen, differentielle Diagnostik LIV. 267.
— Radio-cutaneus externus als Substitut des N. ulnaris LXXXVI. 27.
—, Schussverletzungen der grossen Arm-Nerven mit Atrophie LXXXV. 110.
— Splanchnicus major sinister als Leiter der sensitiven und motorischen Nervenfasern der Milz LXIX. 204.
—, tetanisirende Wirkung des constanten Stromes XIII. 437.
—, thermische Wirkung peripherischer Reizung u. Durchschneidung LXVI. 489.
— Varietäten des Verlaufs LXXX. 92.
— vasomotorische der Hirngefässe XL. 203.
—, Verrichtungen des 3. bis 6. Hirnnerven X. 449.
Nervencentren bei gelbem Fieber LXXVIII. 183.
— bei Oxalsäurewirkung LXXVIII. 222. 243.
—, Beziehungen zur Resorption LVI. 248.
Nervencentren, Einfluss auf Haarwachsthum LXXVII. 549. LXXX. 220.
— Etat criblé LXIII. 241.
— Granular disintegration LXIV. 356.
—, Harnruhr, neuropathische Entstehung der einfachen LVIII. 44.
—, Hustencentrum LX. 191.
—, Krankheiten in Zürich XIII. 369.
—, Kraftsinn LXXVII. 134.
—, Lähmung, spinale LXXXVIII. 267.
—, — bei Stauungsödem LXXVII. 89.
—, pathologische Anatomie LXI. 508. LXVIII. 109.
—, photographischer Atlas XLV. 525.
—, Reflexlähmungen, traumatische LII. 442.
—, Schmerz und cutane Sensibilitäts-Störungen LIV. 121.
— secundäre Degeneration LXXIX. 124.
—, Sympathicus, Histologie und patholog. Anatomie LXI. 145.
—, —, bei constitutioneller Syphilis LVII. 121.
— —, Centrum genito-spinale XV. 115.
— sympathische Nervenzellen im Rückenmark XV. 150.
—, thermische Wirkungen der Zerstörung der Grosshirnoberfläche LXVIII. 245.
—, trophische und vasomotorische Störungen bei Rückenmarksquetschung LXXV. 231.
—, Veränderungen bei Bulbärparalyse LXI. 1.
—, — bei Chorea LXI. 485.
—, — bei Poliomyelitis acuta anter. LXXXIII. 443.
—, — durch erniedrigten Luftdruck LXXIX. 124.
—, Wassergehalt des centralen N. LXIV. 297.

Nervencentren, Wirkung des Bromkaliums XLV. 183.
—, — entladener Leydener Flaschen auf die Sensibilität LXXX. 331.
—, Zusammenhang zwischen Krankheiten des Trigeminus und solchen des Gehörorganes LXVIII. 433.
Nervenendigung s. Pacini'sche Körperchen.
— in der Conjunctiva XXIV. 250. XXVI. 306.
— in der Cornea XXXVIII. 343. XLVIII. 218. LXIII. 165.
— in Epithelzellen des Frosches XXXI. 62.
— im Froschherzen LXVI. 187.
— in der Haut XLIV. 325.
— im Hoden XLII. 570.
— in den Muskeln (Nervenhügel) XXIV. 462. XXVII. 508. XXIX. 207. 433. XXX. 187. XXXIV. 194. 412. LXXIV. 141.
— im Uterusmyom XLVI. 235.
— in der Zunge XLV. 9. LXVII. 516.
Nervenfasern, Atrophie in den Centralorganen LIX. 511.
—, Bildung LXXII. 49.
—, Entwicklung im Rückenmark LXIV. 442.
—, Hypertrophie, varicöse LV. 197. 517. LXIV. 368. LXXVIII. 345.
—, —, — im Gehirn XLIV. 475. XLVI. 218. LVIII. 255. 323.
— markhaltige in der Retina X. 190. XXX. 375.
— — in Ovarialgeschwülsten XIII. 498. LXXV. 346.
—, — Structur LII. 193. LXXVIII. 319.
—, Markscheiden, Bedeutung derselben LXVII. 27.
Nervenmark s. Myelin.
Nervensystem, Bedeutung bei Gefässerkrankung XCII. 152.
Nervensystem, Entwicklung XXX. 176.
Netz, Bruch der Bursa omentalis LXXII. 642.
—, Echinococcus XLVI. 392.
Netzhaut s. Retina, Retinitis.
—, Colobom LXVII. 616.
— Entzündung, chronische pigmentirende XLVIII. 494.
—, —, leukämische XLIX. 441.
—, gefässlose XXIII. 454.
—, Gliom XLVI. 286.
— Hypertrophie, markige der Nervenfasern X. 190. XXX. 375.
—, pathologische Anatomie X. 170.
— Verhalten der äusseren Körnerschicht bei gewissen Krankheiten der N. LXXXIII. 461.
— des Vogelauges, bindegewebiger Stützapparat XXX. 256.
Neubildung s. Blutgefässe, Cancroid, Capillaren, Carcinom, cavernöse Geschwülste, Chlorom, Cysten, Eiter, Epithel, Fibrom, Geschwülste, Gliosarcom, Kerne, Knochen, Leukämie, Lymphdrüsen, Muskeln, Muskelfasern, Muskelgewebe, Muskelspindeln, Myom, Myxom, Naevi, Nase, Neoplasmen, Nerven, Neurom, Osteom, Prostata, Regeneration, Rotz, Sarcom, Schleimkörper, Zellen.
Neubildung, Betheiligung der Gefässe und Capillaren XXIX. 84.
— des Epithels der Cornea s. Cornea.
— von Gehirnsubstanz an der Oberfläche der Windungen LVIII. 310.
Neugeborene s. Asphyxie, Encephalitis, Fettdegeneration, Harnsäure, Icterus, Missbildungen, Myelitis, Pockencontagium, Stoffwechsel.
Neuralgie s. Prosopalgie, Trigeminus.
Neuritis s. Herpes Zoster, Nerven.
Neuroma VIII. 40. XI. 281. XIII. 256.
— aller Körpernerven XXVII. 206.

Neuroma amyelinicum XIII. 264.
— bösartige Fettgeschwülste in dessen Form auftretend XI. 281.
— cirsoides L. 108.
— gangliosum XLIX. 435.
— — der Nebenniere LXXXV. 554.
— multiplex XLV. 338. XLIX. 15. LXXV. 431. LXXX. 177.
— — im Bereich des Plexus brachialis sin. XCIII. 343.
— multiplex mit localer Recidivfähigkeit XII. 114.
— im Handteller XII. 27.
— innerhalb der Rückenmarkshäute XI. 87.
— plexiforme LXX. 36.
Neurosen s. Anästhesie, Ataxie, Catalepsie, Chorea, Eclampsie, Epilepsie, Geisteskrankheiten, Neuralgie, Niesekrampf, Tetanus.
—, typische durch Kohlenoxyd XIV. 190.
— im Züricher Krankenhaus XIII. 158.
Neurotomie IX. 593.
Nicolaus Friedreich XC. 213.
Nicotin VIII. 56. X. 253.
— Vergiftung, chronische XLIV. 172.
Niederschläge, Bildung unlöslicher N. im Körper LXVIII. 403.
Nieren s. Adenocarcinom, Albuminurie, Amaurose, Amyloid, Cantharidin, Carcinom, Glomeruli, Glycerin, Harn, Nebennieren, Schwefelsäure.
— Absonderung, Wirkung der Hautreize auf dieselbe LXVII. 419.
—, Albuminurie XI. 72.
—, — bei Cholera II. 454. III. 180. IV. 317.
—, — bei Crotonöl- und Petroleum-Einreibungen LXXVII. 157.
—, — Diät u. Behandlung LIX. 529.
—, Amyloid VIII. 143. LXV. 189. LXXI. 400.
—, Anatomie der gesunden u. kranken III. 142. XI. 50. 121. XXXI. 153.
Nieren, arterielles Gefässsystem XII. 312. LXVIII. 369.
—, Ausscheidung des in's Blut infundirten phosphorsauren Natrons LIV. 173.
—, — von indigschwefelsaurem Natron LXXIX. 392.
—, Ausscheidungsort für Pilzsporen im Blute LXX. 546.
—, Atrophie in Folge von Verengerung der Arterien XLVI. 233. LXXVII. 324. LXXX. 379.
—, bewegliche, Pathologie LII. 95.
—, Bilirubinkrystalle bei Icterus neonatorum LXIII. 447. LXXX. 353.
—, Blut der Arterien und Venen I. 256.
—, Bright'sche Krankheit I. 165. IV. 315. 471. VI. 472. X. 170. XII. 218. 271.
—, —, Aetiologie LVI. 176.
—, —, Amblyopie und Amaurose X. 170. XII. 218.
—, —, chron., Klinisches LXVII. 266. LXXIII. 1.
—, —, Harn XXI. 460.
— — nach chron. Eiterung XII. 344.
—, —, Therapie LXXX. 510.
—, —, Verhalten der Glomeruli LXXVI. 85. LXXX. 379.
—, —, — kleiner Gefässe LXXI. 453.
—, Carcinom, fungöses LXXXVI. 359.
—, Circulationsverhältnisse XII. 310. XV. 392. XVIII. 175. XCII. 424.
—, congenitale S-förmige Verwachsung beider N. XCVIII. 338.
—, Cylinder IV. 318. V. 199. XI 59. 76. XX. 513. LX. 476. LXXII. 255. LXXVI. 85. LXXIX. 330. LXXX. 247.
—, —, amyloide LXV. 194. LXXII. 534. LXXX. 153.
—, Cysten IX. 221. XI. 124. XXXI. 371. XXXIII. 232. XXXVII. 504.
— Cystin-Steine X. 230.

Nieren, cystische Degeneration nebst Ureteritis chron. cystica polyposa LXVI. 139.
—, Defect einer N. XIII. 275. XXXIII. 547. LXXII. 344. LXXXIII. 558. XCII. 187.
—, Durchlässigkeit der Gefässwände unter pathologischen Verhältnissen LXXI. 227.
—, Echinococcus LXXIX. 153.
—, Eiweisstranssudation LXXIX 316.
—, Entwickelung LXXII. 41.
—, Entzündung s. unten Nephritis.
—, Erkrankung des Parenchyms Zusammenhang mit Verengerung in der Aorta LXI. 267.
—, Exstirpation bei Kaninchen LXVI. 55. LXXVII. 324.
— feinere Veränderungen bei Hämoglobinausscheidung XCI. 267.
—, Fettmetamorphose der Epithelien I. 65. 146. IV. 320.
—, — bei Einwirkung erhöhter Temperaturen LXX. 10.
—, — Experimentelles LXXI. 31.
—, Function im Fieber C. 274.
— Gewicht LXXI. 466.
— Glomeruli XI. 68.
—, Hufeisenniere XXXII. 111. LXXVIII. 244.
—, Hydrops cysticus congenitus XLVI. 503. 506.
—, Hypertrophie und Hyperplasie LXXVII. 328.
—, Hypertrophie, compensatorische XI. 52. LIII. 141. LVI. 305. LXXVII. 324. LXXXVIII. 11. 390.
— Infarct, hämorrhagischer I. 376. 419. XVI. 120. XX. 205. 217. LXXI. 40. LXXIX. 106.
—, — harnsaurer XI. 217. LXXXIX. 502.
—, Krankheiten mit secundären Veränderungen des Circulationssystems LXXXVI. 244.
Nieren, Krankheiten, Ursache des Hydrops bei denselben LXIX. 137.
—, Zusammenhang mit Herzkrankheiten XI. 12. 58. XII. 271. LXXI. 466. LXXVII. 325.
—, Krebs XX. 296. 408. XLI. 291. LIX. 227. LXVII. 423. 492.
—, Lage, anomale LXVIII. 272. 276. LXXVIII. 107.
—, — im grossen Becken XXXII. 111.
—, Leucin im Nierengewebe XI. 127.
—, leukämische Infiltration V. 56. 125. LXXV. 543. LXXX. 475.
—, — Neubildungen XIV. 483. XCIX. 378.
—, Lipome XCIII. 39.
—, Myosarcoma striocellulare LXXIII. 289.
—, — congenitale LV. 318. LXV. 64. XCVI. 453.
— Myxoma XXXIV. 229.
—, Nephritis IV. 277. 316. XI. 56. XIV. 110. XV. 209. XCIII. 286.
—, — Beziehung zu Herzhypertrophie s. Herz.
—, — catarrhalis II. 496. III. 181. IV. 317.
—, — chronica LXVII. 266. LXXIII. 1.
—, — Circulationsstörungen LXXI. 42. 227.
—, — diphtherica LV. 324. XC. 385.
—, — hereditaria LIX. 257.
—, — interstitialis XX. 518. XCIII. 176.
—, Papillen, Nekrose bei Hydronephrose LXIX. 308.
—, Pigment in den Gefässen XXII. 442.
—, Pilzheerde, metastatische LXXIV. 31. LXXVIII. 427.
—, Resorption von Wasser in der Marksubstanz XCIII. 169.
—, Sarcom XI. 71. XX. 520.

Nieren, Schrumpfung LXXX. 379. LXXXI. 192.
—, Silberabscheidung s. Argyria.
—, Stein LXVIII. 294.
— — Herzogs Albrecht V. XCVI. 501.
— Substanz, Abgang derselben durch den Harn XXXIII. 552.
—, Tuberkel XVI. 205. C. 81.
—, Tyrosin im Nierengewebe VIII. 355. XI. 127.
—, Vasa recta XVIII. 175.
—, Venen LXVIII. 364.
— Veränderung bei künstl. Unterdrückung der Hautperspiration LXIV. 15.
—, — bei Oxalsäurevergiftung XXVIII. 232. 238. 242.
— — bei Transfusion LXII. 311.
— — nach Unterbindung der Vene LXVI. 145.
—, — nach Verbrennung LXXIX. 285.
—, — bei Vergiftung und Hämoglobinurie XCVIII. 460.
—, Vergrösserung, congenitale einseitige LXVIII. 276.
—, Verkalkungen und Kalkmetastasen VIII. 112. XI. 126. LXXXIII. 508.
—, Verzweigungen der Vasa afferentia bei interstit. Nephritis LXXI. 240.
—, Wasserabscheidung XVIII. 509.
—, Wirkung der Parabansäure LXXVIII. 242.
—, Wundheilung LXXVIII. 437.
—, Zinnober im Gewebe XLVIII. 35. 319.
Nierenarterie, dauernde Ligatur LXXXVIII. 216.
—, Folgen des vorübergehenden und dauernden Verschlusses LXXXVIII. 197.
—, Unterbindung LXXXII. 40. 552.
Nierenbecken s. cholesteatomartige Desquamation, Hydronephrose, Tuberculose.
Niesekrampf XIV. 557.
Nigrismus XLIII. 529.
Nilgau, Perlsucht XLVII. 308.
Nitrate des Thier- und Pflanzenkörpers XCVI. 462.
Nitrobenzol, Wirkung auf Blut LXXVI. 443.
Nitroglycerin, toxische Wirkung LII. 464.
Norwegen, Spedalskhed V. 13. XVIII. 138. LXXIX. 32.
Nosocomialgangrän LII. 376. LIII. 93.
Nubier, Gesichtsfeld LXXVIII. 367.
Nucleatio XIV. 62.
Nucleus caudatus, Folgen seiner Zerstörung LVII. 209.
Nystagmus bei Ataxie LXVIII. 179.

O.

Oberkiefer, s. Schlauchsarcom.
—, Cancroid XVI. 553.
—, Enchondrom XX. 299.
—, Resection und Geschwülste XI. 434. 511.
Oberkieferhöhle VIII. 419. IX. 463.
Oberschenkel s. Hüftgelenk, Myxoma, Myxosarcoma.
—, congenitale Fractur des Halses XXXIV. 107.
—, — Luxation XIV. 218. LXXIV. 1.
Oberschlesien, Typhus II. 143. 323. 334. III. 154. X. 512. LII. 8.
Obliteration s. Arterien, Gallengänge.
— der Aorta thoracica mit der Einmündung des Ductus arteriosus XCI. 492.
— der Art. anonyma und Carotis LXXIII. 594.
Ochronosis XXXVII. 212.
Ochse, Cancroid XXXII. 547.
Occipitallappen s. Abscess.
Odontom des Unterkiefers LXXXV. 537.
Oedem, Bedeutung der Gefässnerven für die Entstehung des O. XCIII. 259.

Oedem, entzündliches, Chemie LXIX. 516.
—, hydrämisches, Ursache seiner Entstehung LXIX. 106.
—, Stauung LXXVII. 85.
Oel s. Elemi, Fett.
—, pharmakologische Gruppe des Crotonöls XII. 1.
—, Resorption vom Darm LXXX. 11.
—, — von der Haut LXXIX. 558.
Oesophagus s. Atresie, Soor, Syphilis,
—, Adenoma polyposum LXVII. 516.
—, blinde Endigung des Halstheils XLVII. 378.
—, Cancroid mit einer Lungencaverne communicirend LI. 407.
—, Durchbruch eines Lymphdrüsenabscesses in den O. LXXII. 198.
—, Erweichung bei Erwachsenen XLVI. 124.
—, — und Durchbruch XLIV. 352.
—, Erweiterung, spindelförmige XLII. 473.
—, Markschwamm, durch Galvanocaustik entfernt XLV. 513.
—, Muskelbündel an die Thyreoidea LXIX. 396.
—, Muskelfasern, quergestreifte XXVII. 413.
—, Myom, XLIII. 139.
—, Perforation von Brustwirbelcaries ausgehend LXXXVI. 448.
— Strictur durch eine cancroide Narbe XX. 142.
—, tuberculöses Geschwür XLIV. 373.
Oestrus hominis XXVI. 209.
Ohr s. Aragonitkrystalle, Auricularanhänge, Felsenbein, Gehörgang, Gehörknöchelchen, Gehörorgan, Gehörschnecke, Hören, Kopfknochenleitung, Labyrinth, Othämatom, Schwerhörige, Taubstumme, Tonempfindung.
—, Anatomie und Krankheiten XXI. 462. XXXVI. 501.
Ohr, Corp. amylacea VIII. 142.
—, Croup des Trommelfells und knöchernen Gehörganges LXX. 329.
—, Defect des Ambos und knöchernen Gehörganges LXXX. 456.
—, Einfluss stumpfer Gewalten auf das äussere O. mit Othaematombildung XCV. 102.
—, eigenthümliche Gebilde in den halbcirkelförmigen Kanälen XXXV. 481. LIV. 561.
—, endolymphatische Räume LXXVII. 207.
—, Erkrankung bei Febris recurrens LXXXII. 18.
—, Erleuchtungsapparat zur Untersuchung XVII. 193. XVIII. 558.
—, Missbildung XXIX. 62. XXX. 221.
—, Otitis interna XXI. 295.
—, Spitzohr LIII. 485.
—, traumatisch gesprengter Ohrknorpel, mikroskopischer Befund LI. 457. LII. 303. 440.
—, Trommelfell, blutige Trennung XXXVI. 514.
—, Tuberculose des mittleren und inneren O. beim Schweine LX. 93.
Ohrenheilkunde XVII. 1. XXI. 45. 295. 462. XXII. 110. XXV. 339. XXVII. 159. 217. XXVIII. 197. 227. XXIX. 33. XXX. 240.
—, Geschichtliches LXXIV. 545.
Ohrkrankheiten, Anwendung der Luftdouche LXX. 447.
—, Diagnose und Behandlung XXVII. 217. XXX. 240.
—, Behandlung mit dem galvanischen Strom XXVIII. 197.
—, Lehrbuch v. Tröltsch XL. 586.
Ohrlabyrinth, Hämorrhagie und hämorrhagische Entzündung des kindlichen LXXXVIII. 556.
—, Veränderung bei Syphilis LXIX. 313.

Ohrspeicheldrüse s. Fibrom, Parotis.
Olfactorius, Corp. amylacea VI. 138.
— feiner Bau des Bulbus XXII. 241.
Omentum s. Netz.
Onkologie s. Geschwülste.
Onsum'sche Krystalle LXXVIII. 231.
Onychomycosis IX. 580. XXII. 411.
Ophthalmologie s. Amaurosis, Auge, Blepharitis ciliaris, Cataract, Choroides, Choroiditis, Ciliarkörper, Conjunctiva, Cornea, Gesichtsempfindung, Gesichtstäuschung, Glaskörper, Hornhaut, Iridochoroiditis, Iris, Keratitis, Linse, Nervenendigung, Netzhaut, Nubier, Nystagmus, Orbita, Opticus, Optik, Sclera, Trachomdrüsen, Tractus opticus.
—, Stellung zur Anthropologie LXXVIII. 366.
Opium s. Morphium.
— X. 244. XXVI. 225.
Opticus, Atrophie VI. 416. VIII. 127. X. 191. XXI. 171.
—, Fettentartung I. 148.
Optik, physiologische XXV. 1.
—, pathologische XXVI. 560.
Orbita, abnorme Knochenspange LXXVII. 110.
—, Fractur derselben XXXI. 344.
— Geschwülste LII. 550.
Orchidomeningitis ossificans XXIX. 478.
Organisation s. Thrombus.
Orthographie, medicinische XXI. 361.
Os centrale carpi radiale XCIV. 343. XCVIII. 396.
— — — ulnare XCIV. 353. XCVIII. 402.
— lunatum carpi bipartitum XCIV. 349. XCVIII. 408.
— metatarsale V. mit persistirender Epiphyse XCIX. 460.
Os japonicum s. Japaner-Schädel.
Ossiculum supernumerarium des Carpus XCIV. 353.
Ossification s. Callus, Geschwülste, Glaskörper, Kalk, Knochen, Knorpel, Lunge, Syphilis, Verknöcherung, Zähne.
— von Bindegewebe I. 135. V. 436. LXXX. 489.
— von Knorpel IV. 297. V. 409. LXXXVII. 189.
— an ungewöhnlichen Orten XCVIII. 413.
Osteochondritis, syphilitische bei Neugeborenen L. 305. LXXXVIII. 509.
Osteoidchondrom, mikroskopische und chemische Untersuchung XXXIII. 541.
Osteoides Gewebe V. 444.
— bei malacischen Knochen LXXX. 444.
Osteoklastentheorie XCII. 296. 449.
Osteom des Corpus striatum bei Hemiplegia infantilis LXXXVIII. 91.
— des Grosshirns XXXV. 472.
— des Kleinhirns XLIX. 145.
— des Hüftbeins u. des Psoas LI. 414.
— der Muskeln XLI. 413. LXI. 524. LXXIV. 145. LXXVII. 109. LXXX. 489.
— des Oberschenkels VIII. 524.
— der Stirnhöhlen LVII. 145.
— der Trachea XLII. 48.
Osteomalacia IV. 307. V. 491. C. 342.
— bei Thieren XXXVII. 433. XLVI. 305.
— Analyse der Knochen XXXVIII. 1.
—, Chemie und Histologie LXIX. 452.
—, Eiweisskörper im Harn LXXX. 482.
Osteophyten der inneren Schädelfläche I. 136. XIV. 203.
Osteoplastik s. Knochenbildung.
Ostsee-Bäder VII. 541. XV. 70.
Othämatom XXXIII. 457. XXXVII. 568. XL. 255. LI. 457. LII 303. 440.

Otiatrie s. Gehör, Ohr.
Ovarialcystom, Fall von einfachem O. mit Metastasen XCVII. 1.
— mit tuberculöser Entartung der Cystenwand XCVII. 11.
—, Knochenneubildung an der Wand eines O. XCVII. 131.
Ovarium s. Corpus luteum, Eierstock, Papillom, Psammocarcinom, Sarcom.
—, Abschnürung XCVII. 18.
—, Entwicklung der Corpora fibrosa LXXXIV. 193.
— Papillom in pathologisch anatomischer und histogenetischer Beziehung LXXXII. 268.
—, Stieldrehung XCI. 499.
Ovariotomie XLI. 1. LXXIX. 23.
Ovulum s. Ei.
Oxalsäure, Ausscheidung durch den Harn XCIX. 305.
—, Concrementbildungen, Casuistik und Theorie LXIV. 327.
—, Vergiftung s. Albuminurie LXXXIII. 218.
—, Wirkung LXXXI. 383.
—, — Experimente LXXVIII. 209.
—, — toxische XXVIII. 223.
Oxalurie LXXVIII. 210.
Oxydationsprozesse im Thierkörper LXXVII. 226.
Oxyurus XXI. 360.
Ozaena, bedingt durch Fliegenlarven XLIII. 98. XLIV. 375.
—, pathologische Anatomie LXXV. 45.
—, Sections-Befund bei reiner O. LXXXV. 325.
—, simplex XC. 499.
Ozon X. 483. XXXIII. 96. XXXVI. 15. 482.
—, Einwirkung auf das Blut XLII. 359.
— im Blut XLII. 249.
— mittelst Jodkalium nachzuweisen XIV. 210.

P.

Pacchionische Granulationen XVIII. 166. XIX. 171. 288. XXIV. 222. LXIII. 93.
Pachydermie s. Elephantiasis.
Pachymeningitis s. Hämatom, Meningitis.
— haemorrhagica bei hereditärer Syphilis LXXXIV. 267.
— — interna, bei Menschen und Hunden XLII. 129. 321.
Pacini's Flüssigkeit XI. 186.
Pacini'sche Körperchen s. Vater'sche Körper.
— —, Bedeutung LXV. 131.
— —, ödematöse Schwellung LXIII 363.
Pagenstecher XXXV. 391.
Palmitinsäure, Verhalten bei Fettresorption LXXX. 14.
Pankreas, accessorisches XXI. 369.
—, Amyloid LXXXI. 420.
—, Carcinom mit Thrombosis der Pfortader XCIII. 387.
—, Chemie VII. 580.
—, bei Diabetes XXX. 360.
—, Ferment XXV. 279. XXVIII. 241.
—, — Verhalten bei der Erhitzung LXX. 158.
—, Function im Fieber XC. 389.
—, Guanin darin XV. 388.
—, Pilzkeime im frischen LX. 453.
—, Ranula VIII. 360.
—, Retention des Saftes mit Harnstoff XI. 96.
— Sarcocarcinoma LXXXIV. 322.
—, Verdauung XXXIX. 130. XLIII. 358. LXVIII. 413.
Panophthalmitis s. Auge, Keratitis.
Papagei s. Mycosis.
Papillargeschwulst des Pharynx LI. 136.
— des Schlundkopfs L. 161.

Papillen der Zunge, Histologie LXII. 516.
Papilloma area-elevatum XLVII. 367.
— fibrosum des Eierstocks XLIII. 14.
Papyrus Ebers LXXXV. 343.
Parabansäure, Wirkung auf die Nieren LXXVIII. 242.
Paraboloid von Wenham LXXI. 130.
Paralbumin VI. 520. XXXVI. 97.
Paralyse s. Lähmung, Nerven, Nervencentren, Rückenmark.
Paralysis agitans XXIX. 202. L. 297.
— —, Verhältniss zur multiplen Sclerose LXVIII. 120.
Paralytische Geisteskrankheiten s. Diphtheritis, Geisteskrankheiten.
— XXXIV. 81. 249. XXXVI. 460. XXXIX. 90. 353. 592. XL. 226. LXXII. 286. 340. LXXIII. 73. 196.
—, Harnstoffausscheidung dabei XV. 160.
Paramäcium XII. 302. XXV. 188. XXXVI. 285.
Parametritis puerperalis XXIII. 415.
Paramyoclonus multiplex LXXXVI. 421.
Parasiten, pflanzliche s. Actinomyces, Aspergillus, Bakterien, Cholera, Epiphyten, Micrococcen, Pilze, Pilzkrankheit, Pocken, Sarcine, Spirillen, Tuberkel.
— — IX. 557.
— — in Seidenraupen XII. 69. 144. XIII. 280.
— —, bei Alopecia areata LXXVIII. 205. LXXX. 231.
— —, der Diphtherie XLV. 327. XLVI. 229. XLVII. 516. L. 550. LII. 231. LV. 324. LVI. 56. LVII. 228. 260. LVIII. 303. LXVIII. 519. LXXII. 218. LXXIX. 215.
— — des Erysipels LX. 409. C. 185.
— — des Favus X. 317. XIII. 287. XIV. 569. XV. 382. XLII. 447. LIV. 108. LXX. 560.
Parasiten, pflanzliche, des Favus bei Hühnern XVI. 515.
— —, der Fäulniss LIV. 108. 396. LIX. 490. LX. 301. LXXVIII. 51. XCV. 401.
— — Form der pathogenen LIX. 145. 532
— — des Herpes tonsurans X. 317. XVI. 423. 426. LXX. 560.
— — des Herpes canis XVI. 520.
— — bei Ileotyphus im Blut und im Darm XLIII. 287. LXVIII. 532. C. 185.
— — des Keuchhustens XLIX. 530. LVII. 518. LX. 409.
— — bei acuter Leberatrophie LIX. 153.
— — der Lepra LXXIX. 32. 207. XC. 542. XCVII. 170.
— — beim Milzbrand XI. 137. XIV. 432. XXI. 579. LII. 541. LIV. 262. LV. 251. LXXIX. 220. XCVII. 502.
— — der Onychomycosis IX. 580. XXII. 411.
— — der Pityriasis versicolor X. 317. LXX. 560.
— — beim Puerperalfieber LVIII. 437. LIX. 149. 532.
— — der Recurrens LXXX. 1.
— — des Ringwurmes auf Samoa LXXII. 418.
— — in den Schafpocken XLI. 300.
— —, bei Soor VII. 76. IX. 460. XIII. 528. LXX. 546. LXXIII. 147.
— —, bei Sycosis XXII. 372.
— —, Theorie derselben LXXIX. 5. 209. 219. 424.
Parasiten, thierische, s. Entozoen, Epizoën, Filaria, Fliegen, Infusorien, Insecten, Krätze, Milben, Pulex.
— IV. 55. 83.
—, Acarus scabiei, Entdecker der Männchen LV. 330.
—, —, — in den Tropen LXXI. 434.

Parasiten, Argas reflexus XVIII. 554. XIX. 457. LXXV. 562.
— Ascariden im Pleurasack VI. 410.
—, Bothriocephalus latus XXIV. 453. XXX. 97.
—, — Lebensdauer und Renitenz LVII. 529.
—, Cimex lectularius LXXV. 438.
—, Cysticercus im Auge XLV. 509. LIV. 276.
— — im Gehirn II. 84. XXXIV. 368. LXXV. 104.
— — in Muskeln XXXII. 249.
—, Dracunculus, Medinawurm LXXI. 434.
—, Holzläuse LIV. 283.
—, Leptus autumnalis LII. 255. LV. 354.
— Milben bei Hühnern XVI. 512.
—, Mücken, Mosquitos, Culices LXXI. 438.
—, Pediculus pubis, capitis, vestimenti LXXI. 438.
— Pulex irritans LXXI. 438.
— — penetrans LXXI. 436.
Parasitenähnliche Bildungen in menschl. Entleerungen LXV. 379.
Parasitus pentadymus encranius XXIII. 428.
Parenchymatöse Degenerationen der Organe, Folge verminderter Sauerstoffzufuhr LXVII. 323.
— Entzündung IV. 261. XIV. 35.
— — und Verfettung, bei Einwirkung erhöhter Temperaturen LXX. 28.
Parotis s. Defect, Speicheldrüsen.
—, Einfluss des Sympathicus XXXVII. 93. XXXIX. 184.
—, Enchondrom XLI. 428.
—, Fibrom XLI. 422.
Pars membranacea septi s. Herzscheidewand.
Patella s. Kniescheibe.
— bipartita XCIV. 358.
Pathologie, cellulare VIII. 3. 303. IX. 3. LIX. 305. LXXIX. 1. 185.
Pathologisches Experiment, Werth desselben LXXXV. 373.
Pathologische Institute XIII. 1.
Pediculus LXXI. 438.
Pellagra, Sectionsbefunde XLVII. 511. XLIX. 549. LI. 150.
Pemphigus acutus XXXVII. 139.
— chronicus XL. 353.
Penicillium IX. 589. LXX. 472. LXXIX. 219.
— crustaceum XXXII. 308.
Penis, angeborne Verwachsung mit dem Scrotum XXVIII. 555.
—, Knorpel- u. Knochenbildung LX. 1.
—, Krebsmetastase des Corpus cavernosum LI. 145.
Pentastomum XI. 81. XVIII. 523.
Peptone XIII. 449. XXXIX. 130. LXXXI. 552.
—, Beziehungen zum Bence Jones'schen Eiweisskörper bei Osteomalacie LXXX. 484.
—, Nahrungswerth LXXII. 431. LXXV. 114. 159.
—, Resorption im Dickdarm LXIV. 528.
Percussion VI. 143. XI. 149. XVII. 492.
— des Kehlkopfes XXIV. 197.
Percussionsschall, physical. Untersuchungen über den tympanit. u. nichttympan. LXI. 109.
Perforation s. Geschwülste, Lunge, Oesophagus, Pfortader, Zwölffingerdarm.
— des Colon XLVII. 231.
— des Ileum XLVII. 227.
— des Schädels durch ein congenitales Lipom der Zunge L. 482.
— der Scheide durch einen Blasenstein XLIII. 428.
— der Uteruswandung durch Placentarpolyp XCVI. 15.

Pericarditis s. Herzbeutel.
— IX. 348.
— eitrige bei Tuberculose der Mediastinaldrüsen XCVI. 489.
—, Fettmetamorphose des Herzfleisches XIII. 266.
Pericardium s. Herzbeutel.
Perichondritis laryngea V. 540. LII. 114.
Periost s. Knochen.
—, Bedeutung im Regenerationsprozess XV. 1. C. 298.
— Embolien LXX. 161.
Periostitis s. Unterkiefer.
—, primäre infectiöse LXV. 341.
Perispermatophoritis LXIX. 238.
Peritonäum s. Blinddarm, Cysten, seröse Häute.
—, disseminirte Carcinose LI. 391. LXXVII. 375.
—, Empyem XXIII. 181.
—, Myxom XXXVI. 591.
Peritonitis, chronische LIX. 156.
—, — partielle V. 335.
—, hämorrhag. und Hämatom LVIII. 35.
—, Indican-Ausscheidung LXX. 80.
—, operative Behandlung XX. 530.
Perivaginitis phlegmonosa XXXIV. 226. XLI. 437.
Perlgeschwulst s. Cholesteatom.
Perlsucht s. Franzosenkrankheit.
—, beim Nilgau XLVII. 308.
—, Uebertragbarkeit durch die Nahrung LXXXII. 550.
— und Tuberculose LXXXII. 546.
—, Veränderungen der Milchdrüse bei der Kuh LXX. 535.
—, Verhältniss zur Lungenschwindsucht s. Tuberculose.
Perobrachie LXXXVIII. 99.
Persien s. Aussatz, Rescht.
Pertussis s. Keuchhusten.
Pest in Aegypten XV. 141.
—, Geschichtliches XXIV. 210.
Pest, indische oder Pali V. 508.
Petechialfieber s. Typhus exanthematicus.
— II. 249. X. 411. LII. 6.
Peyer'sche Haufen s. Lymphwege, Typhus.
Pfeilgift s. Curare.
Pferd s. Arterien, Fettdegeneration, Füllen, Herpes tons., Mycosis, Rotz, Wurm.
Pflanzen s. Aspergillus, Bakterien, Epiphyten, Favus, Herpes, Leptothrix, Mycosis, Parasiten, Penicillium, Pilze, Puccinia, Sarcine, Soor, Sycosis.
— irritable und contractile Theile XX. 405.
Pflanzengewebe, Krankheiten nach Reizung und Vergleichung mit Affectionen des thierischen Gewebes XXVII. 145. 322.
Pfortader, Communication mit den Lungenvenen XLII. 449.
—, geschwänzte Körperchen darin II. 597.
— Krebs XXXV. 432.
— -Leiden V. 212.
— Thrombose XXX. 449.
—, Verstopfung, in Folge davon Leberveränderungen LXII. 195.
—, — ihrer Aeste durch Krebs LXXX. 279.
Phagocyten s. Milzbrand.
Pharmakol. Gruppe des Crotonöls XII. 1.
Pharyngitis leucaemica XLII. 444.
— granulosa LXXXII. 147.
Pharyngoskopie und ihre Verwerthung für die Ohrenheilkunde XXI. 45.
Pharynx s. Divertikel, Diphtheritis, Gaumen, Mandel, Nase, Schlund.
—, congenitales Lipom L. 482.
—, Function LXXIX. 477.
—, Papillargeschwulst L. 161. LI. 136.

Phaseomannit XI. 475.
Phenol, Fütterung LXXVII. 226.
—, Verhalten zu Bakterien LXXVIII. 73.
Phenylessigsäure, Verhalten zu Bakterien. LXXVIII. 66.
Phenylproprionsäure, Antifermentativum LXXVIII. 64.
Phlegma LXXVIII. 351.
Phlebitis s. Nabel, Pylephlebitis, Thrombosis.
— I. 13. 245. XXI. 480. XL. 384.
Phlebolith XXII. 187.
Phosphor, Einfluss auf den Organismus LV. 11.
—, Vergiftung, acute XXI. 506. XXX. 270. XXXIV 450. XLV. 298. LIII. 168. LXVII. 278. LXXXIII. 501.
— —, pathol. Anatomie XXXIII. 442. XXXVI. 520. XXXIX. 23.
— —, Fettmetamorphose der Organe XXXIV. 73.
— —, Icterus XXXII. 125. XXXIII. 296. XXXIV. 450.
— —, Anatomie der Leber XXXIII. 432. LV. 18.
— —, Zustand des Magens XXXI. 399. LV. 469.
— — bei Hühnern XXX. 478. LV. 24.
—, Wirkung auf den Foetus XCVI. 54.
Phosphorsäure, Menge im Harn XI. 478. XXI. 456.
—, Bestimmung durch essigsaures Uranoxyd XVI. 137.
— im Urin und den Excrementen XXI. 366.
—, Verhältniss zum Stickstoff im Urin LXVI. 223. 282.
Phosphorsaures Natron, saures, Zersetzung s. Alkohol.
— —, Ausscheidung durch die Nieren LIV. 173.
Photographie s. Atlas.
— zur Herstellung von Holzschnitten LXVI. 394.
Phthisis s Ehe, Klima, Lungen, Phymatie, Schwindsucht, Tuberculosis.
—, Aetiologie XCVII. 289.
—, Atropin bei Nachtschweissen der Phthisiker LVIII. 102. 328.
—, Beziehung zu Malaria XLI. 239.
— in Schulen XLVI. 461.
— testis LXIX. 64. 213.
Phymatie s. käsige Metamorphose.
Physiologie, pathologische I. 16. XIII. 1. 481.
— der Schweisssecretion LXXV. 555. LXXVI. 529.
— der Uterusbewegungen LXXVI. 1.
— der Verdauung LXXV. 409. 419.
Pia mater s. Arachnoides, Gehirn, Melanom, Meningitis, Pigment.
—, Arterien, reflectorische Beeinflussung LII. 218. LIX. 472.
—, Cancroid LI. 495.
—, Epitheliom XLIX. 51.
Pigment s. Bilifulvin, Bilirubin, Blutfarbstoff, Bronchialdrüsen, Eisenoxyd, Färbungen, Farbstoff, Galle, Hämatoidin, Harnblau, Icterus, Kohle, Melanämie, Melanose, Morbus Addisonii, Niere, Ochronose, Vivianit.
— animalische I. 379. XVI. 562. XVII. 200.
— in der apoplectischen Narbe I. 454. LXXII. 477.
— in der Arachnoides XVI. 179. 180.
— blaues VIII. 350.
— — im Harn I. 423. VI. 259.
— in Bindegewebszellen XII. 197.
— -Degeneration der Markscheide der Nervenfasern LXI. 508.
— Flecke der Haut LXXXI. 333.
— — abnorme in der Haut beim Schimpanse LII. 297.
— im Froschblut LXXI. 83.
— in Ganglienzellen des Sympathicus LXI. 174.

Pigment in Geschwürsnarben I. 408.
— des Harns s. Chromaturie, Harnblau.
— — XLVII. 405.
— in Hirngefässen XVI. 564.
— im Knochenmark bei Osteomalacie LXXX. 439.
— des Knorpelgewebes LXXII. 110.
— in der Lunge (Kohle) I. 397. 461. XXXIX. 442. LXXII. 14. LXXIII. 151.
— in den Lymphdrüsen I. 413. LXXXI. 381.
— -leber der Frösche XL. 305.
— in melanotischen Sarcomen und einfachen Melanosen der Haut I. 470. LXIII. 322. LXXVII. 350.
— in der Milz I. 417. XX. 306. 417.
— bei Morbus maculosus Werlhofii LXXIX. 492.
— in den Nieren I. 408. 419. XXII. 442.
— pathologisches I. 379.
— Zellen I. 468. VI. 266. 581. IX. 185. LXXXIX. 20.
Pikrinsäure als Anthelminthicum XXVIII. 386. XXXIII. 430.
Pilze s. Aspergillus, Bakterien, Blepharitis ciliaris, Cylindrotänium, Eczema, Epiphyten, Insecten, Leptothrix, Madura-Fuss, Micrococcen, Mucor, Mycosis, Parasiten, Penicillium, Pityriasis, Pneumonomycosis, Puccinia, Saprolegnia, Soor, Sycosis.
— bei chronischer Septicämie LXXIV. 15. LXXVIII. 421.
— bei Diabetischen XXX. 476.
—, Entstehung von Bakterien aus Zellen des Knochenmarks LXXX. 394.
— im Hühnerei XXIX. 510.
— in der Milch XXXV. 561.
— in der Mundhöhle LXXIX. 76.
—, Injection in's Blut LXX. 576.
—, Schimmel LIV. 108.
—, Systematik der parasitären Fadenpilze LXX. 546.
Pilzvergiftung LXXVIII. 242. LXXXVIII. 445.
Pilzkrankheit der Fliegen XII. 69. 144.
Piperin, gegen Intermittens LXIX. 369.
Pityriasis versicolor X. 317.
—, Reincultur der Pilze LXX. 560.
Placenta s. Mola, Myxoma.
—, Bau derselben III. 447. VI. 544. XL. 341.
—, Bindegewebsentwicklung in derselben XLV. 305.
—, Reizungsvorgänge XIV. 43.
—, Thrombosis VII. 328. XXII. 431.
Placentarpolyp s. Perforation.
Plattenepithel s. Epithel, Wanderzellen.
Pleura s. Sarcocarcinom.
—, Askariden darin VI. 410.
— Epithel I. 45.
Pleuritis, Exsudat I. 487.
—, — fibrinogenes I. 577.
—, — harnstoffhaltiges IX. 305.
—, Harn XXI. 460.
— mycotica LXXVIII. 425.
Plexus brachialis s. Geschwülste.
— choroideus s. Gehirn, Lipom.
— — I. 145. XVI. 253.
—, — Cysten VIII. 379. XXV. 184.
— coeliacus s. Addison'sche Krankheit.
— — u. mesentericus, Function XXIII. 204.
— mesentericus post. Function XXVII. 430.
Pneumonie s. Entzündung, Lungen, Syphilis, Vagus.
— Ausgang in Induration LXXXII. 317.
—, chron. bei Kaninchen nach Durchschneidung der N. recurrentes vagi LXVIII. 325.
—, fibrinöse, ihre Ursachen LXX. 441.
— — mit Schizomyceten LXXXVII. 319.
— Harn XXI. 460.
— Heilung II. 34.

Pneumonie, interlobuläre VI. 89. XXXVIII. 326.
—, Stimmvibrationen des Thorax VIII. 250.
Pneumonokoniosis XLVIII. 326.
Pneumonomycosis IX. 558.
— aspergillina IX. 559. X. 510. XI. 561. XXXIII. 157. XXXVI. 279.
— sarcinica IX. 558. X. 401. XXX. 385. XXXIII. 158.
Pneumothorax, Experimentelles LXXV. 483.
Pocken s. Blattern, Varicella, Variola.
—, Behandlung LIV. 195.
—, Beziehungen der Menstruation zu denselben LVII. 31. 130.
—, Impfung in Württemberg LIV. 441.
—, — Methode der Impfung und Schutzkraft der wirklichen Kuhpockenlymphe LXI. 140.
— in Zürich XII. 469.
— in den Tropen LXXI. 434.
—, Infection, Incubation und Primärstadium LIV. 545.
—, Organismen in der Lymphe XLII. 309. LV. 229.
—, Sitz in der Epidermis und erste Stadien des Pockenprozesses LXIX. 409. LXXI. 113.
—, Statistik der Impfung LXX. 229.
—, — von Eyselein LIX. 531.
—, Theorie derselben LXXIX. 212.
—, Tilgung der Empfänglichkeit LXVII. 92.
Pocken des Geflügels (Epithelioma contagiosum) LVIII. 349.
Pockencontagium, Empfänglichkeit Neugeborener LXXIX. 43.
Pockenlymphe, Nachweis von Pilzen XLII. 112.
—, Verhalten nach Infection mit Diphtherieorganismen LXIII. 178.
—, bei Schafpocken XLI. 300.
Pockenpoesie XX. 394.
Poesie s. Aussatz, Branntwein, Pocken.
Polarisirtes Licht s. Circumpolarisation.
— Verhalten der Augensubstanzen XIII. 102.
Poliomyelitis acuta anterior LXVIII. 128. LXXIII. 443.
Polyarthritis bei Fohlen LVIII. 330.
Polymikroskop LXX. 268.
Polynesischer Ringwurm (Samoa) LXXII. 413.
Polyp s. Darm, Oberkieferhöhle, Pharynx, Schleimpolypen, Stimmbänder, Uterus.
— des Ileum XXXVIII. 559.
— des Larynx XXIII. 587.
— der Nase XXVII. 211. XCIII. 213.
— des S romanum XLI. 525.
Polypöse Verlängerung der Muttermundslippen VII. 164. XLIII. 88.
Pommern s. Ostsee.
Pons Varolii, Ausgangspunkt allgemeiner Convulsionen XLIV. 1.
Porencephalie s. epileptischer Blödsinn.
— XCI. 260. XCVII. 307.
Porosität, mikroskopischer Nachweis an Gefässen und Schleimhäuten XLIII. 19.
Portugal, Bericht über Medicin und Aerzte Portugals LIII. 510.
Prädisposition im Sinne der Cellularpathologie LXXIX. 9. 191. 214.
Präparate, Zusendung derselben an das patholog. Institut zu Berlin LXXIX. 568.
Präputialsteine LXII. 560.
Praxis, ärztliche in der Troas LXXVII. 174.
Preisfrage der Cothenius'schen Stiftung für 1867 XXXIII. 319.
Preisvertheilungen, ausländische an deutsche Aerzte und Naturforscher LXXXII. 202. LXXXIV. 192. LXXXVI. 545.
Presse, medicinische in Deutschland XXXIII. 1.

Preussen, medicinische Statistik III. 13.
Prima intentio im Bindegewebe XLIV. 180.
— in der Cornea L. 465.
— in den Muskeln XLIV. 180.
Primitivstreifen, Verhalten bei Missgeburten LXXI. 149. LXXII. 165. 298. 443. LXXIII. 551. LXXIV. 67.
Processus mastoides, Anbohrung XXI. 295.
— paracondyloideus LXXX. 460.
— styloides L. 232. LI. 140.
—, — am Metacarpale tertium LXXXII. 462.
— trochlearis calcanei LXX. 128.
— vermicularis, cystisch erweitert LXIII. 97.
— —, Hernie VI. 409.
Prolapsus ani s. Affe.
— uteri, Heilung ohne mechanische Mittel LV. 525.
Propepton, Richtigstellung der Geschichte LXXXI. 575.
— Schmidt-Mülheim's LXXXI. 186.
Prosopalgie, Zahnextraction XVIII. 476.
Prostata s. Vesicula prostatica.
—, Concretionen beim Weibe V. 403.
—, Corpuscula amylacea XVI. 147.
— Function XCVIII. 1.
— Histologie LXI. 208.
— Hypertrophie XXVII. 27.
— Neubildungen, bösartige XXXV. 378.
— Stein XIV. 193.
— Tuberculose XIX. 236.
— Vorderstück und dessen Aberration XXXIV. 592.
Prostitution und daraus entspringende Krankheiten LI. 430.
— in Frankfurt a. M. LXXX. 183.
Protagon s. Myelin.
— XXXII. 387. LXXVII. 385.
— ein Glykosid XXXIX. 183.
Protocoll einer Sitzung der kaiserlichen kaukasischen medicinischen Gesellschaft LXXXIX. 165.
Protoplasma, Furchung bei der Zellenbildung XLVI. 168. XLVII. 310.
Psammocarcinom des Eierstocks LXXIX. 19.
Psammom, Bau und Entwickelung L. 222. LI. 311. LII. 449.
— kystomatöses XXXIII. 165.
Pseudarthrose veranlasst durch Diarthrose XXXII. 104.
Pseudohermaphroditismus s. Hermaphroditismus.
— masculinus completus XCIV. 211.
Pseudohypertrophie der Muskeln VIII. 537. LXXV. 475. 518. XC. 208. 388. XCI. 192.
Pseudoknorpel, Histologie und Entzündung LXXX. 105.
Pseudoleukämie s. Lymphosarcom.
— XXXIII. 451. LXXXIV. 315.
Pseudomelanämie XXII. 437.
Pseudomelanose der Leber XLIII. 533.
Pseudoosteomalacie des Schädels LXXX. 459.
Psora dermanyssica XV. 166.
Psoriasis guttata, Entstehung XVI. 426.
Psorospermien IV. 82. XIII. 280. XVI. 188. XVIII 527. XLVI. 437. XLVII. 375.
— beim Kaninchen XLIII. 512. 548.
— — Leber IV. 82. XXXII. 132.
— Entwicklungsgeschichte XL. 435.
— bei Schafen XXXVII. 431. XLI. 283.
— beim Schwein XXXII. 356. XXXVII. 255.
Psychiatrie s. Geisteskrankheiten.
—, Begründung des klinischen Standpunktes LII. 203.
Psychodometer LIX. 427.
Psychoneurosen, vasomotorische L. 210.
Ptomaine LXXIX. 565.

Puccinia in der Nase IX. 578.
Puerperalfieber XXIX. 526.
—, Bakterien LVIII. 437. LIX. 145. 532.
Puerperalkrankheit s. Endocarditis.
—, Blutuntersuchungen XIV. 501.
—, contagiöse XVII. 228.
Puerperalmanie XX. 542.
Puerperium s. Herzhypertrophie, Körpergewicht, Lochialsecret, Metritis, Parametritis, Puerperalfieber, Transfusion.
Pulmonalarterien s. Embolie.
—, abnorme Communication mit der Aorta XLIII. 420.
—, Strictur LI. 350.
Pulmonalarterienklappe, Anomalie LXXXII. 200.
Pulex irritans LXXI. 438.
— penetrans LXXI. 436.
Puls, Untersuchungen mit dem Marey'schen Sphygmographen XXX. 149.
—, Verhalten bei Arsenvergiftung LXXIII. 621.
—, — Oxalsäurevergiftung LXXVIII. 223.
Pulsfrequenz unter verstärktem Luftdruck XXXIV. 519.
Pulsuhr XC. 33.
Pupille s. Auge.
Pupillenphänomen in der Chloroformnarkose XXVII. 409.
Purpura, mit Elektricität behandelt LXIII. 467.
Putride Infection s. Bakterien, Fäulniss.
—, Phlebitis umbilicalis bei Fohlen (Fohlenlähme) LVIII. 329.
Pyämie s. Bakterien, Diphtherie, Eiter, Embolie, Parasiten.
— I. 243. V. 391. XL. 416. LXXXIII. 99.
Pylephlebitis ulcerosa XXI. 480.
Pyrogallussäure, Vergiftung, pathologisch-anatomische Veränderungen in Leber und Nieren XCVIII. 472.

Q.

Quecksilber s. Hydrargyrose, Knochen, Sublimat, Syphilis.
— Albuminat XXXI. 35.
— Dämpfe XXXII. 145.
— Einwirkung auf den thierischen Organismus XXXVII. 346.
— Oxydul, salpetersaures gegen phagedänische Geschwüre LXVI. 311.
— — Abortivbehandlung der Syphilis LXXIX. 143.
— regulinisches in den Knochen XXII. 420.
—, — Resorption LXXXII. 491.
— Salbe XXII. 419.
— Vergiftung, Veränderung im Rükkenmark XCIII. 351.
Quergestreifte Muskeln s. Muskeln.
Querstreifung des Axencylinders LXXVIII. 338.
Quetschung v. Muskelgewebe LXXIX. 51.
— des Rückenmarkes LXXV. 231.

R.

Rabies canina s. Lyssa.
Rachen s. Diphtheritis, Gewebe, Pharynx.
Rachenhöhle, Untersuchung XVIII. 556.
Rachenorgane, Sectionsmethode LXXI. 206.
Rachitis V. 409. LXXXVII. 301.
— Aetiologie LXXVII. 299.
— —, Pathogenie und Therapie LXXXIII. 377.
—, Beziehungen zur Impression der Schädelbasis LXXX. 450.
— bei Füllen XLIII. 367.
— bei Hunden XLVI. 350.
— bei Thieren XXXVII. 476.
— fötale und Cretinismus XCIV. 183. XCIII. 421.

Radialisparalysen, differentielle Diagnostik LIV. 267.
Radiations-Theorie der doppelten und mehrfachen Missbildungen LXXIII. 551. LXXIV. 66.
Radio-Ulnargelenk, congenitale Communication mit dem Radio-Carpalgelenk LXXXVI. 1.
Radius s. Fractur.
—, angeborne Luxation XLV. 303.
— Defect XXXI. 529. XXXII. 211. XXXIII. 228. XL. 427. LXXI. 409.
Rainey'sche Körper oder Schläuche s. Psorospermien.
— — XXXII. 356. XXXVII. 255. 431. XLVI. 437. XLVII. 375.
Randwulst der Keimscheibe im Hühnerei LXXI. 149.
Ranula VI. 511. XXXV. 314. LXXXIV. 425.
— pancreatica VIII. 360.
Reaction auf Strychnin LXXV. 23.
Reactionsbestimmung bei Hämoglobinhaltigen Flüssigkeiten XXXIII. 95.
Reconvalescenz, Ausscheidung der Alkalisalze und des Harnstoffs bei R. LXXXVIII. 391.
Recurrens (Febris) XLVII. 161. 282. 428. 487. LII. 9.
—, Anatomie LX. 153.
—, Blut LXXVIII. 21. LXXX. 1.
—, Delirien XLIX. 127.
—, Epidemie der Jahre 1879—80 LXXXVII. 393.
—, Harn XLVII. 130.
—, Krisen XLIX. 127.
—, Spirillen LXXX. 1.
—, Theorie desselben LXXIX. 210.
Recurrens (Nervus) s. Riesenzellen, Vagus.
Rectum s. Anus, Flexura sigmoides.
—, Adenom LXXIX. 378.
—, Syphilis XV. 315.
—, Verkalkung der Schleimhaut IX. 619.
Reflexbewegungen s. Nerven, Rückenmark.
Reflexlähmung bei Dickdarmulceration LXXV. 404.
— durch Aconitin LXXIX. 239.
— nach Verbrennungen LXXIX. 248.
Regeneration s. Knochen, Muskeln.
— der Hornhaut VI. 559.
— der Nerven XVI. 30. 540. XIX. 352. XXIII. 441. XLVI. 257. LV. 496. LIX. 1. LXV. 359. LXXII. 624.
— der Sehnen VII. 162. LVI. 352.
— der Vogelfedern L. 323.
— des Hornhautepithels LI. 361. 373. LXV. 359.
— des Nierenepithels VI. 497. XI. 61.
— des Rückenmarks LXVII. 543. LXVIII. 633. LXIX. 321.
— epithelialer Gebilde XLVI. 168.
Regulation der Wärme LII. 123. 133. LIII. 111. 434. LIX. 114.
Reinhardt, Benno IV. 549.
Reitbahngang, unwillkürlicher, als Symptom einer Mening. basil. LXIII. 518.
Reizbarkeit s. Erregbarkeit, irritable Gewebe, Muskelirritabilität.
— IX. 51. XIV. 1. XLIV. 145.
—, verschiedene eines Nerven XVIII. 457. XXVIII. 282.
Reizung s. Nerven, Pflanzengewebe, Vagus.
—, allgemeines Gesetz XIII. 437.
— und Reizbarkeit XIV. 1.
Reposition s. Einrichtung.
Rescht in Persien, physikalisch-medicinische Skizze XXV. 553.
Resection des Oberkiefers XI. 434. 511.
— des Schulterblattes, theilweise IV. 3.
Resorcin LXXXVII. 383.
Resorption s. Diffusion, Fett.
— XIV. 401.
— des Albumins LXXV. 144.
— im Darm XXII. 260. XXXVII. 232. XXXIX. 435. 527. XLVIII. 119.

Resorption im Dickdarm des Menschen LIX. 161. LXIV. 505.
— der Extravasate I. 383. XLIX. 66.
— der Fette I. 151. 180. XLIII. 268. LXXX. 10.
— durch die Haut LXXVII. 157. LXXIX. 558.
— von Kalksalzen LXXIV. 54.
— von Knochengewebe LXXX. 445.
— in den Lungen (Blut) LXXI. 414.
— pathologische I. 177.
— am menschlichen Zwerchfell in verschiedenen Zuständen LXIV. 186.
Respiration s. Asphyxie, Athmung, Dyspnoe, Gaumen, Kehlkopf, Lunge, Medulla oblongata, Vagus.
—, bei Arsenikvergiftung LXXIV. 125.
—, Beziehung zur Muskelthätigkeit u. Bedeutung XXI. 386. XXIII. 202.
—, chemische Veränderungen des Blutes dabei XI. 107.
—, Cheyne-Stokes'sches Phänomen LII. 155.
—, Einfluss auf den Stoffwechsel unter normalen und pathologischen Verhältnissen XLII. 1. LXX. 56. LXXI. 117. LXXIV. 201. LXXVI. 136. 547.
—, — auf die Uterusbewegung LXXVI. 51.
—, künstliche, s. Chloroformasphyxie.
—, Mechanismus bei Rana esculenta. XXII. 1.
— bei Oxalsäurevergiftung LXXVIII. 224.
— bei Pneumothorax LXXV. 483.
—, Physiologie und Pathologie XXIX. 115.
—, Störungen bei Läsionen des Rückenmarks LXXV. 244.
—, Sublimat, Einfluss auf die R. XVII. 207.
—, nach Vagusdurchschneidung XXII. 1.
Retentionscyste an der Epiglottis LXIII. 96.
—, retrotracheale XLVII. 1. LXV. 229. LXXIV. 447.
Retina s. Fovea centralis, Membrana limitans, Netzhaut.
—, feine Structur XXXIX. 475.
—, melanotische Geschwulst XXXVI. 451.
—, Verhalten der Gefässe bei verstärktem Luftdruck XXXIV. 585.
Retinitis pigmentosa XLVIII. 494. LXXIX. 471.
Rhabdomyoma s. Myoma, Myosarcoma, Teratoma.
Rhabelitis genitalis im Harn LXXXII. 161.
Rhachitis s. Rachitis.
Rheum, Wirkung auf Harn LXXII. 136.
Rheumatismus s. Aphonie, Gelenke, Gelenkerkrankungen, Herz.
—, Beitrag zur Lehre LVI. 344.
—, Harn, XXI. 459.
—, Milchsäuretheorie XX. 211.
—, Muskelschwiele IV. 269.
—, in Zürich XIII. 139.
Rhinitis chronica atrophica foetida LXXXVII. 285. XC. 499.
Rhinopathologie s. Nase, Ozaena.
Rhinoplastik XVI. 20. 540.
Rhinoskopie XXIII. 587.
Rhynchoporium penetrans XXXII. 269.
Riesen-Amöben bei chronischer Darmentzündung der Aegypter XCIX. 145.
Riesenwuchs s. Gesicht, Makrosomia.
— des Beines XL. 353.
— der Hand LVI. 421.
Riesenzellen XIV. 47.
— bei chron. Pneumonie nach Durchschneidung der Recurrentes LXVIII. 342.
— bei Knochenresorption LVI. 523. LIX. 202. XCII. 296. 449.
— bei syphilitischer Arteriitis LXXVI. 275.

Riesenzellen, Bildung in epithelialen Geweben XCV. 249.
—, Bildungsweise um Fremdkörper und Einfluss des Jodoforms hierauf XCIII. 518.
—, Histogenese LXIII. 113. LXVIII. 59. LXXV. 71.
— in Blumenkohlgewächsen LXVI. 484.
— in gut granulirenden Wunden der Weichtheile LXV. 120. LXXV. 455. LXXVIII. 464.
— in osteomalacischen Knochen LXIX. 480.
— in Sarcom LX. 150.
— im Tuberkel XIV. 48. XXXVI. 449. XLII. 382. XLVIII. 95. LXIII. 397. LXIX. 64. 213. LXXVI. 485. LXXVII. 279. C. 365.
—, Polyphagie derselben LXXVIII. 372.
Riffzellen s. Stachelzellen.
Rind s. Flechte, Franzosenkrankheit, Herpes tonsurans, Lungenseuche, Milchdrüse, Perlsucht, Pneumonie interlobuläre, Psoriasis.
Ringwurm, polynesischer LXXII. 413.
Rippen s. Halsrippen.
—, Defect X. 474.
—, Spaltungen LXXVIII. 98.
—, supernumeräre XXXII. 108.
—, Verwachsung, angeborne LXXVIII. 97. LXXX. 82.
Rohrzucker, Veränderungen im Magen LXXXVIII. 222.
Rothwerden der Haare bei der Verwesung XLVI. 502.
Rotz und Wurm, Blut XXI. 358.
—, Harn XXI. 459.
— beim Menschen IV. 272. XXXI. 463. XXXIX. 545.
— — — durch flüchtiges Contagium XXIII. 209.
— des Pferdes XXIII. 33.
— — Statistik LXX. 291.
Rück- und Vorblicke XXI. 1.
Rückenmark s. Arsenikvergiftung, Bleivergiftung, Centralnervensystem, Gliom, Lyssa, Meningitis, Myelitis, Nervencentra, Poliomyelitis, Spina bifida, Tabes.
Rückenmark, Affection bei Beriberi LXXI. 327.
—, — in Folge der Unterdrückung der Hautperspiration LIX. 270.
—, Ataxie, bes. hereditäre LXVIII. 145. LXX. 140.
— Atrophie VIII. 537. X. 192.
— — der Hinterstränge XXVI. 391. 433. XXVII. 1.
—, —, progressive und Tabes XLI. 353. XLVIII. 519.
—, Befund bei Bleilähmung LXXV. 25.
—, Blutungen in dasselbe LXVI. 1.
—, Centrum für die Milzcontractionen LXIX. 200.
—, — für die Uterusbewegungen LXXVI. 9.
—, Corpora amylacea VI. 135.
—, Degeneration, graue XXVI. 474. XXXIII. 445.
—, — bei Paralysis agitans L. 297. LXXIX. 124.
— — bei progressiver Muskelatrophie VIII. 537.
—, —, secundäre, künstlich erzeugt XLVIII. 516.
—, —, — im R. und verlängertem Mark LXXXVIII. 69.
—, Echinococcus LXXIX. 152.
—, Einfluss der Wärme und Elektricität XVIII. 357.
—, Entwickelung LX. 217. LXIV. 425.
—, — des Centralkanals LXVIII. 20.
—, Ependymfaden, centraler VI. 137.
—, Erkrankung bei Pseudo-Muskel-Hypertrophie LXXXIX. 228.

Rückenmark, Erkrankung der hinteren Stränge bei Dementia paralytica XXXIX. 90. 353. 592. XL. 170. 226.
—, Erweichung, braune I. 456.
—, Ganglienzellenanastomosen LXIV. 163.
—, Höhlenbildung im R. als Folge von Blutstauung LXXXV. 1.
—, Hydromyelie XXVII. 575.
—, — und Syringomyelie LXVIII. 1.
—, Hyperästhesie, Experimente LXXIII. 282.
—, Kinderlähmung, spinale LVIII. 263. LXVIII. 128.
—, — reflectorische bei Dickdarmulceration LXXV. 404.
—, Lähmung LXXI. 115. 514. LXXIII. 443. LXXVI. 537.
—, — spastische LXX. 241. 293.
—, Leptomeningitis tubercul. cerebrospinalis LXVIII. 111.
—, leukämische Tumoren LXXVIII. 362.
— Melanom XVI. 180.
— Pathologie XXXV. 301.
— — und Therapie bei entzündlichen Affectionen XL. 455.
— Quetschung, trophische und vasomotorische Störung LXXV. 231.
—, Regeneration, Degeneration und Architectur LXVII. 542. LXVIII. 633. LXIX. 321.
—, Sclerose bei Paralysis agitans L. 297.
—, — selbständige und combinirte LXXVI. 74.
—, Spalt-Höhlen u. Gliombildung in R. und Medulla oblong. LXXXVII. 510.
—, Structur XV. 150. XXXI. 129.
—, — der Blut- und Lymphgefässe im R. XLIX. 48.
—, sympathische Zellen XV. 150.
—, Veränderung bei angebornem Mangel eines Vorderarms LXXXIX. 46.
Rückenmark, Veränderung bei einem Amputirten LXVI. 265.
—, — bei Bulbärparalyse LXI. 1.
—, — bei Chorea minor LXI. 485.
—, — bei Tetanie und Lepra anaesthetica LXIV. 169.
—, — bei Tetanus LXVI. 61.
—, nach Vergiftung mit Arsen, Blei, Quecksilber XCIII. 351.
—, — Atropin, Kaliumbromid, Morphium, Silbernitrat C. 147.
—, Verletzungen LXXV. 209.
Rückenmarkshäute, Neurom XI. 87.
Rückenmarksnerven, Faserkerngeschwulst an Wurzeln XI. 384.
Rückenmarkswurzeln, Mangel dorsaler beim Menschen LXXXVIII. 388.
Rügen s. Ostsee.
Ruhr V. 348. XII. 346.
— und Kriegstyphus LII. 1.
Rumination s. Koppen.
— der Wiederkäuer XXIX. 144.
Rundwürmer s. Nematoden, Rhabelitis.
Ruptura flexurae sigmoïdis neonati inter partum XCVI. 307.
— der Aorta, spontane XI. 196. XVI. 366.
— der Milz XXXVII. 413. 422. XLI. 543.
Russland, Mortalität XXI. 461.

S.

Sabina, Wirkung, locale XVIII. 171.
—, — wehenerregende LXXVI. 34.
Sacralanhang beim Menschen s. Schwanz.
— LXXXII. 554. LXXXIII. 189. 560.
Sacralgeschwulst s. Hygroma, Teratoma.
— angeborne XCIX. 500.
Säuren, unorganische im Stoffwechsel LXXVI. 368.
—, Wirkung bei der Injection in die Venen LXIX. 534.

Säurewirkung der Fleischnahrung XCVIII. 512.
Saftkanäle IV. 284.
—, ihre Beziehungen zu Blut- und Lymphgefässen VII. 131. LXII. 157. LXV. 284.
—, — zu der Kittsubstanz der Epithelien LXIV. 203.
—, künstliche Füllung mit Farbstoffen LXVIII. 465. LXXI. 1. 17. LXXIII. 257. LXXIX. 392.
— des Zwerchfells, injicirt LXIV. 186.
Saftströmung in der Dura mater XLVII. 218.
Sagomilz VI. 268. LXXX. 145. LXXXI. 20.
Salicylsäure, Wirkung, desinficirende auf Thränensackeiter LXX. 213.
—, — bei Diphtherie LXIV. 102.
Salivation s. Speichel.
— bei Ataxie LXVIII. 179.
Salpetersäure, Vergiftung LII. 464. LXXXIII. 216.
—, Wirkung bei Injection in die Venen LXIX. 536.
Salze s. Chlorkalium, Glaubersalz, Kali- und Natronsalze, Kochsalz, Kalk.
—, Verhalten gegen albuminöse Flüssigkeiten VI. 572.
Salzsäure, Vergiftung LXXXIII. 214.
Samen s. Eiweisskrystalle, Sperma.
Samenblasen, Histologie LXI. 215.
— Gallerte VI. 580.
Samenkörper, Bewegung XXXII. 401.
Samenstrang, Myxoma intravasculare arborescens XLIV. 83.
Sandeinreibungen bei Hautkrankheiten LXXVII. 553.
Sandgeschwulst s. Glandula pinealis, Psammom.
Sandkörper s. Gehirnsand.
— im Brustdrüsenkrebs XLV. 60.
Santonin, Wirkung XVI. 233. XVIII. 15.
— — auf den Harn LXXII. 136.
Santonrausch XXVIII. 30.
Santonsäure, Farbenblindheit durch den Genuss XIX. 522. XX. 245.
Saprolegnia XLIV. 383.
Sarcine I. 264. II. 331. IX. 574. XIII. 522. 541. XIV. 393.
— im Harn XXI. 453. XXII. 577.
— in den Lungen IX. 558. X. 401. XXXIII. 157.
— in den Sputis XXX. 385.
Sarcocarcinom, primäres der Pleura LXXXI. 181.
— der Nebennieren mit Metastasen in Nieren, Pankreas und rechtem Herzen LXXXIV. 322.
Sarcocele syphilitica XV. 264.
Sarcom s. Chondrocystosarcom, Cylindrom, Cystosarcom, Fibrosarcom, Gliosarcom, Kniegelenk, Knochengeschwülste, Kystom, Lymphosarcom, Melanosarcom, Myosarcom, Myxosarcom, Nebennieren.
— I. 196. III. 480. V. 239.
—, Allgemeines über sarcomatöse Degeneration I. 470. LXII. 402.
—, alveoläres LIX. 415.
— bei perniciöser Anämie LXXVI. 353.
— des Beckenbindegewebes mit Metastasen LXXV. 399.
— der Brust XXIV. 322.
— der Choroides XXXIII. 495. LXIII. 356. XC. 1.
— des Daumens LVII. 294.
— der Dura mater I. 197. LVII. 536.
— des Gehirns I. 196. XXII. 445. XXIX. 202. XCIV. 378.
— der Glandula pinealis I. 197. XXXIII. 165.
— der Haut XXIV. 187.
— des Jejunum XCIX. 99.
— der Knochen XI. 518. XL. 286. XLVI. 500. LIV. 285. LVII. 297. LXXVI. 353. LCIV. 461.

Sarcom der Lymphdrüsen XXI. 439. LXIX. 245.
— der Lunge LXXXV. 559.
— der Milz LXXXV. 562.
— der Muskeln XXXIX. 260. LVII. 321.
— der Niere XI. 71. XX. 520.
— der Orbitalfläche des Gehirns mit Schwund der Gyri recti LXXXIX. 399.
— der Ovarien XXXVI. 97.
— der Pituitargegend I. 197. XXIV. 551.
— der Thymus LIX. 423.
— der Vagina LXXXVIII. 165.
— Entwickelung desselben XXXI. 265.
—, — in den Muskeln LVII. 321.
—, Fibrosarcomata der Nerven und Perichondritis laryngea LII. 114.
—, Gallertsarcom XXXI. 525.
—, Gefässsarcom LIII. 378. LXIX. 36. LXXVII. 346.
—, grüngefärbtes XXXV. 605.
—, Impfung auf Thiere XL. 532.
—, intra- und extraoculares, Aetiologie und Prognose LXIII. 267.
—, Lymphosarcom mit embolischer Verbreitung XXXV. 524.
—, melanotisches I. 470. XXXIII. 495. XXXV. 413. LXIII. 322. 356. LXXVII. 350.
— riesenzelliges XL. 286. LX. 150.
—, Schlauchsarcom XXVII. 375. XXX. 474. XXXI. 111. XXXV. 530. XXXVIII. 400. XL. 468. XLII. 39.
—, schleimiges XII. 207.
—, Spindelzellensarcom XXXI. 128. 278. LVII. 294.
— von tuberkelähnlichem Bau LXXVI. 485.
Sarcosin, salzsaures XLV. 95.
Sauerstoff s. Blut, Ozon, Respiration, Wasserstoffsuperoxyd.
—, Antheil an der Eiterbildung LIX. 293.
Sauerstoff, Einfluss der verminderten Zufuhr zu den Geweben auf den Eiweisszerfall LXVII. 273.
— — von mässiger S.-Verarmung der Einathmungsluft auf den S.-Verbrauch der Warmblüter LXXXIX. 290.
—, Wirkung auf Blutfarbe XXIX. 8.
Saugadern s. Lymphgefässe.
Saugpolster in der menschlichen Backe XCVII. 527.
Scabies s. Krätze.
Scapula s. Schulterblatt.
Scarlatina s. Immunität, Scharlach.
Schädel s. angeborene Krankheiten, Cretinismus, Defect, Ecchondrosis, Foramina parietalia, Knochen, Kopfverletzung, Kopf, Orbita, Perlgeschwülste, Spaltbildung.
—, anomaler Kanal für eine Art. temp. profunda innerhalb der Schädelhöhle LXIII. 100.
—, Anomalien bei Geisteskranken LXXII. 59. XCVII. 254. XCIX. 391.
—, Architectur der Basis LXXIV. 320.
—, Asymmetrie LXXXV. 226.
— Atrophie VII. 336. XIV. 243. XVII. 350.
—, basilare Impression LXXX. 449.
—, Bruch in der hinteren Schädelgrube, Einklemmung der Arteria basilaris LXIX. 93.
—, Craniotabes V. 495.
—, Cylindrom d. Basis XXXVIII. 400.
—, Deformitäten, frühzeitige C. 266.
—, Exostose XLVI. 495.
—, Fissur VII. 340. 576.
—, Fontanellknochen LXXVII. 112.
—, Foramen parietale, congenital abnorm weites LXVIII. 305.
—, Fossae maxillares, enorm tiefe LXIII. 94.
—, Hinterhauptsgrube, mittlere LXXII. 286.

Schädel, Loch, congenitales in der Wand des Gehörganges LXXX. 78.
—, mikrocephaler XL. 295. LXXVII. 554.
—, Osteophyt I. 136. XIV. 203.
—, Os zygomaticum bipartitum LXXVII. 113. LXXVIII. 190.
—, Protuberanz durch Pacchionische Granulationen LXIII. 93.
—, Protuberanz, exencephalische X. 346.
—, Sarcom, melanotisches der Basis XXXV. 413.
—, Schusswunde XIII. 285.
—, Synostosen XIII. 343. L. 145. LXXX. 465.
—, syphilitische Erkrankung XI. 514. XV. 244. XLVIII. 55. 193.
— Wachsthum und Formen XIII. 323.
Schädelgrube, mittlere s. Arachnoides.
Schädelhöhle, Perforation durch ein congenitales Lipom der Zunge und des Pharynx L. 482.
—, Temperatur innerhalb derselben L. 12.
Schädelnähte XIII. 343.
— Sensibilität LXXV. 401.
Schafhaut s. Eihäute.
Schafpocken, Pilze in der Lymphe XLI. 300.
Schafhusten (Nematoden) IV. 80.
Schalthaare LXXX. 195.
Schambeinfuge VII. 307.
Scharlach, Ansteckung LXXXIV. 569.
—, ungewöhnlicher Fall XIX. 537.
Scheide s. Genitalien, Geschlechtsorgane, Perivaginitis, Sarcom, Soor, Vagina.
—, Atresie XIX. 548. XXII. 194. LVII. 143.
—, Tuberculose V. 404. LIV. 175.
Schenkelsporn LIX. 237.
Schiefhals LXXX. 456. 462. 470.
Schiesspulververbrennung, Mittel dagegen XIV. 379.
Schilddrüse s. Amyloid, Struma.
—, accessorische LXVI. 447.
—, bipartita LXVI. 454.
—, Epitheliom LV. 254.
—, Function XII. 496.
—, Muskelbündel an den Oesophagus LXIX. 396.
—, physiologische Beziehung zur Milz XCVI. 29.
— Saft VI. 565. 580.
Schildknorpel s. Cartilago thyreoides, Defect.
— Loch in den Laminae LXVI. 455.
Schildkröte s. Harnblasenstein, Steine.
Schimmel s. Aspergillus, Mucor.
— Vegetationen im thierischen Organismus LXXXI. 355.
Schinken s. Guanin, Trichinen.
—, Guaninknoten in demselben XLIII. 524. 548.
— Vergiftung, wahrscheinlich durch Trichinen XXVIII. 391.
Schizomyceten s. Parasiten, Spaltpilze.
— bei acuter fibrinöser Pneumonie LXXXVII. 319.
Schläfenbein s. Felsenbein, Gehörgang, Gehörorgan, Schädel.
—, abnorme Länge der Griffelfortsätze L. 232.
Schläfenbeinschuppe, stielförmiger Fortsatz LXIX. 386.
Schlangengift XXXII. 81. LXXIX. 204.
Schlauchsarcom s. Cylindrom, Sarcom.
Schleim s. Mucin.
Schleimbeutel abnormer Grösse am Knie LXXVIII. 91. 95.
— am Köpfchen des Zungenbeins LXVII. 359.
— unter der Zunge VI. 517.
Schleimcysten s. Cancroid, Cysten, Krebs.
Schleimgeschwulst s. Clivus, Myxom.
Schleimgewebe s. Glaskörper, Nabelstrang.
— V. 243. XVI. 14.

Schleimgewebe, Unterschied von Granulations- und embryonalem Gewebe LXXIX. 193.
Schleimhaut der Zunge XXXVIII. 177.
—, Durchgang von Blutkörperchen XXII. 260.
— Eiterbildung I. 250. XXI. 480. 486. XXIV. 202. XXXVIII. 428. LXVIII. 611.
—, Porosität, mikroskopischer Nachweis XLIII. 19.
Schleimkörperchen, Entstehung XXI. 106.
—, —, endogene XX. 195.
Schleimmetamorphose s. Carcinom.
Schleimpolypen IX. 302.
Schleimzellen s. Schleimkörperchen.
Schlingact s. Tuba Eustachii.
Schlippe'sches Salz, physiologische Wirkung LXXIV. 220.
Schlund, Verbreitung der quergestreiften und glatten Musculatur XXI. 455.
—, Verschliessung beim Sprechen XLVI. 1.
Schlundkopf, Papillargeschwülste L. 161.
Schmeissfliege, Infusorien im Darme XIII. 491.
Schmelz s. Zahnschmelz.
Schnecke s. Gehörschnecke.
Schnupftabak, Lähmungen durch bleihaltigen XI. 209.
Schönlein XV. 393. XVI. 207. XXXIII. 170.
Schottische Ansprüche LIX. 305.
Schrumpfniere s. Niere.
Schulen s. Wandtafeln.
—, Einfluss auf die Gesundheit XLVI. 447.
Schulter, Stellung bei der Untersuchung der Brust XVII. 492.
Schulterblatt, Cystoid V. 216.
— Löcher, congenitale LXIX. 387.
—, Resection, theilweise IV. 3.
Schussverletzung der grossen Armnerven mit Atrophie LXXXV. 110.
Schusswunde des Schädels XIII. 285.
— der Harnblase XIII. 286.
Schutzimpfung, Theorie LXXXIV. 87.
Schutzpocken s. Immunität, Impfung, Kuhpocken, Lymphe, Pocken.
—, Schutzkraft LXI. 140.
—, Verhalten nach Infection mit Diphtherieorganismen LXIII. 178.
Schwalbach, Geschichte des Kurortes LXXXIV. 423.
Schwangere s. Versehen.
—, Veränderungen des Körpergewichtes XXV. 189.
Schwangerschaft s. Chorea, Decidua, Ei, Endometritis, extrauterin, Graviditätsnarben, Hydramnios, Körpergewicht, Mola, Placenta, Puerperium, Zangenapplication.
—, Eierstocks- I. 513.
— in einem rudimentären Gebärmutterhorn LVIII. 185.
—, Malariainfection XXXIX. 14.
— Schambeinfuge VII. 313.
Schwann, Theodor LXXXVII. 389.
Schwanzbildung s. Sacralanhang.
— beim Menschen LXXII. 129. LXXIX. 176. XCIX. 191. C. 575.
Schwarzschild, ein med. Dichter LXVI. 523.
Schwefelammonium zur Darstellung der Nerven in der Leber an Goldpräparaten LXIII. 412.
Schwefelcyankalium, Vergiftung XIV. 356.
Schwefelcyansäure, quantitative Bestimmung im Harn LXIX. 354.
— — im Speichel LXIX. 350.
Schwefelhaltige organische Verbindungen, Wirkung und Verhalten im thierischen Organismus LXVI. 315.
Schwefelkohlenstoff, Giftwirkung LXXVIII. 113.

Schwefelsäure, Ausscheidung der gepaarten im menschlichen Harn LXX. 343. LXXIII. 39. LXXIX. 551.
—, Entstehung ders. und Verhalten des Taurins im Organismus LVIII. 460. 580.
—, Vergiftung LII. 464. LXXXIII. 198.
—, —, Nierenaffection XXII. 237.
—, Wirkung auf den Urin XXI. 586.
—, — bei Injection in die Venen LXIX. 534.
Schwefelwasserstoff, Einwirkung auf lebendes Blut LXXIV. 220.
Schwein s. Actinomycosis, Darmentzündung, Finnen, Guanin, Rainey'sche Schläuche, Schinken, Trichinen.
—, Fettdegeneration XXXIII. 553.
—, Fleisch, mikrosk. Untersuchung. XXXV. 1.
—, Harn XCV. 527.
Schweinekrankheit VI. 228.
Schweineseuche, Bakterien XCV. 468.
Schweiss s. Hemidiaphoresis.
—, Atropin bei profusen LVIII. 102. 328.
—, Eiweiss in demselben XLVIII. 181. L. 301.
—, halbseitiger, Veränderung im Halssympathicus LXII. 435.
—, Mikrococcen in dems. LXII. 504.
— Secretion, Physiologie LXXV. 555. LXXVII. 377.
Schweissdrüsen, fettige Degeneration XIII. 288.
—, Geschwulst an der Wange XVI. 160.
Schweiz, Medicinalwesen im Mittelalter s. Medicinalwesen.
Schwerhörige u. Taubstumme XXVII. 159.
— Sectionsbefunde XXXI. 199.
Schwerhörigkeit XXII. 110.
— partielle XXX. 240.
Schwindsucht s. Phthise, Tuberculose.
— der Kehlkopfmuskeln LXXI. 261.
—, Natur, Behandlung und Vorbeugung XI. 120. XV. 176.
Scirrhus s. Carcinoma, Skirrhus.
Sclera (Sclerotica), Cancroid L. 56.
Sclerectasis in der Gegend des Ciliarkörpers XXIV. 561.
Sclerema s. Sklerem.
Sclerodermie s. Sklerodermie.
Sclerose s. Sklerose.
Scoliose s. Wirbelsäule.
—, habituelle XVII. 282. XXXVIII. 29.
—, —, Aetiologie XLI. 15. XLIII. 145. XLVI. 456.
— der Halswirbel LXXX. 465.
—, Theorie LXXVI. 253.
Secale s. Ergotin.
Secret und Secretion der menschlichen Thränendrüse LXXXIX. 258.
Sectio s. Leichenöffnungen, Steinschnitt.
Sectio caesarea s. Kaiserschnitt.
Sectionsmethode für die Nasen-, Rachen- und Gehörorgane LXXI. 206.
— für Gehirn und Herz LXXIV. 500.
Seebaden VII. 541. XV. 70.
Sehhügel, Folgen seiner Verletzung LVIII. 429.
—, Functionen, experiment. Untersuchung LXII. 201. LXVII. 415.
Sehne, Eiterbildung LXXX. 105.
—, Heilung per primam intentionem LVI. 352.
—, Regeneration VII. 162.
—, Reflexe bei spastischer Spinalparalyse LXX. 301.
—, Saftbahnen LXXV. 112.
—, Zellen LXXX. 109.
— — Verhalten bei Entzündung LXXXVIII. 263.
Sehnerv s. Chiasma, Opticus.
Sehschärfe, Anthropologisches LXXVIII. 369.

Seidenraupen, Krankheit mit Parasitenbildung XII. 69. 144.
Seife, desinficirende XLV. 127. 521.
Seitenwandbein s. Foramen parietale.
— congenitale Quertheilung L. 113.
Selbstmord in Frankfurt a. M. XXXIII. 175.
— in Italien XLVII. 521.
—, in Oesterreich XLVII. 522.
Semilunarklappen s. Aorta, Art. pulm., Herzklappen.
Sensibilität s. Anästhesie.
— bei elektrischen Schlägen LXXX. 331.
—, Prüfungen LXVIII. 190.
—, Störungen der Haut, ihre Ursachen LIV. 121.
—, — bei Ataxie LXVIII. 195.
— der Schädelnähte LXXV. 401.
—, Untersuchung über dies. XXXI. 1.
Septicämie s. Bakterien, Fäulniss.
Septum cordis s. Herzscheidewand.
— Defect im S. ventriculorum, mit Verengerung der Lungenarterienbahn LXXXII. 529.
Septum pellucidum s. Gehirn.
Seröse Häute s. Eiter, Exsudate, Pericarditis, Peritonitis, Pleuritis.
— Entzündung XXII. 516. XXIII. 519. XXIV. 202.
— —, Lymphgefässanfänge XLIV. 37.
Serratuslähmung, Diagnose LXXXIV. 71.
Serumalbumin und Globulin im eiweissführenden Harn LXXXIX. 271.
Sexualorgane, weibliche s. Cystome, Genitalien, Geschlechtsorgane.
Siechenanstalt, Berliner, Kost in der städtischen Frauen-S. LXXXIV. 155.
—, Statistik LXXVI. 542.
Silber s. Argyria, Versilberung.
—, Einwirkung auf Blut und Gewebe XLVI. 409.
Silbersalpeter, als mikroskop. Reagens XIX. 451. XX. 207.
—, Färbemethode unzuverlässig für die Histologie der Gelenke LXVII. 386.
Simon, Dr. Theodor LXI. 517.
Sinnestäuschung s. Gesichtstäuschung.
Sinus durae matris, Entzündung IX. 381.
— extracranielle Blutcysten XXIII. 48.
— transversus, Thrombose XI. 92.
Sinus maxillaris s. Oberkieferhöhle.
Situs viscerum inversus s. Heterotaxie, Transpositio viscerum.
— transversus XCVIII. 354.
Sitzbäder XXIII. 186.
— Wirkung XXII. 496.
Sitzen, Mechanik dess. XXXVIII. 15.
Skatol, Verhalten zu Bakterien LXXVIII. 70.
Skelet s. Knochen.
—, totale Hyperostose XLIII. 83.
Skirrhus s. Carcinoma.
— I. 108. 185.
— der Brust mit Sandkörpern XLV. 60.
— — mit Trichinen XLIV. 379.
Sklerem der Haut XXII. 198. XXIII. 167. XXX. 321.
Sklerodermie XLIII. 234. L. 566. LXXVIII. 516.
—, bei Addison'scher Krankheit LI. 100.
— Behandlung derselben XXXII. 383.
Sklerose des Rückenmarks bei Paralysis agitans L. 297.
—, — multiple, Verhältniss zur Paralysis agitans LXVIII. 120.
— der Seitenstränge als Ursache von spastischer Spinalparalyse LXX. 241. 293.
— durch Alkohol LXXXV. 172.
— multiple des Gehirns und Rückenmarks XC. 243.
Solanin VI. 225.

Sonnenstich s. Hitzschlag.
— VII. 169.
Sonnenspectrum s. Blutfarbstoff.
—, Wirkung gewisser Theile auf die Iris XII. 495.
Soor V. 559. VII. 76. XIII. 528.
—, botanische Stellung des Soorpilzes unter den Kahmpilzen LXXIII. 147.
— der Lunge und Reincultur der Pilze LXX. 546.
— im Magen XXXI. 426.
— der Scheide IX. 460.
Spaltbildung am Schädel nach Fractur XCII. 206.
Spaltpilze s. Bakterien, Micrococcen, Schizomyceten.
—, Constanz der S. Kokkobacillus zymogenes und Bacterium Termo C. 439.
Spanien, Medicin in Sp. LII. 137. LX. 526.
Spasmus s. Krampf.
Specifiker und Specifisches VI. 3.
Speckentartung s. Amyloid.
Speckmilz VI. 268. 423. XVI. 50. LXXX 145. LXXXI. 8.
Spectralanalyse s. Blutfarbstoff.
—, Blut bei Nitrobenzolwirkung LXXVI. 447.
— — bei Schwefelwasserstoffgehalt LXXIV. 235.
Spedalskhed s. Aussatz, Lepra.
Speichel s. Baldriansänre, Salivation, Sputum.
—, Alkaloide im S. des Menschen XCI. 190.
— Einwirkung auf Salicin XIV. 205.
— Ferment XXVIII. 241.
— bei Hydrargyrose XXII. 425.
— Schwefelcyansäure, quantitative Bestimmung LXIX. 350.
Speicheldrüsen s. Parotis, Ranula.
— anatomische Veränderungen bei Wuthkrankheit der Hunde und Menschen LXXXVII. 89.
Speicheldrüsen, Exstirpation beim Hunde XXV. 186.
— Geschwülste XVII. 357.
Speichelsteine XXI. 116.
Speiseröhre s. Oesophagus.
Speisewege s. Amyloid, Darm.
Spektroskop s. Blutfarbstoff, Spectralanalyse.
Sperma s. Samenkörper.
—, organische Krystalle XXXII. 525.
—, petrificirtes XV. 540.
Spermatocele XXXII. 188.
—, Entstehung LXVIII. 101.
Spermatozoen s. Samenkörper.
Sphygmographie s. Beriberi, Puls.
—, Curven, Zeiteintheilung mittelst Funkeninductor LXII. 530. LXXVII. 341.
— des Carotispulses XLV. 62. LXVI. 251.
Spina bifida XIX. 546. XXVII. 137. 575. XLII. 244.
—, Einfluss auf Muskeln LXXII. 75.
— mit andern Bildungshemmungen LX. 298. LXXIV. 7. LXXX. 465.
— und Anencephalie LXXXVI. 263.
Spinallähmung s. Kinderlähmung, Lähmung, Rückenmark.
—, temporäre Form der acuten atrophischen S. XCII. 369.
Spirillen oder Spirochäten XCVII. 84.
— im Blut LXXVIII. 21.
— des Rückfalltyphus LXXIX. 210. LXXX. 1.
— des Zahnschleimes LXXIX. 76.
Spiralfasern XXXII. 1.
Spirometer XIV. 572.
Spitäler s. Aussatz, Barracken, Geschichte, Hospital, Krankenhaus, Siechenhaus.
Spitzenknochen der Sut. lambd. LXXII. 480.
Spitzohr, das Darwin'sche LIII. 485.
Spondylitis, Anatomische Untersuchung LXXXII. 89.

Spondylolisthesis XI. 187.
Sprache, Lautbildung LXXIX. 482.
Sprachstörungen bei Ataxie LXVIII. 178.
Sprechen, Verhältniss zum Denken XXXV. 108.
Sprengung des Ohrknorpels, mikroskopischer Befund LI. 457. LII. 303. 440.
Sprosspilzkrankheit der Daphnien XCVI. 177.
Sputa s. Asthma, Auswurf, Lunge, Sarcine.
— XXX. 377.
— schwarze XXX. 394.
—, Hämatoidinkrystalle XXX. 379. LXI. 130.
—, Infusorien im Sp. LXXV. 471.
—, Inhalation LXXIII. 544. LXXIV. 393.
—, Tyrosingehalt LXXIV. 414.
S romanum s. Flexura sigmoides.
—, Polyp XLI. 525.
Stachel- und Riffzellen XXX. 260.
— im Hornhautstaphylom XXXIX. 591.
Städtebund, klinischer XXXIX. 344.
Städtereinigung s. Abfuhr.
Stärke, Anomalien der Verdauung V. 326. LII. 23.
— zur Darstellung der Saftbahnen des Bindegewebes LXVIII. 491.
Stärkekleister, Verhalten im Dickdarm LXIV. 511.
Standpunkte in der wissenschaftlichen Medicin LXX. 1.
Starrkrampf s. Tetanus.
Statistik s. Berlin, Bevölkerungspolitik, Geschwülste, Impfung, Kindersterblichkeit, Rotz, Russland, Selbstmord, Sterblichkeit, Tracheotomie, Trichinen.
— und Wahrscheinlichkeitsrechnung LXXXIII. 336.
— des Abortus in Bezug auf die Bevölkerungszunahme XXXIII. 313.
Statistik der Aerzte in Preussen III. 13.
— der Aerzte und Wundärzte 1871 LII. 566.
— der Aerzte in Preussen und Frankreich XXXI. 393.
— der Bevölkerung von Frankreich XXXI. 256.
— der Krankheiten in Mexico XXXIX. 612.
— des Selbstmordes in Frankfurt a. M. XXXIII. 175.
— der Sterblichkeit der Kinder in Würtemberg XXXII. 390.
Status nascendi, Wirkungen einiger Körper in demselben XCIX. 164.
Staub, Träger von Pilzkeimen LXXIX. 440.
Staubinhalationskrankheiten s. Lungen.
Stauung, venöse XLI. 220.
Stauungsödem LXXVII. 85.
Steine s. Concretionen, Darmstein, Gallenstein, Harnstein, Präputialstein, Speichelstein, Ureterenstein.
— in der Darmwand von Schildkröten XLVIII. 187.
—, Cystin- X. 230.
Steinschnitt, Sectio medio-lateralis subbulbosa XVI. 173.
Steissdrüse s. Glomeruli caudales et coccygei.
— des Menschen XVIII. 106.
— Structur XXXII. 293. XXXIII. 455. XXXV. 230. XLII. 370.
Steisszwilling, parasitischer LXXXII. 374.
Stenose s. Aorta, Herz.
— des Darms V. 343.
— des Kehlkopfes, Syphilis XV. 309.
Sterblichkeit s. Kindersterblichkeit, Makrobiotik, Mortalität, Nekrolog, Statistik.
— in Berlin nach den Tageszeiten XVI. 95.
— in Copenhagen vor und nach der

Einführung des neuen Wasserversorgungssystems LIII. 156.
Sterblichkeit im Verhältniss zur Städtereinigung XLV. 255.
Sterilität X. 115.
—, Behandlung XCVI. 234. 325
Sternanis, Giftwirkung LXXXVI. 222.
Sternum s. Brustbein.
—, Fissura congenita IX. 269.
Stichwunden XIV. 200.
Stickstoff bei Peptonnahrung LXXV. 151.
—, Grösse der Ausscheidung ein Maassstab für die Necrobiose der Gewebe LXVII. 273.
—, — im Fieber XLVIII. 227.
— im Harn LXXI. 507.
—, Verhältniss zur Phosphorsäure im Urin LXVI. 223. 282.
Stickstoffhaltige Substanzen s. Antipyretische Behandlung, Eiweiss.
Stickstoffoxydul, Anwendung in der Therapie XCIV. 148. 227.
Stimmbänder s. Kehlkopf.
Stimmbänder, Cancroid XLIII. 129.
—, Doppeltönigkeit der Stimme bei ungleicher Spannung derselben LIV. 571.
—, Fibrom, papilläres XLIV. 370.
—, Flecke, gelbe XIX. 435.
— Lähmung XXVII. 68. 296.
— Muskeln, Contracturen XCVIII. 294.
Stirnbein s. Krebs, Orbita.
Stirnfontanellknochen LXIII. 92. LXVI. 466. LXIX. 380. LXXXII. 461.
Stirngegend, lipomatöses Teratom XLIII. 181.
Stirnnaht, Persistenz derselben LVIII. 572. LXXX. 451.
Stockmar, Frh. v., Denkwürdigkeiten LVI. 284.
Stoffwechsel s. Diffusion, Endosmose, Glaubersalz, Muskeln, Resorption.
Stoffwechsel, Aenderung im Gefolge von Blutentziehungen LXVII. 308.
—, bei Fieber und Einwirkung erhöhter Temperaturen LXIX. 31.
—, bei Leukämie L. 174.
— der Fette XI. 574. XV. 380.
— des Neugeborenen und seine Beeinflussung durch die Narkose der Kreissenden LXXXIX. 493.
—, Einfluss auf Bildung von Geschwulstmetastasen LXX. 168.
— parenchymatöses Exsudat IV. 295.
—, Pathologie des St. IV. 380. LXVII. 319.
— — mit besonderer Rücksicht des Einflusses von Respirationsstörungen LXXXVII. 210.
—, Phosphorvergiftung, Wirkung der acuten auf denselben LXVII. 278.
—, bei Respirationsstörungen XLII. 1.
— in todten Theilen XCVII. 413.
Stomacace s. Gingivitis.
Stomata der Capillaren LVIII. 203.
— der Blut- und Lymphgefässe LXII. 178. LXV. 284.
Stomatitis leucaemica XLII. 444.
— morbillosa VII. 77.
Streifenhügel s. Corpus striatum.
—, Folgen seiner Zerstörung LVII. 209. LX. 137.
—, Function LXVII. 415.
Strictur s. Oesophagus, Stenose.
—, der Harnröhre, congenitale XLVII. 7.
— der Pulmonalarterien LI. 350.
Strommesser LXXVII. 341.
Stromwiderstände in der Niere LXXI. 51. 453.
Stromuhr, Ludwig's und Hüter's Fiebertheorie LXIX. 153.
Struma pituitaria LXV. 219. LXVIII. 461.
Struma thyreoidea s. Schilddrüse.
— — aneurysmatica III. 439.
— — angiocavernosa LXXIV. 543.

Struma thyreoidea cystica XVI. 341.
— — — bei einem Korsak XLVIII. 529.
— — — Extravasate XXVII. 392.
— — — durch Jodinjection geheilt XVIII. 163.
— — Histologie XCIX. 314. 419.
— — gelatinosa mit Metastasen LXVIII. 547. LXX. 153.
— — scholaris XLVI. 455.
— — vasculosa III. 438.
— — Ausrottung XVIII. 547.
— — Heilung LIV. 88.
— — Verbreitung von K. und Cretinismus im Gouvernement Kasan XXIX. 477.
— —, — im Kaukasus LXXXVI. 168.
Strychnin, Vergiftung X. 239.
—, —, Einfluss auf Nierencirculation XCII. 437.
—, Auffindung im Körper XXXV. 369.
—, Nachweis in Cadavern LXXV. 1. LXXVI. 373.
—, Wirkung auf das Froschherz XXXIII. 394.
—, — auf die Milchabsonderung LXVII. 135.
—, — auf die Uterusbewegung LXXVI. 19.
Styloides s. Griffelfortsatz.
Styrax, Einreibungen LXXVII. 558.
—, —, Albuminurie LXXIV. 424. LXXVII. 558.
Subclavia dextra, anomaler Verlauf XLI. 261.
—, Verhalten bei zufälligen Halsrippen XI. 195.
Sublimat s. Aethylsublimat, Quecksilber, Respiration, Wundbehandlung.
—, Vergiftung LXXXIII. 230.
—, Wirkungsweise, arzneiliche LIX. 459.
Süden, klimatische Einwirkung XLVI. 126. XLIX 454.
Sünde und Krankheit LII. 301.
Suffocation s. Asphyxie, Erstickung.
Sulfäthylsäure, Wirkung und Verhalten im thierischen Organismus LXVI. 318.
Sulfocyansäure s. Schwefelcyansäure.
Sumpffieber s. Fieber, Intermittens, Malaria, Ueberschwemmungsfieber, Wechselfieber.
—, Beziehungen zum Gelbfieber LXXVIII. 157.
—, Herpes bei S. LXXI. 430.
—, Pigmentbildung s. Melanämie.
Suprarenales capsulae s. Nebennieren.
Sutura s. Japaner-Schädel, Knochenkrankheiten, Nervennaht, Schädelnähte, Stirnnaht, Synostose.
— zygomatico-sphenoidalis XLVII. 214.
Sycosis, Beziehung zur Mycosis tonsurans XXII. 372.
Symbiotes der Hauskatze XXII. 192.
Sympathicus s. Ganglienzellen, Nerven, Plexus coeliacus.
—, Betheiligung bei cerebraler Hem.-plegie LXVIII. 26.
—, Einfluss auf die Parotis XXXVII. 93. XXXIX. 184.
—, Entwickelung LX. 217.
—, Erkrankung als Ursache von Hemicranie LIX. 315.
—, — ohne Bronzehaut LXXXI. 477.
—, Histologie und patholog. Anatomie LXI. 145.
—, pathol. Anat. LXIII. 568.
—, Veränderungen bei Syphilis LVII. 121.
—, — des Halss. bei halbseitigem Schweiss LXII. 435.
—, Geflecht der Darmwand, Erkrankung XC. 468. XCIV. 136. XCVI. 287. 324.
Symphysis pubis VII. 307.
Synchondrosis intervertebralis, Wachsthum VI. 412.

Synchondrosis sacroiliaca VII. 299.
Synoschos XXVIII. 555.
Synostose s. Atlas.
—, vorzeitige der Schädelknochen XIII. 343. L. 145. LXXX. 465.
— — mit Hernie LII. 563.
Synovialganglion XII. 121. 122. LXXXII. 464.
Synovialhaut s. Gelenke.
—, Ausstülpung der Capsula humeroscapularis LVI. 428.
—, — der Carpalkapsel auf den Rücken des Carpus LVI. 430.
—, — der Carpo-Metacarpalkapsel auf die Volarseite des Carpus LVI. 429.
—, — der Radio-Carpalkapsel in den Sulcus radialis LVI. 429.
—, Histologisches LXVII. 403.
—, sarcomatöse Degeneration XLVI. 500.
—, Tuberkel in derselben XLVIII. 95.
Syphilis s. Amyloid, Aussatz, Knochen, Milz, Osteochondritis, Pachymeningitis, Prostitution, Schädel, Tabes dorsalis, venerische Krankheiten.
— in Würzburg VII. 219.
—, Abortivbehandlung LXIX. 143.
—, Alter derselben in Ostasien LIII. 137.
—, anatomische Beziehungen zur Tuberculose XV. 298. 325. LXXVI. 485.
—, Aneurysma LVII. 421.
— der Arterien XV. 291. 324.
—, Augenaffection XLV. 197.
—, bewegliche Zellen im Inhalt der primären Pustel XXIX. 470.
— Bubonen VII. 234. XV. 315.
— Caries sicca XV. 243.
— der Centralorgane d. N. LIX. 285.
— Chancre VII. 229. XV. 326.
— Classification der Symptome XV. 237. 327.
— Condylome VII. 247. XV. 260. XX. 402.
Syphilis, congenitale XV. 262. XVII. 190. XCII. 532. XCVII. 36.
— — des Darms XCVII. 39.
— — mit Epiphysenablösung LXV. 366. LXXXIV. 325.
— — der Lunge XV. 311. LXXXIV. 248.
— — mit Osteochondritis L. 305.
— constit. VII. 242. XIII. 498. XV. 217.
—, Contagienstreit XXIV. 57.
—, Darmerkrankung XV. 315. XXXVII. 565. XL. 326. XLIII. 296.
— der Decidua, Veränderungen XXI. 118.
— der Dura mater, Hämatom XCIV. 384.
—, Epidemien in Folge der Operationen der Bader XXIV. 297.
—, Fall aus dem 14. Jahrhundert XXXI. 527.
— bei Feldhasen LIX. 349.
— des Gehirns XV. 290.
— der Gefässe XV. 291. LXXIX. 537.
—, Geschichte XXIV. 210. XXXI. 530. XXXIII. 286. XLVIII. 55. 193. XCI. 448.
— Gummata XV. 241. 260. 264. 273. 298. 321. LXXXIX. 193. XCVII. 21. 36.
— — des Gehirns und Rückenmarks XV. 298. LXXXVI. 97.
— der Haut XV. 260.
—, Heilung durch Aethylsublimat LIV. 259.
— hereditäre s. congenitale.
— der Hirnarterien XV. 291. LXXIII. 90.
— der Hoden XV. 263.
— der Hypophysis LXV. 223.
—, Induration XV. 326. XLV. 117
— der Iris XV. 305.
—, Kachexie XV. 231.

Syphilis des Kehlkopfes V. 577. XV. 307. XXI. 7.
— der Knochen XV. 237. XLIII. 470.
—, Lähmungen XV. 291. XXV. 151.
— der Leber XV. 266.
—, der Lungen XV. 310. XXXVII. 565. LVII. 421. LXXV. 162. 184. LXXXII. 516.
—, Mercurialbehandlung der Eltern, Einfluss auf die Kinder XVIII. 360.
— der Milz XV. 319. XCVII. 21. 36.
— der Muskeln XV. 282.
—, Myocarditis XV. 282. XXXV. 211.
— der Nieren XV. 314.
—, des Ohrlabyrinths LXIX. 313.
— Ozaena XI. 514. XV. 259.
—, Quecksilbergebrauch XV. 224. XVIII. 266. XIX. 238. 330.
— des Schädels XI. 514. XV. 250. 291. XLVIII. 55. 193.
—, des sympathischen Nervensystems LVII. 121.
— in den Tropen LXXI. 433.
—, Uebertragbarkeit durch Kuhpockenimpfung XXII. 285.
—, Ursache der Hydrurie LVIII. 44.
— im Züricher Krankenhaus XIII. 148.
Syphilisation in Norwegen XIII. 286. XXVIII. 240.
— dadurch zu erlangende Immunität XII. 486.
Syringomyelie s. Rückenmark.
Systolische Einziehungen der Intercostalräume LXX. 438.

T.

Tabes dorsualis s. Rückenmark.
— XLI. 353.
— — Aetiologie, Beziehung zur Syphilis XCIX. 18.
— — Pathologie LXXXIV. 1.
— — spasmodica LXX. 241. 293.
Taenia s. Bandwurm.
—, Behandlung mit Pikrinsäure und Kali picronitricum XXVI. 221. XXVIII. 386. XXXIII. 430.
— cucumerina, Veränderungen am Hundedarm durch dieselbe LXII. 475.
Taenioiden, Kalkkörper der XI. 82.
Tättowirter von Birma, Literatur LXV. 144.
Tageszeiten s. Sterblichkeit.
Talgdrüsen s. Adenom.
Talmud s. Kaiserschnitt.
Tannin, entfernte Wirkung LXXXI. 107.
—, Form der Darreichung LXXXI. 113.
—, Resorption und Schicksal im Thierkörper LXXXI. 99.
—, Wirkung auf die Functionen thierischer Gewebe LXXXI. 84.
— — auf Bindegewebe und Muskeln LXXXI. 84.
— — auf Gefässe und Nerven LXXXI. 93.
Tartarus stibiatus s. Brechweinstein.
Tastkörper s. Pacini'sche Körperchen.
—, pathologische Veränderungen XLV. 413.
Taubheit s. Schwerhörigkeit.
Taubstumme, Anatomie XIV. 551.
— Sectionen XXVII. 159. XXXI. 199.
Taurin, sein Verhalten im Organismus und die Entstehung der Schwefelsäure LVIII. 460. 580.
—, Wirkung und Verhalten im thierischen Organismus LXVI. 323.
Tauschverkehr, mikroskop. XIV. 556.
Technik s. Laryngoskopie, mikroskopische Technik, Rhinoskopie, Sectionsmethode, Thränendrüse.
Teleangiectasis s. Angioma, cavernöse Geschwulst, Naevus.
— palpebrae XLI. 293.

Temperatur s. Körpertemperatur, Thermometrie, Wärme.
— bei acuten Vergiftungen XLIX. 458. LI. 519.
—, Alkohol, Wirkung auf die T. des gesunden Menschen LIII. 529.
—, Chinin, Einfluss XLVII. 352.
— der Einathmungsluft, Einfluss auf die Respirationsorgane LXX. 441.
— des äusseren Gehörganges unter physiologischen und pathologischen Verhältnissen LXII. 132.
— Einfluss von Hautreizen auf dieselbe LXVII. 166.
—, Localtemperaturen, normale und pathologische LI. 275. LXX. 10.
— der Schädelhöhle L. 12.
—, Verhalten beim Firnissen der Haut LXX 182.
—, Verhältniss der peripherischen zur centralen T. im Fieber LXVI. 109.
— Vertheilung in fieberhaften Krankheiten LXV. 520. LXIX. 172.
—, — des fiebernden LI. 6. 153. LX. 471.
Tensor fasciae brachialis LXIX. 398.
— tympani, Innervation LXV. 452. LXVIII. 77. 625.
— vaginae m. recti abd. LXXX. 87.
— — laminae post. abd. LXIX. 400.
Teratologie s. angeborne Krankheiten, Hygroma, Missbildungen.
Teratoma, angebornes lipomatöses der Stirngegend XLIII. 181.
—, — des Kreuzbeins mit fötalem Inhalt LVIII. 509.
—, metastasirendes des Eierstocks LXXV. 347.
— myomatodes mediastini LIII. 444.
— orbitae congenitum LXVII. 518.
— der Zirbeldrüse LXV. 212.
Territorien, Gefäss-, Nerven-, Zellen-, IV. 375. XIV. 22.
Tetanus s. Krampf, Nerven, Rückenmark, Trismus.
Tetanus XXVI. 538.
—, Beschaffenheit des Harns XLVIII. 295.
—, rheum. XXVI. 424.
—, Symptom der Oxalsäurevergiftung LXXVIII. 226.
—, Veränderungen im Gehirn und Rückenmark LXVI. 61.
Thalamus opticus s. Sarcom, Sehhügel.
Theilung der Zellkerne s. Kerne.
— der Knochenmarkzellen und weissen Blutkörperchen XCVII. 107.
Theorie der Percussion XI. 149.
Therapie, cellulare LXXIX. 15.
— der Bright'schen Krankheit LXXX. 510.
—, Reform durch die mikroskopischen Untersuchungen I. 207.
—, Standpunkte II. 3.
—, Verhältniss zu anatomischen Veränderungen und Symptomcomplexen VII. 179.
Therapeutisches Experiment VI. 30. 271.
Thermen s. Aachen, Bäder.
Thermische Wirkungen experimenteller Eingriffe am Nervensystem und ihre Beziehung zu den Gefässnerven LXVI. 489. LXVIII. 245.
Thermometrie des Uterus LXII. 141.
Thermoneurosen XCVI. 131.
Thibault LXXVIII. 302.
Thiere s. Entozoen, Epizoen, Euglena, Infusorien, Parasiten.
— warmblütige s. Abkühlung, Arbutin.
Thierkrankheiten s. Affe, Favus, Flechte, Fliegen, Füllen, Hund, Kuhpocken, Lungenseuche, Lyssa, Milzbrand, Mycosen, Nilgau, Ochse, Osteomalacie, Perlsucht, Pilze, Pferd, Psorospermien, Rachitis, Rind, Rotz, Schafpocken, Schildkröte, Schwein, Seidenraupen, Trichine, Tuberculose, Uterus, Wurm, Wurmknoten, Ziege.

Thierkrankheiten, Fettmetamorphose der Leber und der Muskeln bei Fischen VII. 562.
Thierische Flüssigkeiten mit Jod conservirt XXX. 263.
—, Zellen s. bewegliche Zellen, Enchondrom, Syphilis.
Thoracocenthese I. 577. IX. 252.
Thorax s. Brustbein, Rippen, Scoliose.
— Gymnastik beim Schwimmen IV. 557.
— Missbildung XLIX. 230. LVII. 289. XCVIII. 335.
Thränendrüse, Secret und Secretion der menschlichen T. LXXXIX. 258.
Thränenkanal, Sectionstechnik LXXI. 223.
Thränensack, Blennorrhoe als Ursache von Hypopyon-Keratitis LXX. 202.
— Eiter s. Alkohol.
Thromben, amyloide Degeneration bei Endocarditis LXV. 192.
—, Bildung derselben I. 13. 312. LXII. 81. LXX. 483. LXXIX. 87. XC. 261.
—, Organisation geschichteter XLIV. 462. LXII. 464. LXXV. 451. 470. LXXVII. 405. 421. LXXVIII. 497.
—, rothe und entfärbte LXXIX. 105.
— in Tuberkel XCVIII. 73.
Thrombosis s. Arterienverstopfung, Arteriitis, Blut, Gangrän, Phlebitis, Placentarthrombose, Pylephlebitis.
— des Ductus arteriosus XVII. 376.
— — thoracicus LXXXVIII. 111.
— der Magenvenen V. 363. XLV. 39.
— der Pfortader V. 293. XXX. 449.
— des Sinus transversus VIII. 375. XI. 92.
— der Vena saphena XXXII. 113.
Thymol, ein Antisepticum und Antifermentativum LXV. 164.
—, desinficirende Wirkung auf Thränensackeiter LXX. 215.
Thymus s. Vena.
— concentrische Körper VIII. 141. 413.
— Hypertrophie und Vereiterung VIII. 447.
— Sarcom LIX. 423.
— Syphilis XV. 313.
Thyreoidea s. Schilddrüse, Tuberkel.
Tibia, periosteales Sarcom XLVI. 500.
Tinea s. Favus.
Tod s. Leben, Zellen.
— schwarzer V. 508.
— im Wasser XLVII. 39. 256.
—, Zeichen, sicheres seines Vorhandenseins LV. 511. LVII. 523.
Todtenstarre bei Strychninvergiftung LXXV. 13.
—, unmittelbar mit dem Lebensende beginnend LI. 558.
Töne, subjectives Hören derselben XLVI. 509.
Tollwurm der Hunde VII. 170. 571.
Toloylendiamin, Vergiftung, pathologisch-anatomische Veränderungen in Leber und Nieren XCVIII. 476.
Tonempfindung, Theorie derselben XXXI. 125.
Tonometer Talma's LXXXIV 496.
Tonsillen XVII. 171. XCVII. 211. 340.
— Tuberkel XCVI. 319.
Tonus s. Lunge, Muskeln.
— VI. 139. VIII. 27. XXVIII. 83.
— der Gefässe und seine Bedeutung für die Blutbewegung V. 283. XXIX. 394.
Torso, weiblicher, Anatomie XLIII. 303.
Torticollis s. Schiefhals.
— LXXIV. 323.
Toxikologie s. Aconitin, Aetzgifte, Alkohol, Ammoniak, Anilin, Antimon, Arsenik, Atropin, Baryt, Blausäure, Blei, Calabar, Chlorkalium, chlorsaures und chromsaures Kali,

Chloroform, Curare, Cyankalium, Delphinin, Elemiöl, Kohlenoxyd, Nicotin, Nitroglycerin, Oxalsäure, Phosphor, Quecksilber, Salpetersäure, Schwefelcyankalium, Schwefelkohlenstoff, Schinken, Schwefelsäure, Schwefelwasserstoff, Santonin, Solanin, Strychnin, Veratrin, Vergiftung, Wasserstoffsuperoxyd, Wurstgift.
Toxikologie X. 3. 235.
—, Gifte und ihre Heilung LVII. 62.
—, Temperaturcurven bei acuten Vergiftungen LI. 519.
—, toxikologische Schriften der Araber LII. 340. 467.
Trachea s. Amyloid, Croup.
— und Broncho-stenose mit Amyloid. XCI. 67.
— Injection von Farbstoffen XLVIII. 326.
—, Krebs, primärer LIII. 470.
—, Osteome XLII. 48.
—, Perforation XIV. 201.
—, Retentionsgeschwulst XLVII. 1. LXXIV. 447.
Tracheotomie, englische Statistik XVIII. 371.
Trachomdrüsen XXVI. 431.
Tractus opticus, höhlenartige Spaltung XL. 284.
Transfusion des Blutes XXVII. 240. 433.
—, experimentelle Beiträge LXII. 273. 582.
— heissen Blutes LXXIX. 275. 289.
—, Polemik LXIII. 1. LXIV. 243. LXVI. 26.
— bei Verbrennung LXXX. 384.
—, Verhalten zur Körpertemperatur XLI. 542. XLIII. 549. XL. 302.
— bei einer Wöchnerin XXX. 254.
Transplantation s. Ueberpflanzung.
Transport, retrograder in Venen und Lymphgefässen C. 503.
Transpositio viscerum XXII. 209. 426. XXIII. 207. XXIX. 389. XXXI. 430.
— der grossen Arterienstämme XII. 364.
Transsudate s. Exsudate.
—, Bestimmung ihres Eiweissgehaltes XI. 547.
Traubenhydatiden s. Cysticercus, Gehirn.
Traubenkur XXV. 431.
Traubenmole s. Mole, Myxom.
Trepan im XIII. Jahrhundert LXXI. 131.
Trichinen s. Schinkenvergiftung.
—, Absterben u. Verkalkung XXXII. 551. XXXVII. 253.
— Anatomisches XVIII. 330.
—, Benzin als Gegenmittel XXIX. 467.
—, Diagnose XXXII. 348.
— — beim lebenden Menschen XXI. 453.
—, Entwickelung XVIII. 342. 535.
—, Epidemie, Entstehungsart XXXIII. 422.
— — in Brünn XLIII. 302.
— — in Calbe XXXIV. 623.
— — in Hedersleben XXXVI. 161.
— — am Jordan LXXXIII. 553.
— — in Wegeleben XXXIII. 414.
— — in Westpreussen XXXIV. 230.
—, Fleischschau in Braunschweig XLIII. 430. XLVIII. 192. LII. 439. LVII. 528. LVIII. 325. LIX. 160. LXIV. 570. LXV. 548. LXX. 157. LXXXIV. 419. XCIV. 558.
—, — in Nordhausen XXXIV. 625.
— — in Rostock XLIV. 136. XLV. 523 XLIX. 455. LII. 440. LIV. 441. LVII. 296. LIX. 538. LXII. 565. LXVI. 270. LXX. 156. LXXII. 287. LXXVI. 214. LXXIX. 565. LXXXIII. 552. LXXXVII. 562. XCV. 364. 539.
— — Bedeutung XXXII. 368. LXXXIX. 385.

Trichinen, Fütterung, gelungene XVIII. 342. 535.
— Historisches XXXII. 332. L. 451.
— in America XCV. 534.
— in den Donaufürstenthümern LV. 462.
— in Moskau LXVI. 393.
— in Russland XXXV. 600. LIX. 528.
— in Schweden XLI. 302.
— in Carcinom XXIX. 602. XXX. 447.
— in Scirrhus mammae XLIV. 379.
— in Fliegenmaden XXX. 265.
— bei Fuchs, Iltis, Ratte XXXVI. 149.
— in den Iltismuskeln XLIV. 379.
— im Schweinefleisch XXXIII. 549.
—, Lebensdauer XXIX. 602. XXXII. 362.
—, lebend nach 24 Jahren XXXV. 609.
—, Magenaffection XL. 289.
—, Nematoid, trichinenartiges XXXVI. 436.
—, pathologische Anatomie XXXVI. 161.
—, Sectionsbefund XXXIII. 447.
—, Vorkommen, natürliches XXXII. 554. XXXV. 201.
—, Wanderung XXXIV. 469.
—, Wirkung des Kali picronitricum XXV. 410. XXVI. 573.
Trichinenkrankheit des Menschen XVIII. 561. XXV. 399. XXVII. 421. XXIX. 224.
—, Muskelveränderung XXX. 461.
Trichinosis XXX. 471.
— und Actinomykosis bei Schweinen XCV. 534.
—, Casuistik LIII. 501.
Trigeminus, Hornhautaffection nach Durchschneidung desselben VIII. 33. LXV. 69. LXXII. 278.
—, operative Behandlung der Neuralgie IX. 593.
Trigeminus, Zusammenhang zwischen Krankheiten desselben und solchen des Gehörorganes LXVIII. 433.
Trigonocephalie LXXXIII. 58.
Tripelembryo s. Missbildungen.
Tripper VII. 238.
Trismus traumaticus LXXV. 249.
Troas, Krankheiten LXXVII. 174.
Trommelfell, blutige Trennung XXXVI. 514.
— fibrinöses Exsudat auf demselben LXX. 329.
Tropen s. Beriberi, Fieber, Haut, Malaria.
—, Vorkommen von Fliegenlarven in der Nasenhöhle XLIII. 98.
Trophische Nerven s. Ernährung, Nerven.
— — XXIV. 579. XXV. 421. LXVIII. 331.
— bei Area Celsi LXXX. 220.
Tuba Eustachii, Function LXIV. 476.
— —, Physiologisches LXXIV. 238. 420.
— —, Verhalten beim Schlingen LXX. 450.
Tuba Fallopiae, doppelte Peritonäalmündung XI. 290.
Tubenschwangerschaft, intraligamentöse LXXXIX. 133.
Tubercula dolorosa s. Neuroma.
— — LXXXIII. 392.
Tuberkel s. Aegypten, Ductus thoracicus, Gefässe, Gehirn, Geschlechtsgenuss, Hoden, Klima, Lungen, Nieren, käsige Metamorphose, Oesophagus, Perlsucht, Phthise, Schwindsucht, Synovialis, Syphilis.
—, Entwickelung, histologische V. 239. XXX. 14.
—, fibrinöse oder hyaline Degeneration LXXXIX. 193.
—, fibröse Form XLII. 282.
—, miliare XXIV. 571. XXXIV. 46. 53. LXXVII. 269. LXXXII. 377. LXXXIII. 289. LXXXV. 74.

LXXXVII. 114. LXXXVIII. 397. XCVIII. 91.
Tuberkel-Körperchen I. 175. XXXIV. 61.
Tuberkel, Riesenzellen in demselb. XIV. 48. XXXVI. 449. XLII. 382. XLIV. 242. XLVIII. 95. LXIII. 113. 397. LXIX. 219. LXXV. 71. LXXVI. 485. LXXVII. 279. LXXXV. 78. XCVIII. 69 72. 501. C. 365.
—, Virus desselben XLIX. 291.
Tuberkelartige Metamorphose I. 172. XXXIV. 61. 68.
Tuberkelbacillen XCVIII. 91. C. 236.
Tuberculose, Historisches XXXIV. 11.
— in Japan XCIX. 568.
— bei einem Affen LII. 434.
— bei einer Katze LV. 290.
— bei Thieren XLVI. 64.
—, Beziehungen zur Malaria XLI. 239.
— des Bindegewebes XCVIII. 22.
— der Blutgefässe LXXVI. 243. LXXVII. 276.
— der Bronchialschleimhaut LXXXIX. 183.
— der weiblichen Brust C. 365.
— neben Carcinom XXXVI. 477.
—, cholesteatomartige Desquamation des Nierenbeckens bei primärer T. der Niere XCIX. 289.
— der Chorioides XXXVI. 448. XXXIX. 49. LXXVII. 277.
— der Conjunctiva LXXXII. 397. LXXXIV. 183.
— der weiblichen Harnblase und Harnröhre XLIV. 308. XCI. 522.
— des Herzens LXXVII. 293.
— des Hodens XV. 264. XXII. 155. LXIII. 386. LXIX. 64. 213. LXXXV. 399.
— der Körpermuskeln LXXII. 142.
— des Larynx V. 546. LXXII. 92.
— der Leber, localisirte LXVI. 113.
— der Lungen XXXIV 39.
— —, Haemoptoe LXXXIX. 182.
Tuberculose, miliare der Medullarsubstanz des Gehirns und der Leber LIV. 430.
—, Geschwür des Magens LXVII. 615.
— der Mediastinaldrüsen XCVI. 489.
— der Milz XXIII. 471. 484.
— des Myocardium und Gehirn XXXV. 218.
— der Niere XVI. 205. C. 81.
— des mittleren und inneren Ohres beim Schweine LX. 93.
— der Prostata XXIX 236.
— der Scheide V. 404. LIV. 75. LXVII. 264.
— der Schilddrüse XXXIX. 50. 63.
— der Tonsillen XCVI 319.
— der Unterleibsorgane XXXVII. 422.
— der Uvea, miliare XCI. 434.
—, Ansteckungsfähigkeit XLIX. 574.
—, Experimentelles LXVII. 234. XCI. 129.
—, Impfbarkeit und Impfung XL. 142. 532. XLIV. 129. 242. XLV. 216. XLIX. 291. LXXIII. 524. LXXXV. 71.
— Inhalation von Sputa LXXIV. 393. LXXXII. 353. XCVI. 366.
—, Lupus als locale Tuberculose LX. 14. LXXXIV. 415.
—, pathologische Anatomie XLIV. 480.
— und Perlsucht XIV. 47. XLIX. 291. LI. 290. LVI. 98. LXX. 535. LXXVI. 217. 233. LXXXII. 546. 550. LXXXIII. 555. 557. XCI. 129.
— Pilze in Lungencavernen LXXXIX. 186.
—, Verbreitung im Körper XLIV. 242. XLVII 311.
—, Verhältniss käsiger subcutaner Heerde zu entzündlichen Veränderungen innerer Organe LXVII. 534.
— — zur Städtereinigung XLV. 264.

Tubulöse Degeneration der Markscheiden der Nervenfasern LXI. 509.
Tumoren des Hirns s. Gehirn.
— — Casuistik XCIV. 369.
Tusche zur Darstellung der pericellulären Lymphräume im Gehirn LXIII. 439.
— zur Darstellung der Saftkanälchen des Bindegewebes LXVIII. 492.
Tussis convulsiva s. Keuchhusten.
Typhus abdominalis (Typhoidfieber) s. Mesenterialdrüsen.
— bei Ataxie LXX. 140.
—, Bakterien im Blut u. im Darm XLIII. 287. LXXXIII. 488.
— — in den Organen LXXXI. 58.
— — pathogene im Trinkwasser LXXXIV. 80.
—, Behandlung, antipyretische LIII. 266.
— — mit Digitalis XXX. 290.
— — mit Jod XXXIII. 517.
—, Beobachtungen in Berlin XCIV. 290.
—, — — Verhältniss zur Städtereinigung XLV. 256.
—, — in Japan XCIX. 364.
—, — in Seehausen XLIX. 505.
—, — in Zürich XIII. 113.
—, Cystin in der Leber X. 230.
—, Darmfollikel II. 235. 244. LII. 13.
—, Diphtherie des Darms LII. 26.
—, Disposition, örtliche, zeitliche, individuelle XCI. 526. XCII. 87. 220.
—, Gehirn-Veränderungen LXIII. 421. LXIX. 55. LXXXVII. 39.
—, Harn XXI. 457.
— Infusorien im Stuhle LXIV. 293.
— Kehlkopf V. 542.
— Micrococcen im Stuhle LXVIII. 532.
—, Milz XXIII. 466.
—, Muskeln, Neubildung XL. 505.
—, — Veränderung XXXIV. 473.
Typhus biliosus XCVIII. 160.
Typhus exanthematicus s. petechialis II. 240. 250. X. 411. XLIII. 377. 433. XLV. 260.
—, Desinfectionsverfahren LXXVII. 500.
—, Kriegs- vor Metz LII. 1.
—, Oberschlesische Epidemie II. 143. 323. 334. III. 154. X. 512. LII. 8.
—, Typus inversus LXVI. 524.
Typhus recurrens s. Recurrens.
Tyrosin VIII. 355.
— im Auswurf XXX. 381. LV. 239. LXXIV. 414.
— im normalen Körper XXXVI. 1.
— am Pancreas VII. 580.
Tyrosis XXXIV. 71.
Tyson'sche Drüsen XXXVII. 225.

U.

Ueberpflanzung lebender Gewebe IV. 388. LXX. 161. LXXVIII. 453. LXXIX. 185. XCV. 369.
Uebertragbarkeit s. Carcinom, Cholera, Impfung, Scharlach, Tuberculose, Typhus.
Ueberschwemmungsfieber in Japan LXXVIII. 373. 528. XCIX. 522.
Ueberzählige Organe s. Brustwarzen, Doppeldaumen, Finger, Zahn, Zehen.
Ulcus chronicum cruris mit Elektricität behandelt LXIII. 463.
— rotundum simplex vaginae XCV. 388.
Ulna s. Defect.
Unfruchtbarkeit s. Sterilität.
Union médicale über die germanische Rasse LXXIX. 563.
Unterbindung s. Arterien, Ligatur.
— der Arterie bei Elephantiasis XLVI. 328.
— der Hauptarterie, Einfluss auf Capillar- und Venencirculation XLV. 417.

Unterkiefer, Missbildung LXXX. 449.
—, Odontom LXXXV. 537.
—, Periostitis und Nekrose XVIII. 346.
—, Theilung, persistirende unvollständige in zwei Hälften LXX. 137.
—, Wachsthum XIII. 338. XXIX. 121. XLIX. 237.
Unterleibsaffectionen, chronische V. 281.
Urachus s. Harnstrang.
— und Urachuscysten XCII. 387.
Urämie s. Albuminurie, Harn, Nieren.
— IV. 471. VI. 472. XXI. 260. XXV. 91.
—, Beziehung derselben zu Epilepsia saturnina XXXIX. 1.
— und kohlensaures Ammoniak LVI. 383.
Uranoxyd, essigsaures s. Phosphorsäure.
Urari s. Curare.
Urate s. Harnsäure.
— Untersuchung XIII. 112.
Ureter s. Hydronephrose.
—, Bildungsfehler LXX. 490. LXXI. 408. LXXII. 130. LXXVIII. 244.
—, Dilatation in Folge von Strictur der Harnröhre XLVII. 7.
—, Missbildung bei Atrophie und Verlagerung der Niere LXVIII. 272.
—, Unterbindung LXXXII. 40. 552.
— —, einseitige zur Erzeugung von Fibrincylindern LXXX. 258.
Ureterensteine XXI. 117.
Ureteritis chronica cystica polyposa LXVI. 139.
Urethra s. Harnröhre.
—, Anomalie der männlichen XLVII. 307.
—, Divertikel, angebornes XLVI. 32.
—, Klappen, halbmondförmige XLVII. 7.
— Syphilis XV. 314.
Urin s. Harn.
Uroglaucin s. Harnblau.
Urologie im kranken Zustande XXI. 456.
Urticaria, Aetiologie XXV. 605.
— in den Tropen LXXI. 428.
— pigmentosa LXXXVIII. 576.
Urwirbelplatten, Verhalten bei Monstren LXXI. 148.
Uterus s. Carcinosarcoma, Decidua, Endometritis, Fibroma, fibroide Geschwulst, Geschlechtsorgane, Kaiserschnitt, Menstruation, Metritis, Mola, Myom, Puerperium.
—, Amyloid XI. 188.
—, Bewegung, Physiologie LXXVI. 1.
—, Carcinoma polyposum XXV. 422.
—, —, Anfänge LV. 245.
— didelphys, Aetiologie XCII. 35.
— — et vagina duplex XCII. 81.
—, Echinococcen LXXIX. 154.
— Fibroid XXXII. 143.
—, — intraparietales enucleirt XLVIII. 332.
— —, spontane Losreissung und Geburt LXVII. 206.
—, Geschwulstbildungen XVII. 333.
—, — mit dem Bau des Deciduagewebes LXVII. 55.
—, Membrana dysmenorrh. LXIII. 401.
—, Myoma bei einer Biberratte XLIX. 295.
—, polypöse Hypertrophie des Halses VII. 164. XLIII. 88.
—, schwangerer, Gefässe III. 429. 447.
—, Thermometrie LXII. 141.
Uterus masculinus bei einem Erwachsenen LXVII. 361.
Uterusmusculatur s. Atropin, Ergotin.
Uva ursi, Folia XCII. 517.
Uvea, miliare Tuberculose XCI. 434.

V.

Vaccination s. Immunität, Kuhpockenimpfung.

Vaccine s. Lymphe, Pocken, Pockenlymphe.
Vacuolen s. Becherzellen, Clivus.
Vagina s. Colpitis, Cysten, Scheide, Ulcus.
—, Cystenbildung in ders. LXX. 111. XCIII. 204.
—, Perforation eines Blasensteins in dieselbe XLIV. 428.
—, Perivaginitis phlegm. XXXIV. 226. XLI. 437.
—, Tamponnade XLI. 289.
—, Tuberculose V. 404. LIV. 75. LXVII. 264.
Vagus bei Arsenvergiftung LXXIII. 609.
—, Durchschneidung desselben VI. 238. IX. 197. 437. XXII. 1.
—, — Pneumonie VIII. 34. LXVIII. 331.
—, Einfluss auf Respiration XVI. 433. XVIII. 572. XXXIX. 115.
— — auf das Herz XXVI. 1.
— — auf die Secretion des Magensaftes XIX. 454.
, Lähmung beim Menschen LIX. 51.
— zur Physiologie XVIII. 368.
Valsalva'scher Versuch LXX. 447.
Varicellen, Verhältniss zur Variola XXXI. 401.
Varicen, Injection von Liqu. ferri sesquichlorat. XXX. 1.
— der Milz, Tod durch Blutung XXXVII. 413.
—, Operationsverfahren XXV. 193.
Varicöse Ektasie III. 437.
Varicöses Geschwür, Blutung nach Suppressio mensium XXII. 195.
Variola s. Immunität, Pocken.
—, Bau der Pusteln XXVIII. 337. XXXIV. 598.
—, Medaillen LXXII. 1.
Varix der Vena jugul. int. und subclavia LXV. 227.
— einer Kopfvene XLVII. 374.
Varix verus des Sinus falciformis durae matris LVII. 525.
— mit Elektricität behandelt LXIII. 462.
—, Operationsmethoden XLVIII. 409.
Varus III. 349.
Vas aberrans der Morgagni'schen Hydatide LXXXI. 47.
Vas deferens s. Harnorgane.
— —, Obliteration XIV. 193.
—, Histologie LXI. 215.
Vasomotorisches Centrum s. Nerven.
Vasomotorische Psychoneurosen L. 210.
— bei Oxalsäurevergiftung LXXVIII. 222.
Vater'sche Körperchen s. Pacinische Körperchen.
— — der äusseren Genitalien XXXVII. 230.
Vegetative Vorgänge s. Ernährung.
Vena anonyma sinistra, Verlauf derselben durch die Thymus LVI. 435.
— — vor der Thymusdrüse LXXXII. 475.
— axillaris, Verlauf derselben durch den Infraclavicularkanal XCVIII. 435.
— cava infer., Sarcom LIII. 378.
— cava superior linksverlaufend durch frühzeitige Synostose der Sutura mastoïdea dextra LXXXIV. 184
— — — duplex XXXII. 114. LXXXI. 462. LXXXVI. 38. XCIX. 492.
— , — Mangel LXXXI. 458.
— facialis anterior, beiderseits Aeste einer abnorm weiten V. superf. colli anter. dextra LXXIV. 444.
— iliacae communes mit Ramus communicans LXXXI. 465. LXXXVI. 493.
— mediana colli vera unica XCVIII. 431.
— pulmonalis dextra sup. mündet in die V. cava sup. LXVIII. 284.
— saphena, Myom XLIV. 123.

Vena ulnaris, Myom XLVII. 372.
Venen s. Gefässe, Milzvenen, Pfortader, Phlebitis, Phlebolith, Placentar-Thrombose, Pylephlebitis, Sinus, Thrombosis, Varix.
— und Arterien der Fledermausflügel XXVII. 224.
—, Blutbewegung in denselben XXXVI. 80.
— Contractilität V. 295.
— -Erweiterung s. Varix.
— -Geräusche XLII. 318.
— -System der Niere LXVIII. 364.
— -Tuberkel und ihre Beziehung zur tubercul. Blutinfection LXXXVIII. 307.
Venöse Embolie C. 503.
— Stauung V. 288. XLI. 220.
Venenkrebs s. Carcinom, Pfortader.
Venenobliteration s. Gangrän, Thrombose.
Venerische Krankheiten s. Syphilis.
— in der indischen Medicin XXX. 251.
Ventilation XIV. 206. XV. 159. XVI. 192.
— der Alten L. 37.
Ventriculus s. Gehirn, Magen.
— cordis sin., Aneurysma XII. 176.
—, — ungleichzeitige Contraction derselben XLIV. 365.
— laryngis tertius XCVIII. 342.
Ventzke-Soleil'scher Apparat s. Circumpolarisationsverhältnisse.
— XI. 547.
Vera Cruz, dort beobachtete Krankheiten LVIII. 161.
Veratrin VII. 252. X. 257.
Verbiegung und abnorme Länge des Proc. styloides des Schläfenbeins LI. 140.
Verbrecher, Eintheilung in vier Typen XCVII. 254. XCIX. 391.
Verbrennung durch Schiesspulver, Mittel dagegen XIV. 379.
Verbrennung, Störungen nach ausgedehnten Hautverbr. LXXXVII. 345.
—, Todesursache nach V. LXXIX. 248. LXXX. 381. LXXXI. 189.
Verdauung, Einfluss des Vagus darauf XIX. 454.
— von Eiweisskörpern LXXV. 144.
— — durch den Pancreassaft XXXIX. 130. XLIII. 358. LXVIII. 413.
— und Resorption im Dickdarm LIX. 161. LXIV. 505.
Verdauungskanal s. Aetzgifte, Infection.
Verdauungsorgane s. Anus, Darm, Digestionsorgane, Magen, Peptone, Rectum.
—, Physiologie XIV. 140.
—, Pathologie V. 325.
Verengerung s. Stenose, Strictur.
Vergiftung s. Carbolsäure, Magen, Pyrogallussäure, Salzsäure, Sternanis, Sublimat, Toloylendiamin, Toxikologie.
Vergleichende Anatomie der Medusen VII. 558.
Vergleichende Pathologie s. Thierkrankheiten.
—, pflanzliche XXVII. 145. 322.
Verkäsung XXXIV. 71. LXXVII. 272.
Verkalkung s. Ganglienzellen, Gehirn, Kalk, Sperma.
Verknöcherung s. Callus, Knochen, Lunge, Muskeln, Ossification, Osteom, Synostose.
— an Knorpeln IV. 297. V. 431. 565. XCII. 417.
— an ungewöhnlichen Orten LXI. 524. LXIII. 95. LXVI. 471.
—, pathologische bei angebornen Verrenkungen LXXIV. 1. LXXX. 453.
Verkrümmung s. Deformität, Gelenke, Rachitis, Scoliosis.
— lupöse der Finger XCIV. 218.
Verletzungen s. Wunden.
—, Reflexlähmung nach denselben LII. 442.

Verletzungen, Ursache von Hydrurie LVIII. 44.
Vernarbung s. Arterien, Narbe.
— in der Bauchhöhle LXXVIII. 453.
— verletzter Gefässe LXXVII. 397.
Verrenkung s. Luxation.
—, angeborne der Sternoclaviculargelenke XXXIX. 339.
—, — des Hüftgelenks XIV. 218. LXXIV. 1.
— des Atlanto-Occipitalgelenks LXXX. 459.
— des Daumens XLIV. 412.
—, der ersten Daumenphalanx auf die Volarfläche XXXVII. 510.
—, des Humerus, inveterirte LXXVIII. 277.
— der Kniescheibe XLIV. 412.
— des Radius XLV. 302.
Verruga peruana XCIX. 411.
Verschlingung s. Volvulus.
Verschlucken einer grossen geknöpften Nadel XCVII. 49.
Verschluss s. Atresie, Obliteration.
Versehen und mechanische Einwirkungen auf Schwangere und deren Einfluss auf die Ausbildung des Embryo XCI. 571.
Versilberung der Capillaren XXXV. 169.
— des Epithels XXVIII. 361.
— der Gallenwege XXXIX. 70.
— der Gelenkflächen XXXVI. 25.
— der Intima der Aorta XXXVI. 192.
— der Lymphgefässe XXXIII. 340.
— der quergestreiften Muskelfasern XXXIV. 613.
— Methode XXVII. 419.
Versteinerung s. Kalk, Stein.
Verstopfung s. Arterien, Embolie, Gallenwege, Lunge, Obliteration, Thrombose.
Verwachsung s. Synostose.
— zweier Embryonen LXXII. 289.
Verwundete, Pflege im trojanischen Kriege LXXI. 513.
Verwundungen s. Barracken, Wunden.
— in China XXIII. 436.
Vesicula prostatica, Vergrösserung XLIX. 348.
Veterinärmedicin s. Thierkrankheiten.
Vincula aortae XCVI. 302.
Vita minima IX. 30.
Vitalismus IV. 383. IX. 3. LXXIX. 198.
Vitiligo s. Alopecia areata.
—, Verhältniss zur Alopecia areata LIV. 433.
Vivianit X. 201.
in anatom. Präparaten XXIX. 491.
— an der Leber XXII. 433.
Vögel s. Blutkörperchen, Dermanyssus, Filaria, Pneumonomycosis.
Vollbäder s. Bäder.
Volvulus s. Darmverschlingung.
— XLVIII. 468. LXVIII. 506.
Vorgebilde XCVII. 416.
Vorsteherdrüse s. Prostata, Vesicula prostatica.

W.

Wachsartige Degeneration s. Amyloid.
— der Muskelfasern XLIII. 108. LXI. 253. LXXX. 286.
— — in Folge verminderter Sauerstoffzufuhr LXVII. 324.
Wachsen abgeschnittener Haare XII. 569.
Wachsmilz s. Speckmilz.
Wachsthum s. Knochen, Knorpel, Metaplasie, Muskeln, Schädel, Unterkiefer.
— des Thierkörpers VII. 37. XCVII. 415.
— der Zwischenwirbelscheiben VI. 412.
—, irritatives XIV. 52.
—, pathologisches s. Missbildungen.

Wachsthumsstörung s. Defect.
— des Humerus LXXII. 503.
Wärme s. Aachen, Bäder, Eigenwärme, Eisenpräparate, Fieber, Nahrungsstoffe, Respiration, Rückenmark, Seebaden, Temperatur, Tetanus, Thermometrie.
— Abgabe im Fieber LXXVI. 137.
— Bildung, pathologische XXXV. 253.
— Entwicklung während der Nerventhätigkeit XXVIII. 1.
— Entziehung XI. 453. XV. 70.
— in der Cholera XXXVIII. 30.
— Messung LXVI. 503.
— — bei Schwangern und nach der Geburt XXXV. 253.
— Regulirung LII. 123. 133. LIII. 111. 434. LVI. 181. LIX. 114. LXI. 396.
—, Verhalten bei verschiedenen Bädern LXII. 402.
Wahnsinn s. Geisteskrankheiten, Manie.
—, Entwicklung desselben II. 121.
—, Erblichkeit desselben I. 72.
—, psychiatrische Beobachtungen II. 38.
Wanderzellen s. bewegliche Zellen, Blutkörper, Thrombus, Zellen.
— als Ausgang von Neubildung XCVII. 429.
—, Austritt aus Gefässen LXXIV. 390.
—, — bei Muskelregeneration LXXIX. 67.
—, Durchtrittsstellen in serösen Häuten LXXIV. 245.
— in geschichtetem Plattenepithel LXXXVI. 46.
Wandtafeln, anatomische für den Schulunterricht XLV. 524.
Warzenfortsatz s. Knochenfistel, Proc. mastoides.
Waschungen der Kopfhaut bei Alopecia LXXVII. 553.
Wasser s. Diffusion.
—, destillirtes, Wirkung auf die Infectiosität von Thränensackeiter LXX. 217.
—, Gehalt der Atmosphäre, seine hygienische Bedeutung LXII. 235.
—, Resorption im Dickdarm LXIV. 527.
—, Tod in demselben XLVII. 39. 256.
—, Verhalten der Körperwärme bei Bädern XLIII. 60.
—, Wirkung des kalten W. auf die Milz LVII. 1.
Wasserstoffsuperoxyd LXXIII. 23. 37. LXXV. 255.
—, Einwirkung der Eiweisskörper auf dasselbe XXXIV. 443.
Wassersucht s. Hydrops.
Wasserversorgung s. Sterblichkeit.
Weber, C. O. XLI. 544.
Wechselfieber s. Chromaturie, Fieber, Intermittens, Malaria, Melanämie, Sumpffieber, Ueberschwemmungsfieber.
— XIV. 509. XV. 165. XVII. 354.
—, Blut II. 594. VIII. 289.
—, Einfluss auf die rothen und farblosen Blutkörperchen XII. 117.
— in Misdroy VII. 554.
Wechselgewebe XCVII. 419.
Werlhoff'sche Krankheit, Extravasation der rothen Blutkörperchen LXIII. 540.
— —, Pigmentirung LXXIX. 492.
Wiederkäuen s. Koppen, Ruminationsprozess.
Wien, Jubelfeier der Universität XXXIV. 1.
Windpocken s. Varicellen.
Wirbel, Abnormitäten LXVII. 327.
Wirbelsäule s. Atlas, Kyphose, Scoliose, Spina bifida, Spondylitis, Spondylolisthesis.
— Caries tuberculosa XXXIV. 35.

Wirbelsäule, falsches Gelenk am 5. Lendenwirbel XVI. 65.
—, Kropfmetastasen LXVIII. 547. LXX. 153.
—, Krümmung, Entstehung der physiologischen LVII. 481.
—, Lenden-, Haltung XLIII. 145.
—, physikalische Bedingungen der Gleichgewichtslage XXXI. 74. 223.
—, Scoliose XXXV. 225. XXXVI. 144.
—, Verletzungen LXXV. 207.
Wirbelthiere s. Blutkörperchen.
Wissenschaft s. Medicin.
—, Krieg und Wissenschaft LI. 1.
Wohnungen s. Ventilation.
Wolfsrachen s. Gaumenspalte.
Worara s. Curare.
Wormische Schaltknochen der Schuppennaht LXXII. 480.
Wundbehandlung, Sublimat XCIX. 276.
Wunden s. Hieb-, Stich-, Schuss-, milit.-chir. Studien, Verwundung.
— XXIII. 436. XXIV. 214.
— an Gefässwänden LXXVII. 397.
— des Herzens XXXIII. 455.
— der Leber LXXVIII. 437.
— der Milz LXXVIII. 437.
— der Nieren LXXVIII. 437.
—, vergiftete durch den Biss der Minirspinne XLVII. 235.
Wunderlich XV. 393. s. Archiv f. physiologische Heilkunde.
Wundheilung s. Keratitis, Prima intentio.
Wundkrankheiten, Bakterien LVIII. 437. LIX. 145. 532. LX. 301.
—, Erysipel LX. 418.
—, Nosocomialgangrän LII. 376. LIII. 93.
—, pathol. Anatomie XL. 379. s. Bacillus.
—, Pyämie bei Fohlen LVIII. 329.
Wurm s. Rotz.
Wurmblüthen s. Santonin.
Wurmcysten XXIV. 149.
Wurmknoten in der Leber XVIII. 523.
—, — Psorospermien XLIV. 202.
Wurmkrankheit s. Helminthiasis.
— des Pferdes XXIII. 33.
Wurmmittel s. Anthelminthica.
Wurstgift, Versuche zur Aufklärung XI. 569.
Wuthkrankheit s. Lyssa, Speicheldrüse, Tollwurm.

X.

Xanthelasma LII. 318. 504.
— multiplex XCI. 350.
Xanthogensäure, Verhalten im thierischen Organismus LXXVIII. 113.
Xanthoglobulin XXII. 436.
Xiphopagi, Fall von LIII. 138.
—, glücklich operativ getrennt XXXVI. 152.

Z.

Zähne, Anomalien der Zahl XCIV. 364.
—, feiner Bau und Entwickelung V. 185. XXXVII. 272.
—, Caries XLI. 441.
—, — mit Pilzbildung LXXIV. 43. LXXIX. 76.
—, in Dermoidcysten LXXII. 319.
—, Fractur, geheilte XXXVIII. 489.
—, Kystom eines überzähligen Schmelzorgans LXXVI. 504.
— Missbildung XCI. 313.
—, Neubildung VIII. 426.
—, Odontom LXXXV. 537.
—, Ossification der Pulpa IV. 300.
— Schmelz, Constitution desselben XXIV. 13.
Zahnextraction s. Prosopalgie.
— bei einem Bluter XLI. 287.
Zahnfleisch s. Epulis, Gingivitis.

Zahnkrankheit, Wesen und Behandlung LXXXVII. 196.
Zahnperiost, Gefässknäuel im Zahn LXXXV. 175.
Zangenapplication bei Beckenenge LXIV. 82.
Zehen s. Ainhum, Onychomycosis.
—, supernumeräre LXXXVI. 505.
Zeigefinger s. Defect.
Zellen s. Becherzellen, bewegliche Zellen, Bewegungen, Bindegewebszellen, Blutkörperchen, Cellularpathologie, Contractilität, Endosmose, Eiterkörperchen, Epithel, Flimmerzellen, Geschwülste, Molecularbewegung, Schleimkörperchen, Stachelzellen, Wanderzellen, Zinnober.
Zellen, Absterben, verschiedene Arten und Ursachen dess. LXX. 483.
—, Bildung, endogene III. 197. V. 238. 419. C. 12.
—, — in der Froschsehne LXXX. 125.
—, Bindegewebszellen der Leber, sternförmige LXXIV. 270.
—, blutkörperchenhaltige IV. 515. V. 405. XXX. 423. C. 10.
—, Degenerationsformen IV. 395.
—, Durchströmbarkeit des Z.-Materials LXXXIX. 17.
— der Gefässintima LXXVII. 242. 253. 380. 405.
—, hyaline oder diaphane Kugeln I. 164. III. 237.
— bei Keratitis artificialis LXXII. 542.
— Kern, Bedeutung IX. 42.
— — Theilung IV. 285. 312. V. 236. VIII. 32. XI. 89. XIV. 46. XXX. 461. LXVII. 523. LXXVII. 1. LXXVIII. 279. LXXX. 125. XCV. 46. XCVIII. 501.
—, Knorpel-, progressive und regressive Veränderungen IV. 289. LXXIII. 465.
— Krankheitsheerde IV. 263. 279. 374. VIII. 17. IX. 54.
Zellen, künstliche IV. 155.
— Leben, eigenes IV. 383. VIII. 25. IX. 40.
—, Mechanik und Chemie LXXIX. 4.
—, Natur derselben IX. 41.
—, Omnis cellula a cellula VIII. 23.
—, pathologische überhaupt I. 218. VIII 13.
—, Persistenz derselben IV. 283. V. 591. XLVIII. 54. XCVII. 416. C. 11.
— Proliferation V. 239. VIII. 21.
—, Reizbarkeit VI. 133. 266. 581. VIII. 29. 36. IX. 51. XIV. 1. LXXIX. 7. 197.
—, sociales Verhältniss IV. 387. IX. 35. LXXIX. 197.
—, specifische VI. 9. VIII. 12.
— mit Staubpartikeln erfüllt LXXII. 20.
— Structur, feinere LXXVII. 181.
—, Theilung IV. 377. XIV. 98. LXVII. 523. XCV. 46. XCVII. 107. C. 8.
— —, indirecte LXXXVI. 57.
—, Theorie s. Schwann.
— I. 132. 218. 483. XCVII. 410.
— Thätigkeit VIII. 36. IX. 48. XCVII. 412.
— Territorien IV. 383. XIV. 22.
— Umbildung s. Metaplasie.
—, Untergang s. Erweichung, Fettmetamorphose.
—, — LXXXV. 180.
—, Zerfall zu Micrococcen LXXX. 394.
Ziege s. Acardiacus, Osteomalacie.
Zincum sulfuricum, desinficirende Wirkung auf Thränensackeiter LXX. 215.
Zinnober s. Einspritzung, Knochenmark, Lunge, Milz, Niere.
Zirbeldrüse s. Glandula pinealis, Gehirnsand.
—, Teratom LXV. 212.

Zoonosen s. Thierkrankheiten.
Zottenkrebs s. Carcinom, Gallengang.
Zucker s. Circumpolarisationsverhältnisse, Diabetes, Glycerin, Inosit, Leber, Mannit, Milch, Phaseomannit.
— -ähnliche Substanz im Harn bei Oxalsäurevergiftung LXXVIII. 234.
—, Ausscheidung durch die Nieren IX. 56.
— -bildende Fermente XXVIII. 241.
— -bildende Substanzen bei Diabetes XXXVI. 20.
— — in pathologischen Neubildungen XXXII. 536.
— -bildung in der Leber XI. 395. XVII. 202.
— Einfluss auf Ernährung und Verdauung X. 144.
— im normalen Harn XXV. 267.
Zuckerharnruhr s. Diabetes mellitus.
Zuckerstich bei Vögeln LIX. 407.
Züricher Krankenhaus, Bericht über die klinisch-medicinische Abtheilung XII. 466. XIII. 113. 358. 530.
Zulu s. Lepra tuberosa.
Zunge s. Cystoid.
—, amyloide Tumorbildung LXV. 273.
—, Balgdrüsen XVII. 171. XVIII. 190. XCII. 119.
—, congenitales Lipom L. 482.
—, Histologie der Schleimhaut XXXVIII. 177.
—, Makroglossie VII. 115. 126. LIV. 319.
Zungenbein, Schleimbeutel an seinem Köpfchen LXVII. 359.
Zungenwurzel s. Balgdrüsen.
Zwangsbewegungen, Kritisches LXIII. 518.
Zwerchfell s. Diaphragma.
—, Hernia diaphragmatica dextra XXXIII. 445.
— — spuria congenita XLVII. 382.
—, Knochen und Knorpel darin beim Pferd LV. 283.
—, Krebsentwickelung, secundäre LXVI. 154.
—, Muskeldegeneration LXXIII. 166.
—, Resorption an demselben in verschiedenen Zuständen LXIV. 186.
Zwergwuchs s. Cretinismus.
Zwiewuchs s. Rachitis.
Zwillinge, Physiologisches LXXVI. 457.
— Pathologisches LXXXII. 374.
Zwischenkiefer s. Carcinom, Gaumenspalte.
Zwischenrippenmuskeln, Wirkung XX. 554.
Zwischenwirbelscheiben, Altersveränderungen IX. 311.
—, Wachsthum VI. 412.
Zwitter s. Androgynie, Hermaphroditismus.
—, Literarhistorische Studien LXXXVIII. 184.
Zwitterkalb, Genitalien eines LII. 111.
Zwölffingerdarm s. Duodenum.
Zygomaticum s. Jochbein, Sutura.

Druckfehler.

Seite 14 Lewin L. LXXVIII. 113 statt 193
- 33 Amyloid der Schilddrüse LXXX. 154 statt 54
- 38 Zeile 1 v. o. rechts: Atrophie statt Atresie
- 54 Cysten, retrotracheale LXV. 229 statt 109
- 85 Harn nach Rheum LXXII. statt LXXVII.
- 96 Zeile 3 v. o. links: XCV. statt XC.

Archiv

für

pathologische Anatomie und Physiologie

und für

klinische Medicin.

Herausgegeben

von

Rudolf Virchow.

Inhalts-Verzeichniss zu Bd. CI—CL.

Berlin,

Druck und Verlag von Georg Reimer.

1898.

Archiv

für

pathologische Anatomie und Physiologie

und für

klinische Medicin.

Inhalts-Verzeichniss

zu Bd. CI—CL[1]) des Archivs.

I. Namen der Verfasser von Original-Aufsätzen.

A.

Abel, John J., XX. 204.
Abel, Rudolf, XXVI. 420.
Abend, L., XXX. 1.
Achenbach, XLIII. 324.
Ackermann, XV. 216.
Aczél, XLIV. 86.
Albrecht, Eugen, Suppl. XXXVIII. 1. XLIV. Suppl. 72.
Albu, XLIX. 405.
Althaus, J., XL. 158.
Altmann, Reinbold, XI. 318. XVII. 206. XXVI. 407.
Ambrosius, XXXVIII. Suppl. 193.
Andeer, XIX. 191. XXII. 376.
Andrejew, XVIII. 552.
Aoyama, VI. 568. 575.
Apetz, R., VII. 419.
Apolant, Eduard, VI. 451. VII. 185.
Apolant, H., XXXI. 40.
Arnheim, G., XX. 367.
Arning, Ed., XXXIV. 319.
Arnold, Julius, XI. 176. XXIV. 385. XXVII. 18. XXXII. 502. XXXIII. 1. XXXV. 1. XXXVII. 318. XXXIX. 233. XL. 411. XLIV. 67. XLV. 1. XLVIII. 470. L. 444.
Arnold, St., XLVIII. 449.
Aron, E., XXVI. 517. XXIX. 426. XXX. 297. XXXI. 370. XXXII. 408. XXXVII. 178. XLIII. 399. XLV. 562. L. 583.
Aschoff, Ludwig, XXX. 93. 493. XXXIV. 11. XXXVIII. 119. 195. XLIV. 511.
Askanazy, XXV. 520. XXXVI. 568. XXXVII. 1. XLI. 42. XLVI. 35.
Assmann, E., XI. 269.
Auerbach, L., XXI. 199. XXIV. 149.
Austin, L. 185.

[1]) Um Wiederholungen zu vermeiden, werden in den Citaten nur die Zahlen der Bände der 11. bis 14. Folge aufgeführt. Für die Zahl der Gesammtreihe der Bände des Archivs ist jedesmal C hinzuzufügen.

B.

Babes, Victor, V. 511. X. 562. XV. 81. XIX. 460. XXIV. 562. XXXVI. 1. XXXIX. 382. XLI. 204. L. 343.
Baginsky, A., VI. 258. XV. 460.
Baginsky, Benno, V. 28. XIX. 81. XXXVII. 389.
Ballowitz, XLI. 309. XLVIII. 560.
Barbezat, XLII. 531. XLV. 404.
Barclay, XXV. 398.
de Bary, W., VI. 65. VIII. 67. 355.
Bauer, C., XLII. 407.
Baumann, E., XXXVIII. 560.
Baumgarten, I. 198. VII. 515. 528. VIII. 216. 217. 218. 219. XI. 251.
Bechterew, I. 473. X. 102. 322.
Becker, Ernst, XIV. 173. XXIV. 334. XL. 1.
Behrend, Gustav, III. 437. IX. 493. XVI. 173. 543.
Belky, VI. 148.
Bendersky, XXI. 554.
Beneke, XIX. 54. 60. 76. XXIII. 86. XLII. 429. XLIX. 95.
Benjamin, XLV. 30.
Bergengrün, XVIII. 536.
Berghammer, F., II. 397.
Bernhardt, Martin, II. 26. XV. 197. XXVI. 59. XXXIII. 259.
Bernheim, A., XXXI. 274.
Berthenson, XXXII. 390.
Bertschinger, XLVII. 341.
Betschart, XLII. 86.
Bezzola, XXXVI. 345.
Bidder, XX. 194. XLI. 178.
Biedert, I. 376.
Bier, A., XLVII. 256. 444.
Biesenthal, XXXVII. 51.
Binswanger, O., II. 13.
Binz, C., XIII. 1. XVIII. 121. XXV. 196.
Biondi, Cesare, XI. 125. XLIV. 373.
Bitter, Heinrich, VI. 209.
Bizzozero, G., X. 155.
Blaschko, H., XXIV. 175.
Blumenthal, Ferdinand, XXXVII. 539. XLVI. 65.
Brandt, Alexander, IV. 540.
Breusing, R., VII. 186.
Brieger, L., X. 614. XII. 549. XV. 483.
Brock, G., XL. 493.
Broers, XLI. 72.
Brosch, XLIV. 289. XLIX. 266. 460.
Browicz, XXXIV. 1. XLV. 649. XLVIII. 424.
Brückner, C., XIV. 291.
Brugger, XIX. 524.
Brunner, Conrad, VII. 494. XXIV. 358. XXIX. 246.
Bruns, L., XIX. 185.
Boas, J., I. 325. IV. 271.
Böhm, Arthur, L. 52.
Boettcher, Arthur, IV. 1. VIII. 219.
Bönnecken, XX. 7.
Böttlin, XV. 493.
Bohm, XL. 524. XLIV. 276.
Bohnstedt, XL. 47.
Bonome, XI. 114. XXXIX. 1.
Borschke, XXVII. 121.
Borst, XLVII. 418.
Borth, Adolf, XII. 569.
Botkin, Eugen, XXXVII. 476. XLI. 238. XLV. 369.
Bourke, XIV. 210.
Buday, Koloman, XXII. 357. XLI. 514.
Buddee, XLVII. 217.
Burchardt, E., XVII. 432. XXXI. 121.
Burckhard, Georg, XLIV. 498.
Burmeister, XXXVII. 405.
Busse, Otto, XXXIV. 401. XL. 23. XLIV. 360. XLV. 107. XLIX. 1.
Buttersack, VI. 206. XLII. 248.
Buzzi, Fausto, IX. 9.
Bychowski, XLI. 115.

C.

Cahen, Fritz, XIII. 468.
Calmann, XXXIV. 337.
Calzavara, XLI. 221.
Canon, P., XXXI. 401.
Casper, Leopold, XXVI. 139.
Christensen, XV. 128.
Citron, I. 175.
Clement XXXIX. 35.
Cohen, XXXVII. 387.
Cohn, Carl, VI. 378.
Cohn, Felix, I. 156.
Cohn, Michael, XXVI. 391. XLVI. 468.
Cohnstein, W., XXX. 332. XXXV. 514.
Cordes, XLV. 422.
de Coulon, XLVII. 53.
Croner, Wilhelm, L. 260.
Crooke, XXIX. 186.
Czerny, I. 524.

D.

Dannehl, Paul, XXVIII. 485.
Daubler, XV. 255.
Davidsohn, Carl, XXVII. 376. L. 16.
Deichert, XLI. 435.
Dieckerhoff, W., II. 148.
Dinkler, XVIII. 46.
Dinselhorst, XIII. 95.
Dobbert, XXIII. 103. XXVII. 397.
Dock, George, XXXI. 181.
Dönitz, W., XVI. 301.
Donath, Julius, IV. 205. XLIV. Suppl. 253.
Donogány, XLVIII. 234.
Dreyfuss, R., XIII. 535. XX. 154.
Dürck, H., XXX. 29.
Dubler, XI. 567. XXVI. 438.
Dubs, XXXIV. 519.
Dunin, Theodor, II. 323.
v. Dzierżawski, XLVII. 562.

E.

Eberth, III. 39. 488. V. 331. 456. 461. 464. VIII. 359. XV. 282. XVI. 327. XXI. 340.
Ebstein, W., XVIII. 432. XXIII. 373. XXV. 207. XXIX. 401. XXX. 418. XXXII. 368. XXXIV. 361. 475. 541. XXXIX. 505. XLIII. 337. 413. XLV. 158. 165. XLVIII. 366.
Eckardt, Th., XIV. 217.
Ehrmann, XVII. 433.
Edel, Max, XXXVIII. 347.
Eichel, XXI. 44.
Eichhorst, XI. 48. XII. 237. XX. 217. XXV. 25. XXVII. 1. XXIX. 140. XXX. 365. XXXI. 568. XXXII. 326. XXXVII. 100. XXXIX. 193. XLVI. 173. XLVIII. 339.
Eijkman, XXVI. 113. XXX. 196. XXXI. 147. XXXIII. 105. XXXIX. 80. XL. 125. XLIII. 448. XLVIII. 523. XLIX. 187.
Einhorn, Max, II. 263.
Eisenlohr, W., XXIII. 429.
Enderlen, Eugen, XXXI. 223.
Engel, C. S., XXXV. 369.
Ernst, Paul, XXX. 279. 377. XXXIII. 308. XXXVII. 486.
Eppinger, XI. 405.
Epstein, Simon, VIII. 103. 239.
Eschle, XXXVIII. 371.
Evans, Ch. Seth, XV. 185.
Ewald, C. A., I. 325. IV. 271.
Exner, S., XXXI. 394.

F.

Falk, Edmund, XIX. 389. XLII. 360.
Falk, Fr., XXXII. 217. XXXIII. 17. XXXV. 359.
Falk, Otto, XXXIX. 319.
Falkenberg, W., XXIII. 567.
Farner, XLIII. 509.
Favre, Alexander, XX. 460. XXIII. 376. 628. XXIV. 177. XXV. 409. XXVII. 33. XXIX. 40. XXXVII. 264. XXXVIII. 558. XXXIX. 16. 25. 189. XLI. 208. 265. XLII. 531. XLV. 404.

Fawizky, XXIII. 292.
Feilchenfeld, L., VI. 479.
Feis, O., XXXVIII. 75.
Feist, B., XXX. 444. 453. XXXI. 573. XXXVIII. 443.
Felsenthal, XXXII. 36.
Fenwick, XVIII. 187. 349.
Fichtner, R., XIV. 400.
Filehne, XVII. 413. 415. 417. XXI. 605. 606. XXII. 574. XXIII. 388. XXIV. 93. XXXI. 1.
Finger, XXXVII. 376.
Finotti, XLIII. 133.
Fischer, J., XXXIV. 380.
Fuhr, Ferdinand, XII. 217.
Fleiner, Wilhelm, I. 484. XII. 97. 282. XVI. 154.
Focker, A. P., XIX. 381.
Forster, Laura, XXXVII. 121.
Fränkel, B., XVIII. 370. 381.
Fraenkel, Eugen, IV. 58. VIII. 286. XIII. 484. XVIII. 526. XXI. 523. XXVII. 381. XXIX. 254. XXXI. 130. XLIII. 42.
Fränkel, Felix, III. 244.
Franke, Felix, XXI. 444. XXVIII. 368.
Frenkel, S., IX. 424.
Frentzel, Otto, XIX. 566.
Freudberg, A., XXV. 566.
Freudweiler, XLI. 526.
Freund, H. W., IV. 531.
Freyhan, XXVIII. 20.
Frick, Adolf, XVI. 266.
Frick, C., XVII. 248.
Fridolin, Julius, IV. 156. XII. 535. XVI. 261. XXII. 528.
Fürbringer, XLV. 644.
Fütterer, I. 198. IV. 397. VI. 555. 579.
Fuzinami, XLVII. 129.

G.

Gatti, XLIV. 467. L. 417.
Gebhard, Franz, XIX. 127.
Gebhardt, W., XLVII. 536.
Geelmuyden, V. 136.
Geigel, R., XIX. 93. XXI. 432. XXIII. 27. XXV. 92. 98. XXX. 1. XL. 165. 385. XLI. 1.
Geisler, Theodor, XXV. 601.
Genersich, XXVI. 485. XXXI. 183.
Gerhardi, Otto, VI. 303.
Gerhardt, D., XXV. 198. 201. XXVII. 85.
Gerlach, Wold., XXV. 114.
Germer, R., XXXIII. 79.
Glaeser, Emil, XXII. 389.
Glogner, M., XV. 345. XVI. 540. XIX. 254. XXVI. 109. XXVIII. 160. XXXII. 50. 314. XXXV. 248. XL. 481. XLI. 401. XLVI. 129.
Goebel, C., XXXVI. 482.
Göppert, XLIV. Suppl. 1.
Goldenberg, III. 88.
Goldenblum, IV. 393.
Goldschmidt, H., XXXIV. 33.
Gottstein, A., XXXIII. 295.
Grawitz, Ernst, X. 426. 434.
Grawitz, P., II. 148. III. 393. VIII. 67. X. 1. XVI. 116. XVIII. 73. XXVII. 96. XLIV. 1. XLVIII. 205. XLIX. 591.
Green, Leedham, XXXIV. 331.
Grijns, XXXIX. 97.
Grimm, XI. 341.
Grimm, F., XXXII. 246.
Grohé, L. 324.
Gruber, Wenzel, I. 245. 253. 256. 259. 260. II. 1. 3. 5. 7. 9. 11. 529. 535. 536. 538. 539. 541. III. 473. 474. 475. 477. 480. 483. 484. 487. VI. 489. 501. VII. 476. 478. 480. 485. 487. 489. 492. IX. 1. 4. 5. 6. 8. X. 548. 550. 555. 559. 561. XIII. 530. 533. XIV. 363. 365. 367. 369. 371.
Grundzach, XI. 605.
Grunmach, II. 565.

Günsburg, Fritz, XXIV. 75.
Guillebeau, XIX. 106. 108.
Gurlt, E., XXVII. 519. XXXII. 172. XXXV. 537. XXXIX. 550. XLIII. 667. XLVIII. 178.
Guttmann, Paul, VI. 296. VII. 259. 459. VIII. 344. XIII. 222.

H.

Haasler, XXVIII. 527.
Habel, XLVI. 1.
Haeckel, Heinrich, XIII. 474.
Hagen-Torn, Oscar, XI. 486.
Hahn, Martin, XXIII. 1. XXV. 182. XXXVII. 597.
Hajek, XX. 497.
Hallervorden, XLIII. 705. XLIV. 301.
Hamburger, XVII. 422. 423. 427. 429. 430. XL. 503. XLI. 230. 398.
Hammer, XXXVII. 280. XLII. 503.
Hanau, Arthur, II. 411. VIII. 221. XLV. 172. XLVII. 180.
Hanke, V., XLVIII. 428.
Hansemann, III. 264. X. 52. XII. 539. XV. 534. XVII. 587. XIX. 299. XXIII. 356. XXIX. 436. XXXIII. 147. XXXIX. 353. XLII. 538. XLIV. 400. XLVIII. 349. 355. XLIX. 194. 196.
Hansen, Armauer, III. 388. XIV. 560. XX. 476.
Hansen, Friedr. XXXVII. 25.
Harke, XXV. 410.
Harris, Th., III. 344.
Hasse, O., XLVI. 209. XLIX. 236.
Hauser, XXXVIII. 482. XLI. 485.
Heinemann, Carl, II. 467. 517. 522. XII. 449. XXVI. 375. XXIX. 77. XXXVII. 568.
Heinz, R., XVI. 220. XXII. 100. 112. 116.
Heinzelmann, IX. 545.
Hektoen, XXXV. 357.
Heller, Julius, XXIX. 547. XXXVIII. 1.
Hellmann, Ludwig, XIV. 375.
Helmers, XXXV. 135.
Hennig, Carl, V. 83. VI. 208. XXXI. 509.
Herbig, Molly, XXXVI. 311.
Hermonides, XLVIII. 102.
Herxheimer, IV. 20. VII. 180.
Herz, Max, XXXIII. 339.
Herzfeld, J., XXXIII. 176.
Hess, Carl, IX. 365. X. 313. XX. 321. XXI. 154.
Heukelom van Siegenbeek, VII. 393. XI. 475.
Heuking, IX. 288.
Heusser, Joh., X. 9.
Heymann, Bruno, XLIX. 526.
Heymann, Paul, XXIX. 214.
Heymann, R., IV. 145. XVI. 329. XVIII. 320.
Hilbert, Richard, XXIII. 371. XXVII. 378. XXXI. 182. XXXVIII. 554. XLII. 218.
Hildebrand, O., XL. 249.
Hildebrandt, Hermann, XXI. 1. XXII. 375. XXXI. 3. 5.
Hintze, K., XXXIX. 459.
v. Hippel, E., XXIII. 473. XXVI. 124.
Hirsch, Hieronymus, XLVIII. 500.
Hirsch, Karl, XL. 459.
Hirschfeld, Felix, XIV. 301. XXI. 501.
Hirschfeld, Hans, XLIX. 22.
Hitzig, Th., XLI. 28.
Hochhaus, Heinrich, XI. 497. XXIV. 226.
Hochheim, XLV. 180.
Hoelzl, XXXIV. 438.
Hohenemser, XL. 192.
Hoffmann, J., XI. 513.
Hofmann, XLVI. 163. 509. L. 161.
Hoisholt, IV. 118.
Holm, Harald, XXXI. 78.

Holovtschiner, IV. 42.
Holschewnikoff, XII. 552. XIX. 10. XXXIX. 190.
Holtzmann, XL. 272.
Hoppe - Seyler, G., XXIV. 30. XXVIII. 43.
Horn, Georg, XXVI. 191.
Horneffer, XLIV. 405.
Hornstein, Sophie, XXXIII. 440.
Howald, XLI. 283.
Huber, Armin, VI. 126. VIII. 45. 267. XXVI. 240. XXXIV. 209.
Huber, Karl, VI. 22. VIII. 124.
Huber, Oskar, XL. 396.
Huber, S. Ch., XII. 571.

I.

Israel, James, XXVI. 11.
Israel, O., III. 461. V. 169. VI. 502. XIX. 241. XXIII. 310. XXXIII. 551. XLI. 209. XLIII. 419. XLVII. 293. XLIX. 590.

J.

Jacoby, Martin, XLI. 391. XLVII. 149.
Jadassohn, J., XXI. 88. 188. 210.
Jäckh, XLII. 101.
de Jager, I. 193. XXI. 182.
Jakobson, E., XXXIX. 104.
Jani, Curt, III. 522.
Janssen, XXXIX. 213.
Jendrássik, XLV. 427.
Joachim, Heinrich, XXVIII. 140.
Joachimsthal, G., XXXI. 488. XXXIX. 497. XLI. 505.
Joël, J., XXII. 381.
John, O., XXII. 271.
Jores, XXXIII. 66. XXXV. 224.
Joseph, Max, VII. 119. XIV. 548. XVI. 333. XVII. 208.
Jottkowitz, XXXI. 3.
Juliusburger, XLIX. 197.
Justi, L. 197.
Justus, Jacob, XL. 91. XLVIII. 533.

K.

Kaefer, XVI. 1.
v. Kahlden, IX. 318. XIV. 65.
Kaiserling, XXXIII. 79. XLVII. 389.
Kalischer, S., XXXIX. 303.
Kaltenbach, R., I. 14.
Kanamori, XLVII. 119.
Kanthak, XVII. 531. XVIII. 137. 376. XIX. 326. XX. 273. XXV. 398. XXVI. 542. XXX. 488.
Karewski, XXXIII. 237.
Karplus, XXXI. 210.
Kartulis, V. 521. XVIII. 97.
Kasahara, XLIII. 111.
Kast, XVIII. 1.
Katayama, XIV. 53.
Katzenstein, XXVIII. 48. XXX. 316. XXXVI. 203.
Kaufmann, E., VII. 417. XVI. 353. XVII. 227. XXI. 513.
Kickhefel, XXIX. 450.
Kiesselbach, XXXII. 371.
Kijanitzin, XXXI. 436.
Kirstein, A., XXXVI. 127.
Kissel, XLIV. 94.
Kläsi, IV. 353.
Klein, Gustav, XVIII. 57.
Klemperer, Felix, XVIII. 445.
Klingemann, F., XXVI. 72. XLVII. 293. XLIX. 12.
Klikowicz, II. 360.
Knauss, K., XVI. 93. XX. 561.
Kockel, XLIII. 574.
König, Wilh., VII. 191.
Kohlhardt, XLVIII. 565.
Koller, XXV. 287.
Kopp, Joseph, XXVIII. 290.
Kornblum, XXVII. 409.
Koslowski, XLVIII. 36.
Koslowsky, XV. 547.
Kossowitsch, XXVIII. 497.
v. Kostanecki, XVII. 108. XX. 385. XXI. 55. 247. XXIII. 401.
Krause, H., II. 301.

Krause, W., XLII. 557.
Krauss, Ed., I. 304. XIII. 315.
Kreyssig, II. 286.
Kriege, H., VIII. 466. XVI, 64.
Krönig, G., X. 502.
Krösing, XXVIII. 445.
Kromayer, E., XVII. 452. XXXII. 62. XXXIX. 282.
Kromer, XLV. 188.
Krompecher, XLII. 447.
Kronecker, F., VII. 207.
Kronthal, Paul, XXX. 233. XXXIX. 303.
Krukenberg, Fr. W., I. 542.
Krückmann, XXXVIII. 534. Suppl. 118.
Krüger, Friedrich, VI. 1.
Kruse, Alfred, XXIV. 137. XXV. 488. XXVIII. 251.
Kruse, Walther, IX. 193. XX. 541. XXI. 359.
Krysiński, VIII. 217. XI. 378. 386. XVII. 204. 206.
Kümmel, Werner, XIV. 407. XVIII. 37.
Kürsteiner, XXX. 463. XXXVI. 302.
Küstner, Otto, VI. 342.
Kuhn, Johanna, L. 372.
Kumagawa, XIII. 134. XVI. 370. XXII. 235.
Kuttner, A., XXI. 378. XXX. 307. XXXIX. 117.
Kutzky, XLVII. 570.
Kuskow, XXXIX. 406.
Kusnezow, XXXII. 1.

L.

Lahmann, Heinrich, I. 263.
Laker, XVI. 28.
Landerer, A., V. 351.
Lange, II. 220.
v. Langer, IX. 465.
Langerhans, Paul, XII. 16.
Langerhans, Rob., IX. 352. XI. 387. XVI. 468. XXI. 373. XXII. 252. XXIV. 373. XXX. 205. XXXIV. 344.
Langermann, XXVIII. 408.
Langhans, Th., XII. 1. XX. 28. XXVIII. 318. 369. XLIX. 155.
Lassar, O., XVI. 301.
Laudenbach, XLI. 201.
Laudon, XXV. 220. XLIX. 597.
Lebedeff, XVIII. 552.
Ledderhose, XXXVII. 197.
Lehmann, Alfred, XV. 144.
Lehmann, Curt, VI. 258. XXXI. Suppl.
Lehmann, V., XV. 552.
Lehzen, XVI. 85.
Lemke, F., XXXIII. 181.
Leo, Hans, III. 503. VII. 99.
Leonhardt, Max, XLIX. 341.
Lesser, Edmund, XVI. 537. XXIII. 86.
Lesser, L. von, I. 528. XIII. 10.
Lesshaft, Johannes, XXIII. 335.
Leube, W., VI. 418. XIII. 391.
Leubuscher, IV. 434. XXXVIII. 364.
Leuch, G., XXI. 483.
Leva, L., XXV. 35. XXXII. 333. 490.
Leven, Leonhard, XIV. 553.
Levy, XVI. 539.
Lewaschew, I. 430.
Lewin, E. G., XLII. 380.
Lewin, Georg, XXXVIII. 1.
Lewin, L., XI. 575. XII. 35. XXXIV. 33. 231. XXXVI. 83. 403. XXXVIII. 283. XLII. 134.
Lewinsky, IX. 121.
Lewy, Benno, XXII. 146. XXIII. 629. XL. 197.
Leydhecker, XXXIV. 118.
Liebmann, Victor, XVII. 82. XLIV. Suppl. 123.
Liebreich, Oskar, XXI. 383.
Liman, IV. 394.

Lindemann, XLIX. 51. 202.
Lion, XLIV. 239.
Livadite, L. 343.
Loeb, Julius, XXXVIII. 42.
Loeser, H. A., XLIII 648.
Löwenbach, L. 73.
Löwit, M., XVII. 545.
Loewy, A., XXVI. 218. XLV. 49.
Lohmeyer, Carl, IV. 169.
Looft, XXVIII. 215.
Lubarsch, XI. 280. XXII. 373. XXIII. 70. XXIV. 47. XXXV. 149. XXXVII. 191. XXXIX. 495. XLV. 316. XLVI. 362. L. 471.
Lüderitz, Carl, XVI. 49. XVIII. 19. XIX. 168. XXII. 1.
Lukjanow, XX. 485.

M.

Maier, Rudolf, Prof., II. 413.
Maiselis, XXXVII. 468.
Malinin, XV. 303.
Manasse, Paul, XXX. 217. XXXIII. 387. 389. 391. XXXV. 263. XXXVI. 245. XLII. 164. XLIII. 278. XLV. 113. XLVII. 23.
Manchot, XXI. 104. XXXVI. 368.
Mandry, XXI. 340.
Marc, Serg., XXV. 543. XXXVI. 21.
Marchand, E., XLIX. 377.
Marchand, F., IX. 86. XV. 394. XXIII. 587. XLV. 279.
Marckwald, XXXV. 292. XXXVII. 175. XLI. 128. XLIV. 29.
Martens, Gustav, XII. 341. XXI. 322.
v. Martens, E., IV. 174.
Martens, M., XXXVIII. 111.
Marthen, XXXVI. 535. XXXVIII. 556.
Martin, A., XX. 230.
Martius, XVII. 587.
Masje, VII. 17. 267.
Massin, XXXVI. 328.
May, Richard, VIII. 446. 531.
Mayer, Jacques, XXXVI. 561.
Meissner, P., XXXI. 468.
Merke, H., VII. 459.
Mertsching, XVI. 484.
Meschede, Franz, XXIV. 377.
du Mesnil, XXVI. 456.
Messner, XXIX. 203.
Metschnikoff, Elias, VII. 209. IX. 176. XIII. 63. XIV. 465.
v. Meyer, Edward, VIII. 382. XX. 309.
Meyer, Ernst, XLI. 414. XLIX. 197.
Meyer, Ludwig, XV. 326.
Meyer, Semi, XLIII. 196.
Meyersohn, Siegfried, XVIII. 197.
Michelson, P., XVIII. 556. XXIII. 389.
Middeldorpf, I. 37. VI. 555.
v. Mielecki, XX. 385. XXI. 55. 247.
Mies, XXI. 336. XXIII. 188.
Mittmann, XIII. 203.
Miura, M., I. 316. V. 129. VII. 250. XI. 361. XIV. 341. 385. XV. 353. 355. XVI. 310. XVII. 159. 435. XXII. 92. XXIV. 382.
Moll, Albert, V. 466.
Mommsen, I. 22.
Moos, XXIV. 546. 558.
v. Moraczewska, Sophie, XLIV. 127.
v. Moraczewski, XXXIX, 385. XLV. 458. XLVI. 424.
Mordhorst, XLVIII. 285.
Morpurgo, B., L. 522.
Moscatelli, XXVIII. 181.
Mosler, Fr., XIV. 442, 461. XXIII. 193.
Mosso, Angelo, IX. 205. XIII. 397. 410.
Mosso, Ugolino, VI. 80.
Mühlmann, Moissey, XXVI. 160. LXVI. 365.
Müller, A., XIII. 393.
Müller, Friedrich, XXXI. Suppl.
Müller, Hellmuth, XLV. 339.

Müller, Johannes, XXIX. 173.
Müller, Vitalis, XXX. 512.
Mugdan, O., XX. 131.
Munk, Hermann, L. 271.
Munk, Immanuel, I. 91. V. 63. VII. 291. XI. 434. XIV. 1. XXII. 302. XXIII. 230, 484. XXXI. Suppl. XXXII. 91. XXXIV. 501.
Muscatello, XXXV. 277. XLII. 327.
v. Mutach, XLII. 46.
Myschkin, VIII. 133. 146.

N.

Naegeli, O., XLVIII. 435.
Nasse, Dietrich, IV. 548. V. 173.
Nauwerck, XI. 211.
Neftel, XVII. 262.
Neisser, A., III. 355. X. 281. 381.
Netschajeff, XXV. 415.
Neudörffer, XLVI. 369.
Neuhauss, R., XXXIV. 365.
Neumann (Badenweiler), XXII. 496.
Neumann, E., III. 497. IV. 489. 492. IX. 477. XI. 25. XIV. 394. XVI. 318. 324. XIX. 385. XLIII. 225. XLIV. 201. XLVI. 193.
Neumann, H., XXVI, 391.
Neumann, J. XXII. 378.
Neumann, Jos., XXXII. 377.
Nickel, Paul, XXVII. 279.
Niessen, van, XLI. 252. XLIX. 124. L. 482.
Nikolaier, A., XVIII. 432. XXIII. 373. XXVIII. 1. XLIII. 337. XLVIII. 366.
Nonne, M., XXV, 189. XXXIV. 319.
Nordmann, Achilles, XXVII. 338. XLVII. 475.
Notkin, XLIV. Suppl. 224.

O.

Obregia, XXII. 387.
Ochotin, XXIV. 97.
Oestreich, XXXV, 79. X LII. 285.
Oldendorff, A., V. 110.
v. Openchowski, XVII. 347.
Ophüls, L. 305.
Oppenheim, H., IV. 306. VIII. 522.
Oppenheimer, O., VI. 515.
Ornstein, I. 377. XXV. 404. XXXVI. 547.
Orth, J. III. 333.
Orthmann, E. G., VIII. 165.
Orthmann, P., XX. 94.
Ostertag, Robert, XVIII. 250.
Ott, Nadine, XXXVI. 69.
Otto, R., X. 81. 85. XV. 242. XLIV. 159.

P.

Pässler, XLV. 191.
Palleske, XXX. 185.
Paltauf, Arnold, II. 543. XI. 461.
Pansini, Sergio XXII. 424.
Pappenheim, XLV. 587.
Parlato, XL. 1.
Partels, XXX. 497.
Passavant, G., IV. 444.
Passow, I. 135.
Pawlowsky, VIII. 494. XVII. 469. XXXIII. 464.
Peiper, E., XV. 349. XVI. 338. XVIII. 89.
Pekelharing, IV, 242.
Pelagatti, L. 247.
Pels Leusden, XLII. 1.
Perles, Max, XL. 209.
Pernice, L., XIII. 46. XXXVIII. 521. XXXIX. 155.
Pertik, Otto, XIV. 437.
Petrén, XLVII. 560.
Pfannenstiel, XXVII. 305.
Pfeiffer, L., (Weimar). XXII. 552.
Pfitzner, W., III. 275.
Pfyffer, XLI. 208. 265.
Philippson, A., X. 602.
Philippson, Louis, XI. 549. XX. 182. XXXII. 229, 529.

Pick, L., XXXVIII. 221.
Plączek, S., XV. 146.
Plaster, IV. 54.
Plehn, Friedrich, XXIX. 285. XXXIX. 539. XLVI. 486.
Plenge, XLIV. 409.
Podack XXXIX. 260.
Poelchen, R., VII. 535. XII. 26. XIX. 118. XXVII. 189.
Poensgen, Alb. II. 410.
Pomorski, XI. 60.
Ponfik, XVIII. 209. XIX. 193. XXXVIII. Suppl. 81.
Popoff, N. M., XIII. 385. XXII. 29. XXXVI. 42.
Porter, G., Hampden XV. 192.
Posner, Carl, IV. 497. XVIII. 391.
Post, H., XXXV. 479.
Presch, W., XIX. 148.
Preuss, J., XXXVIII. 261.
Prym, XLVIII. 93.
Przewoski, XVI. 516.
Pütz, Herm., IX. 144.
Pulawski, XXI. 598.
Puritz, XXVI. 312. XXXI. 327.
Puschkareff, XIII. 421.

Q.

de Quervain, XXXIII. 481.

R.

Rabeck, XXVIII. 537.
Raehlmann, II. 184. 221.
Räuber, XXI, 604.
Ragotzi, XXII. 201.
Rasch, XL, 327.
Rathcke, XLII, 474.
Rauber, A., V. 83. VI. 208.
Raudnitz, I, 276.
v. Recklinghausen, V. 243. 296. 373. XVIII. 4. XIX. 36.
Rehfisch, L. 111.
Reiche, F., XXXI. 130.
Reichenbach, Hans, XXIII. 183.
Reinecke, W., XVIII. 148.
Reinstein-Mogilowa, Anna, XXIV. 522.
de Renzi, II. 218. IV. 203.
Rheiner, Guido, XXIII. 112.
Rheinstein, XXIV. 507.
Ribbert, Hugo, II. 452. VI. 282. XVII. 151. XX. 247. XXX. 249. XXXII. 66. 381. XXXV. 433. XXXVI. 359. XLI. 153. XLVII. 193. L. 391.
Richter, Alfred, VI. 390. VIII. 398. XIII. 118. XXIV. 297. XXVIII. 224.
Richter, C. M., VII. 198.
Richter, Paul, XXIII. 118. XXXIII. 376.
Richter, P. F., XLV. 49.
Ricker, G., XLII. 193.
Rikli, XXIX, 110.
Rindfleisch, E., III. 344. XXI. 176. XXXI. 374.
Rindfleisch, W., XXIX. 33.
Ritschl, IX. 507.
Roemer, Friedrich, XXVIII. 98.
Rohr, XV. 505.
Rohrer, I. 197.
Rolleston, XXX. 488.
Rolly, L. 555.
Rosenbach, Ottomar, V. 215.
Rosenbach, P., XXII. 56.
Rosenberg, Siegfried, XII. 464. XXIII. 17. XXIV. 176. XXXII. 158.
Rosenblath, XIV, 202. XV. 371, 384.
Rosenheim, Th., XI. 414.
Rosenstein, A., XXIII. 280, 484.
Rosenstein, W., XLII. 134.
Rosenthal, Carl, III. 516.
Rosin, H., XXIII. 519. XLIII. 639.
Roth, M., XVII. 192. XLI. 462.
Rothmann, Max, XXXVI. 159.
Roux, W., XIV. 113. 246.

Rudenko, XXV. 102.
Rütimeyer, X. 215.
Ruge, Hans, XXVI. 323. XXIX. 381. XXXVI. 336. 523. XLIV. 431.
Rumpf, XLIII. 1. XLIV. 563.

S.

Saake, XXXIV. 181.
Saalfeld, E., XXXVII. 384.
Saalfeld, G. A. F. A., XVI. 191.
Sacerdotti, XLVI. 267. XLVII. 569.
Sachs, H., VII. 160.
Sack, A., XLIV. Suppl. 201. XLIX. 574.
Sack, Eustachius, XII. 403.
Sackur, XXXIII. 30. XLI. 479. L. 151.
Saenger, Alfred, VIII. 286.
Salkowski, E., II. 578. V. 46. IX. 358, 361. X. 366. 613. XIII. 395. XV. 339. 550. XVII. 570. XX. 325. 384. XXII. 235. XXIV. 409. XXVII. 501. XXX. 530. XXXI. 304. XXXVII. 381. XXXVIII. 562. XLVII. 1.
Salomon, Georg, XIII. 356. XXV. 554. XXXII. 370.
Salvioli, XXV. 364.
Samter, XII. 70. XX. 94.
Samuel, S., I. 389. VIII. 1. XIII. 272. XIV. 378. XXI. 273. XXI. 396. XXVI. 81. XXVII. 457. 467.
v. Sass, A., XVI. 243.
Sauerhering, XXXVII. 155.
Saveliew, XXXIV. 344. XXXV. 112. XXXVI. 195.
Scagliosi, XXXVIII. 521. XXXIX. 155. XLV. 538. 546. XLVI. 115. L. 426.
Schaeffer, O., IX. 477. XLV. 481.
Schaeffer, Wilh., X. 443.
Schaffer, Karl, XXII. 125.
Schaper, Heinrich, XXIX. 61.
Schedtler, VIII. 30.
Scheiber, S. H., VI. 166.
Schellong, XLVI. 99.
Schemm, XXI. 235.
Schillbach, IX. 278.
Schilling, Claus, XXXV. 470.
Schimmelbusch, I. 201. III. 39. V. 331. 456. 461. 464. VIII. 359. XV. 282. XVI. 327.
Schleiffahrth, XXIX. 1.
Schlenker, E., XXXIV. 145. 151. 247. 363.
Schlesinger, Adolf, XXV. 146. 340.
Schlesinger, Herrmann, XXX. 145.
Schmaus, Hans, XIV. 154. XXII. 326. 470. XXXVI. 264. XXXVIII. Suppl. 1. XLIV. Suppl. 72.
Schmid, G., XXXIV. 71.
Schmidt, Adolf, XLIII. 477.
Schmidt, Hermann, XXVIII. 58.
Schmidt, Martin, B., XII. 372. XV. 397. XXV. 239. XXXVII. 330. XLIII. 369. XLVIII. 43.
Schmit, Heinrich, XXXIV. 25.
Schmorl, XIII. 229.
Schneider, H., XLVIII. 1. 243.
Schönemann, XXIX. 310.
Schrakamp, XXXI. 378.
Schreiber, E., XXXIII. 165.
Schtscherbak, XXII. 56.
Schuchardt, Karl, I. 71. X. 373. XIV. 186. XXI. 305. XXXV. 394.
Schütz, Prof. VII. 356. 434.
Schultze, XXIX. 170.
Schultze, Prof. Dr., II. 299. 435.
Schultze, Fr., XIX. 1.
Schultze (Heidelberg), VIII. 331.
Schulz, Hugo, VIII. 423. IX. 21.
Schulze, Carl, XXXIV. 475.
Schulze, Franz Eilhard, IV. 171.
Schuster, Paul, XXXIV. 356.
Schwalbe, Carl, V. 486. XVII. 316. XIX. 271.

Schwalbe, E., XLVI. 414. XLIX. 329. 451.
Schwarz, Emil, XXIV. 488.
Schweizer, Fr., X. 255. XIII. 209.
Schwiening, XXXVI. 444.
Sclavunos, XXXIII. 250.
Seelig, A., XL. 80.
Seelig, Paul, XLVI. 53.
v. Sehlen, IV. 319.
Seitz, Johannes, L. 33.
Selberg, F., XLV. 176.
Selter, XXXIII. 51. XXXIV. 189. 199. XXXV. 356.
Semmer, XII. 203.
Senator, XI, 219. 608. XIV. 1. XXXI. 385. Suppl.
Sherwood, Mary, XXIII. 166.
Shibayama, XLVII. 141.
Sibley, Walter K., XVI. 104.
Siebel, Wilhelm, IV. 514.
Siegert, XXIX. 413. 513. XXXII. 353. XXXIV. 287. XLVI. 331.
Siegmund, Arnold, XV. 155.
Silbermann, O., XVII. 288. XIX. 488. XXII. 574.
Sklodowski, XXI. 600.
Smirnow, XIII. 333.
Sokoloff, XII. 209. XLIII. 333.
Solger, B., II. 258.
Sommer, W., II. 407. XIX. 362.
Spiegelberg, XLII. 547. 553. 554.
Spitzer, XXIII. 593.
Sprague, XXV. 207.
Ssudakewitsch, XV. 264.
Stadthagen, M., IX. 390.
Stamm, C., XXXII. 36.
Stange, Paul, XLVI. 86.
Steiger, Robert, IV. 122.
Steiner, Albert, XLIX. 307.
Steinhaus, Julius, XV. 176. XXVI. 533. XXVII. 175. XXVIII. 542.
Steinschneider, XXIV. 115. 268. 455. XXXVI. 399.
Steinthal, C. F., IX. 347. XI. 449.
Stern, Richard, XV. 14. XVII. 418. XXI. 376. XXIII. 33.
Stierlin, XXVIII. 205.
Stilling, A., XVIII. 569.
Stilling, H., III. 15. 21. IX. 324. XIV. 557. XV. 357. XIX. 542.
Stocker, S., XVIII. 504.
Stoeltzner, XLI. 446. XLVII. 430.
Storch, XLVIII. 389.
Strassmann, Fritz, VIII. 351. XV. 1. XXXVI. 127.
Strauch, C., XVI. 457.
Streckeisen, A., III. 131. 215.
Strecker, VIII. 351. XXVII. 181. XXXVI. 217.
Stricker, Wilh., III. 545. VII. 411. XI. 396. XV. 196. 330. XVII. 199. 606. XIX. 177. 372. XXIII. 378.
Strube, G., XXXVII. 227.
Strübing, XVI. 205. XXII. 284.
Stschastny, XV. 108.
Stummert, XLIX. 427.
Sudeck, Paul, XXXIII. 405. 558. XXXVI. 293.
Sultan, XL. 449. XLIV. 548.
Sulzer, M., XLIII. 99.

T.

Takesaki, XXII. 92.
Tangl, Franz, XVI. 432. XVIII. 414.
Taniguti, XVII. 581. XX. 121.
Taubner, X. 95.
Tauffer, XLII. 389.
Tecklenburg, XXXVIII. 364.
Tedeschi, XXVIII. 185. XXX. 361.
Tenderich, XXXI. 234.
Thoma, R., IV. 209. 401. V. 1. 197. VI. 421. IX. 288. XI. 76. XII. 10. 259. 383. XIII. 244. 505. XVI. 1. 542. XXII. 535.
Thomayer, XXV. 205.
Thomsen, R., IX. 459.

Thorel, XLVI. 297.
Thormählen, VIII. 317. 322
Thudichum, L. 586.
Thumas, Lazarus, XXIII. 44.
Tilger, XXXII. 290. XXXIII. 183. 196. 201. XXXVII. 348. XXXVIII. 499. XXXIX. 288.
Tollin, I. 44.
Touton, K., IV. 381. XXXII. 427.
Treitel, Th., XI. 251.
Trzebiński, VII. 1.
Tschermak, XLVI. 233.
Tschistowitsch, XV. 320. XLIV. Suppl. 40. XLVIII. 140. 209.
Tsutsui, XXIII. 70.
v. Tussenbroek, Catharine, XXXIII. 207.

U.

Ucke, XL. 206.
Ungar, E., XXV. 1.
Unger, XLV. 581.
Unna, III. 553. XLIII. 224.
Uschinsky, XXXVI. 264.

V.

Vassale, G., X. 155.
Veith, XVII. 171.
Vejas, Pericles, IV. 72.
v. Velits, Desiderius, VII. 505.
Veraguth, XXXIX. 59.
Viering, XXV. 252. 608.
Vinci, XLV. 78. XLIX. 217.
Virchow, Rud., I. 1. 387. II. 593. III. 1. 205. 413. IV. 161. XI. 1. XIII. 361. XV. 338. XX. 1. XXI. 188. XXIII. 187. XXVI. 1. XXVII. 188. XXX. 529. XXXVIII. Suppl. 217. XXXIX. 191. XLII. 386. 557. XLIV. Suppl. 281. XLIX. 381. L. 1. 4. 388.
Vissmann, XXIX. 163.
Vogel, Ludwig, XXV. 495.
Voltolini, IV. 109. VII. 542.

W.

Wagner, A., I. 385.
Wagner, Hans, L. 432.
Wagner, Richard, XX. 437. XXIV. 217. XXVI. 271.
Walker, VII. 72.
Wallach, Moritz, XIX. 175.
Waltz, Gustav, IV. 391.
Warynsky, XII. 507.
Waterhouse, XIX. 342.
Weigert, C., III. 204. 522. IV. 10. 26. 31.
Weintraud, XXXI. 497.
Weiss, Clara, XXXV. 326.
Wermann, IV. 81.
Werner, W., VI. 354.
Westphalen, Hermann, VI. 420. X. 29. XIV. 29.
Weyl, Th., I. 175. V. 188.
Wicklein, XXIV. 1. XXV. 75.
Wiedemann, J., XXXVIII. 161.
Wild, Oscar, XLIX. 65.
Wnukow, XXXI. 367.
Wolff, Julius, I. 572. XIV. 493.
Wolff, Max, II. 81. III. 187. IV. 180. V. 192. X. 376. XII. 136. XVII. 357. XXVI. 11.
Wolkow, XXVII. 477.
Wyssokowitsch, III. 301. 310. 333.

Y.

Yamagiwa, K., XIX. 447. XXVII. 446. XXIX. 337. XXXII. 446. XXXV. 308. XXXVII. 77. XLIV. 197. XLVII. 1. 99. 137. XLIX. Suppl.

Z.

Zahn, F. Wilh., II. 345. XV. 47. 52. 55. 57. 58. 60. 66. 67. 71. XVII. 1. 30. 37. 209. 221. XXIII. 197. 220. XXIV. 238. 259. 265. XLIII. 170. 187. 416.
Zaleski, IV. 91,

Zander, R., XXV. 453.
Zarniko, XXVIII. 132.
Zehnder, XIX. 261. XX. 294.
Zeller, Albert, XXXIX. 233. XLIII. 701.
Zenker, Konrad, XX. 68. 536. XXXV. 147.
Zenoni, XXXIX. 185
Ziegelroth, XLI. 395. XLVI. 453. 462.
Ziehl, XVII. 52. XX. 193. XXX. 528.
Zielinska, Marie, XXXVI. 170.
Ziem, C., XIX. 569. XXVI. 467.
Zuntz, XXXI. Suppl.
Zwaardemaker, XX. 197.

II. Namen der Verfasser von Werken oder Aufsätzen, welche übersetzt, besprochen oder auszugsweise mitgetheilt sind.

Andeer, XV. 555.
Aranjo Silva, XV. 556.

Baas, Hermann, XVIII. 575.
Barlow, H. W., XV. 556,
Bouchut, XV. 555.
Bourke, John G., XIV. 210.

Callias, XV. 555.
Celli, IV. 319.
Chetagurow, And., XXVI. 187.
Cunha, Ernesto, XV. 556.

Delavan, I. 44.

Geissler, Julius, XV. 557.
Grashey, XXVIII. 182.
Gruber, Joseph, XIII. 395.
Guaita, XV. 555.
Guiao, Ant. Rodrigues, XV. 556.

Handerson, E., XVIII. 575.
Hirsch, A., IV. 552.
Hirsch, Hugo Hieronymus, XLII. 557.

Kutzky, E., XLVII. 570.

Marchiafava, IV. 319.
Mauriac, XV. 555.
Moucorvo, XV. 554.

Obtulowicz XVIII. 383.

Paul, Constantin, XV. 555.

Silvado, Jayme, XV. 554.
Smetias a Leda, IV. 391.

Weier, J., IV. 205.
Wolff, Julius, XXX. 531.

III. Sach-Register.

A.

Abbildungen, Zahl derselben XXXVIII. Suppl. 217. XXXIX. 191.
Abdominalschwangerschaft s. Graviditas, Extrauterinschwangerschaft.
Abdominaltyphus s. Typhus abdominalis.
Abführmittel s. Mittelsalze.
Abhandlungen, Umfang derselben XXXVIII. Suppl. 217. XXXIX. 191.
Abkühlung, Einwirkung auf die Strahlung VII. 267.
Abkühlungsverfahren, Einfluss auf Fieber XV. 146.
Abnormitäten s. Gefässe, Knochen, Missbildungen, Muskeln.
Acardiacus amorphus XXIX. 547. XXX. 184.
Acclimatisation III. 1. 205. 413.
Acetonurie nach der Narkose XL. 1.
Acetylphenylhydracin - Vergiftung XVII. 417.
Achromatin bei der Mitose XXIV. 488.
Acne contagiosa der Pferde II. 148.
Acne-Keloid des Nackens, hyaline Degeneration L. 247.
Acokanthera, Wirkung derselben XXXIV. 231. XXXVI. 83.
Aconit als Pfeilgift XXXVIII. 283.
Acranie V. 373. XLIV. 511.
Acria, Einfluss auf die Entzündung VIII. 67.
Acromegalie XIX. 36. XXXV. 1.
— und Syringomyelie XIX. 10.
Actinomyces, Reincultur XXVI. 11.
Actinomykose XLVI. 1. L. 482.
— der Knochen eines Pferdes XVII. 423.
Activitäts-Hypertrophie der willkürlichen Muskeln L. 522.
Acusticus, Ursprung und centraler Verlauf XIX. 81.
Addison'sche Krankheit s. Morbus Addisonii.
—, XIV. 65.
—, Klinisches XXV. 35.
—, Pigmentirung dabei XXXV. 479.
—, Theorie über ihr Entstehen XLVI. 365. XLVIII. 43. XLIX. 194.
Adductoren-Contractur der Stimmbänder II. 301.
Adenin, Verbreitung in den thierischen Organen VII. 207.
Adenocarcinom der Ileocoecalklappe I. 484.
Adenoma adamanticum cysticum XXXVI. 328.
— der Leber XLIV. 29.
—, das wahre, der Mamma XIII. 535. XXXVI. 302.
— der Niere XXXIII. 405. XLII. 164. XLIV. 467.
— —, Beziehung zu Hypernephromen XXXV. 149. XXXVI. 293. 568.
— der Schweissdrüsen XX. 561.
— des Verdauungskanals XLI. 221.
Adenomyoma uteri mit Uebergang in Carcinom L. 555.
Adenosarcom der Niere XXXIII. 558.
Adergeflecht s. Hirnsand.
Aderlass, Einfluss auf das Blut XXXIX. 185.
—, Einfluss auf das specifische Gewicht des Blutes XLI. 395.
Adstringentien, Wirkung auf die Gefässe XVI. 220.
Aegypten, medicinische Erinnerungen XIII. 361.

Aether, Wirkung auf Eiweiss XX. 121.
Aetiologie s. Beri-Beri.
— des Carcinoms XLVII. 137.
Africa s. chirurgisch.
Agenesie beider Lungen XXXIV. 11.
Agglutination s. Conglutination.
Akromegalie s. Acromegalie.
Alaun, Wirkung auf die Gefässe XVI. 220.
Albumen s. Eiweiss.
Albuminurie s. Eiweiss.
—, nach Anwendung von Diphtherieserum XLVI. 331.
Alcaptonurie XLVI. 86.
Aleppo-Beule L. 372.
Aleukocytose XLI. 238.
Alkalescenz des Blutes XVI. 337.
— des Blutes, beeinflusst durch Muskelarbeit XXX 332.
— des menschlichen Blutes, Einfluss auf den Harn XXV. 566.
Alkalialbuminat, Einfluss auf den Verlauf der Impftuberculose XXXVI. 264.
Alkalien, Einfluss auf die Harnsäureausscheidung XVII. 570. XX. 384.
—, Oxydation im Organismus XVII. 581.
Alkohol absol. und Entzündung VIII. 67.
—, Cirrhose der Menschen XV. 216.
—, Einwirkung auf die Magenverdauung II. 360.
—, Einwirkung auf die Leber XLV. 546.
—, Einwirkung auf die Oesophagusschleimhaut XXXIII. 250.
—, Uebergang in die Milch XXVI. 72.
—, Wirkung auf die Ganglienzellen IX. 459.
—, Behandlung der Carcinome XLIX. 236.
Alkoholismus, Wirkung auf's Kleinhirn und Rückenmark VIII. 331.
Alkohol-Lähmung, apoplectische XXIX. 140.
Alkohol-Neuritis XII. 237.
Aloin, Einfluss auf den Stoffwechsel XLIII. 337.
— Intoxication, Wirkung auf die Nierenzellen XXXVIII. Suppl. 1.
Alopecia areata IX. 493 XVI. 173. 333. 543. XVII. 208.
Altersbestimmungen der Blutungen im Gehirn XXX. 29.
Altersveränderungen der elastischen Fasern der Haut XXV. 239.
Altruismus XLVIII. 43. XLIX. 194.
Aluminiumacetat als Antisepticum. XII. 341.
Alveolarepithel, Betheiligung bei der Krebsbildung XLV. 191.
— bei Atelektase II. 323.
Alveolarsarcome XLII. 407.
Amaurose bei Epilepsie II. 522.
Amidosäure, Bindung der Salzsäure XXVII. 501.
Amitose s. Riesenzellen.
— der Leukocyten XXVIII. 98.
—, Beziehung zur Mitose XLII. 447.
— in der Uterusschleimhaut XLII. 474.
Ammoniak, Bildung und Ausscheidung XLIII. 1.
— und Entzündung VIII. 67.
Ammoniakausscheidung XLIII. 705. XLIV. 563.
Amnion bei Zwillingsschwangerschaft VIII. 133.
Amöben bei Dysenterie V. 521. XIII. 361. XVIII. 97.
Amöbo-Sporidien bei Hämaturie XXXIX. 1. 382.
Amylaceen, Verdauung derselben IV. 271.
Amyloid, Beziehung zum Hyalin III. 21.
—, Entartung, eigenthümliche der Niere XXXIV. 356.

Amyloid, Experimentelle Erzeugung L. 16. 471.
—, Färbung, neue XVII. 432.
—, locales in einem Knochensarcom XL. 249.
—, Reaction XXXVIII. 221.
—, Tumoren in der Zunge XLIII. 369.
Amylumkörper s. Corpora amylacea.
Amylum-Verdauung bei Saccharin XX. 325.
Anacidität des Magens XLVIII. 1. 243.
—, nervöse XLVIII. 243.
Anämie, Alkalescenz des Blutes XVI. 337.
—, Beziehung der Nonnengeräusche dazu VII. 419.
—, Blutveränderung dabei XLIV. 127.
— durch Bothriocephalus XLI. 204.
—, Chemie des Blutes XLV. 458.
—, Einfluss auf den Arterienpuls der Retina II. 221.
—, — auf das Gewebswachsthum VIII. 1.
— der Frauen in Aegypten XIII. 361.
—, perniciöse, Blutbildung XXI. 176.
—, —, Einfluss auf's Knochenmark V. 136.
—, physiologische in den Tropen XXVIII. 160. XXX. 196. XXXII. 314. XXXIX. 97.
—, pseudoperniciöse, mit Arsenik behandelt XXXV. 369.
— simplex et perniciosa. Einwirkung auf die Magenfunction XLVIII. 243.
—, traumatische, Behandlung derselben XII. 464.
—, Werth der Infusion dabei XXXVIII. 75.
Anämische Entzündung XXI. 396.
Anämische Entzündung, Nekrose der Nierenepithelien XXIII. 310.
Anaërobe, gasbildende XXXIII. 308.
Anästhesie bei Beri-Beri XXIII. 280.
— mit Pental XXXIII. 30.
Anaesthetica s. Eucain B. und Eucain.
— dolorosa XLV. 78.
Anaplasie der Geschwulstzellen XIX. 299. XXIX. 436.
Anatomisches Gedicht aus dem 16. Jahrhundert XVII. 192.
Anchylose des Atlas XIX. 362. XXI. 373.
Anencephalie, partielle, bei einem jungen Embryo XLVII. 149.
Aneurysma s. Aorten-An., Elasticität der Arterien.
—, anatomische Untersuchungen XI. 76. XII. 259. 383. XIII. 244. 515.
—, angebornes des Herzens XXXVII. 318.
— aortae dissecans XLVI. 233.
— — —, Entstehung und Heilung XXXI. 374.
—, Eintheilung XIII. 528.
—, Entstehung VI. 378. XXI. 104.
— herniosum XII. 383.
—, miliare der Hirnarterien XI. 405.
—, der Milzarterie XXXIV. 189.
—, —, in die Vene durchgebrochen IV. 26.
— —, Ruptur XXIV. 238.
— der Pars membranacea cordis XVIII. 57.
—, Perforation in die Trachea XXIII. 220.
— der Aorta, Einfluss auf die Retina II. 184.
— durch Traction der kindlichen Aorta XXII. 535.
— als Ursache von Decubitalgeschwüren in Trachea und Bronchus XXXIII. 51.
Angeborne Leiden s. Missbildungen.

Angina Ludovici XXVI. 438.
Angioma cavernosum ovarii XXXVII. 175.
— hyperplasticum der Capillaren XI. 211.
— cavernöses phlebogenes XVIII. 4.
— der Leber XIX. 76.
—, primäres der willkürlichen Muskeln XXXV. 277.
Angiosarcom XLI. 128.
— der Nebenniere III. 244.
— der Niere XLIII. 287. 322.
Anilin-Vergiftung XXIII. 567.
Ankylose s. Anchylose.
Anlagen, erbliche III. 212. 424.
Anophthalmus congenitus XXVII. 378.
—, doppelseitiger beim Kalbe VIII. 355.
Anpassung bei Lähmung der unteren Extremitäten XXXIX. 497.
Anthrax s. Milzbrand.
Antibakterielle Wirkung des Jodoforms X. 281. 381.
Antifebrin, Einwirkung auf Eiweissumsatz XIII. 134. 394.
Antiphlogose XXVII. 457.
Antipyrese, Experimente XXIII. 118. 388.
Antipyretica, physiologische Wirkung XXIII. 118. 388.
—, Wirkung auf den Eiweissumsatz XIII. 134. 394.
Antipyrin, Einwirkung auf Eiweissumsatz XIII. 134. 394.
—, — auf die Magenverdauung II. 360.
Antiseptica XII. 341.
Antiseptische Wirkung des Saccharins V. 46. X. 613.
Aorta s. Aneurysma.
—, Klappen-Anomalien XXXX. 206.
— -Klappen, zwei, pathologische Bedeutung XXIV. 562.
—, Perforation durch Oesophaguskrebs XVII. 221.
Aorta thoracica, Perforation vom Oesophagus aus XXVI. 407.
—, Tractions-Aneurysma der kindlichen XXII. 535.
Aorten-Aneurysma mit Durchbruch in die Luftröhre XXV. 201.
—, Einfluss auf die Retina II. 184.
Aorten-Atresie XXI. 322.
Aorten-Insufficienz, Einfluss auf die Retina II. 184.
Aorten-Riss mit Bildung einer falschen Klappe IV. 397.
Aorten-Ruptur, spontane XXIX. 186.
Aorten-Ton, Entstehung desselben XLI. 1.
Aphasie der Kinder II. 26.
—, Localisation derselben XXXII. 333.
Aphthen s. Stomatitis aphthosa.
Apoplektischer Insult XXV. 92.
— —, Mechanik XXI. 432.
Apoplexie, seltene Erscheinung derselben VI. 166.
Appendix epiploica in ein Lipom verwandelt II. 541.
Apposition von Knochen XXXI. 40.
Arabische Uebersetzung griechischer Aerzte XXIV. 115. 268. 455.
Arachnitis, Histologie XXIX. 1.
Archaeus, das locale Lebensprincip L. 4.
Argentum nitricum als Antisepticum XII. 341.
— — und Entzündung VIII. 67.
— —, Wirkung auf die Gefässe XVI. 220.
Arsenigsaures Natron, Einwirkung auf die Magenverdauung II. 360.
Arsenik, Einwirkung auf Anämie XXXV. 369.
—, — auf die Leber XXVII. 477.
—, — auf das Rückenmark II. 286. 299.
—, — auf Thrombenbildung XXVI. 495.

Arsenik, Thrombose dadurch XVII. 288.
Arsenikvergiftung XVIII. 504.
—, Wirkung auf das Rückenmark XIII. 385.
Arteria coronaria cordis, Ruptur derselben XLVI. 233.
— mesaraica superior, Embolie derselben X. 434. XVI. 353. XVII. 206.
— poplitea, Embolie derselben XLIX. 427.
— pulmonalis, Teratom derselben XXII. 381.
— uterina, Intima derselben VI. 420.
Arterieller Collateralkreislauf XLVII. 256. 444.
Arterien s. Aneurysma.
— Amyloidentartung III. 21.
— des Darms XLIV. 400.
— Elasticität gesunder und kranker XVI. 1.
—, Knochenbildung in denselben VI. 378.
—, Localisation der Entzündung L. 391.
—, der Schilddrüse III. 131. 215.
— — —, Zellknospen darin XXXVII. 330.
— des Uterus XXXI. 509.
Arterienpuls der Netzhaut II. 184. 221.
Arterientuberculose V. 173.
Arteriitis chronica deformans XLVI. 233.
— gummosa XI. 251.
Arteriosklerose s. Elasticität, Endarteriitis.
— Beziehung zur Aneurysmabildung XXI. 104.
—, — zur Phlebosklerose XII. 403.
—, — zur Prostatahypertrophie XXVI. 139.
—, diffuse IV. 209. 401. V. 1. 197. VI. 421.
— nodosa V. 1. 197. VI. 421.
Arteriosklerose als Ursache von Aneurysmen XIII. 505.
Arthritis deformans, Alkalescenz des Blutes XVI. 337.
— mit Pneumonie-Coccus XX. 94.
— Stoffwechsel dabei XLIII. 1.
— urica s. Gicht.
Arthropathie bei Tabes IX. 318.
Arzneimittel s. Therapie.
Arzneiwirkung VIII. 423.
Arzt in Bibel und Talmud XXXVIII. 261.
Ascendirende Degeneration im Rückenmark XXIV. 149.
Ascites, chylöser XXIII. 183.
— — bei Carcinom des Ductus thoracicus XXXIV. 118.
Aspergillus-Mykose der Lunge XXXIX. 260.
Asphyxie, verschiedene Formen XLIX. 503.
Asthma s. Bronchialasthma.
— -Spiralen XXXVI. 336.
Asymmetrische Mitose XIX. 299. XXIII. 356.
— —, Beziehung zur Anaplasie XXIX. 436.
— in Geschwülsten XXX. 512.
Asymmetrischer Schädel XII. 535.
Atavismus III. 205. 413. XLIV. 301.
Ataxie, cerebellare XIV. 173.
— nach Diphtherie XV. 534.
—, hereditäre X. 215.
Atelectase der Lunge I. 71. II. 323.
Athembewegungen, plethysmographische Untersuchungen XXXII. 408.
Athetose XXXVII. 100.
Atherom XLIV. 276.
—, experimentelle Erzeugung VII. 417.
— der Gefässe s. Arteriosklerose.
—, papilliformes des Rückens XXXVI. 523.

Athmung s. Pneumothorax, Respiration, Trachea.
— bei Beri-Beri XXIII. 280.
—, Centrum XL. 158.
— bei Einwirkung von Alkaloiden XLII. 360.
—, künstliche Erwachsener XLIX. 266. 460.
— bei Pleuraergüssen IX. 121.
— bei Reizung der Corneaäste des Trigeminus XIII. 222.
Athmungs-Typen des Menschen XXXVII. 178.
Atlas-Anchylose XXI. 373.
— und Epilepsie XIX. 362.
Atresia ani XXXVII. 227.
— recti IV. 15.
— — et coli XXVI. 485.
Atresie der Aorta XXI. 322.
— der Ureteren XLII. 65.
— der Urethra XLII. 46.
Atrophie eines Armes bei Brustmuskeldefect XLVI. 163.
— der Brustdrüse durch Inactivität XI. 318.
— der Gewebe bei Wasserentziehung XXXIX. 155.
—, glatte der Zungenwurzel bei Syphilis XXXVIII. 1.
—, halbseitige XXXVII. 100.
— der Herzmuskelfasern III. 88.
— durch Inactivität XIII. 272.
— der Magenschleimhaut XVIII. 187. 349.
— der Leber, Aetiologie XXXIX. 189.
— der Lebersubstanz XXXV. 292.
— der Lunge mit compensatorischer Hypertrophie I. 71.
— des subcutanen Fettgewebes XXXVI. 159.
— und Hypertrophie des Herzens III. 88.
Atropin, Einwirkung auf die Harnsecretion VII. 291.
Attractionssphären beim Menschen XL. 396.
Auge s. Amaurose, Anophthalmus, Brücken-Colobom, Chiasma, Cornea, Corneaäste, Gliom, Hemianopsie, Hornhaut, Hornhauttrübung, Melanosis sclerae, Melanosarcom, Netzhautcirculation, Orbita, Retinitis, Staphyloma.
—, Einfluss des Chinins IX. 21.
—, Infectionskrankheiten desselben XL. 208.
—, Schwellgewebe desselben XXVI. 467.
Augenähnliche Bildung in einer Ovarialgeschwulst VII. 515. VIII. 216.
— — in einem Steisstumor XVIII. 37.
Augenkrankheiten in Siam XL. 327.
Auscultation XLI. 1.
— der Cruralarterie XI. 497.
—, Instrumente dazu XL. 165.
Ausdrucksweise der Thiere X. 102. 322.
Ausscheidung des Verdauungsferments XXI. 554.
Aussatz s. Lepra.
Auswanderung s. Entzündung, Leukocyten.
Auswurf s. Sputum.
Autodigestion XLIV. 373.
Autoinjection XXI. 606. XXII. 574. XXIII. 567.
Autointoxication bei Diabetes XXVII. 1.
— bei Verbrennung der Haut XXXI. 436.

B.

Bacillen s. Mikroorganismen.
—, Durchgehen durch die Nieren X. 255.
— der Bubonenpest XLIX. Suppl.
— enteritidis, als Ursache für Pneumonie XXIII. 70.

Bacillen der Frettchenseuche XV. 282. XVI. 327.
— der Lepra III. 355. 388.
— bei eitriger Meningitis IX. 477.
— der Pferdeacne II. 148.
— pneumoniae III. 310.
—, grünes Pigment erzeugend XVI. 266.
— prodigiosus, Heilwirkung auf Milzbrand VIII. 494.
Bakterielle Eiweisszersetzung XLVI. 53.
— Entzündung XLIX. 381.
Bakterien s. Mikroorganismen.
—, Heilwirkung auf Milzbrand VIII. 494.
—, Kampf gegen die Zellen I. 1.
—, makroskopische Reaction XXXIII. 295.
—, Methoden zu ihrer Darstellung in den Geweben V. 511.
—, Morphologie derselben VIII. 30.
Bakterienreine Eiterung XVI. 116. XVII. 469. XIX. 342.
Bakterische Zersetzung der Milch XLVI. 65.
Bakteriologische Studien über den Auswurf XXII. 424.
Bacterium coli XLI, 28. XLVI. 65.
— zopfii VIII. 30.
Basedow'sche Krankheit s. Morbus Basedowii.
— — XLI. 265. XLIII. 509. XLIV. Suppl. 253.
Bauchblasendarmspalte V. 373.
Bauchfellentzündung s. Peritonitis.
Bauchhernien XLIV. 511.
Bauchhöhle, Einheilung von Darminhalt XLVI. 35.
Befruchtung XLIV. 301.
Benzoesäure als Antisepticum XII. 341.
Benzoesaures Natron, Einwirkung auf Eiweissumsatz XIII. 134. 394.
Beri-Beri XIV. 341. 385. XLI. 401.
—, Aetiologie XV. 355. XVII. 159.
—, Bekämpfung derselben XLIX. 187.
—, Blutentziehung dabei XXIV. 382.
— der Hühner XLVIII. 523.
—, klinische Formen XLVI. 129.
—, multiple Neuritis dabei XL. 481.
—, pathologische Anatomie XI. 361.
—, zur Pathologie derselben XXIII. 280.
— in Kamerun XLVI. 486.
— in Siam XL. 327.
—, Stellung unter den Infectionskrankheiten XXXII. 50.
—, Verhalten der Nerven gegen elektrische Reize XXXV. 248.
Beule s. Aleppobeule.
— von Biskra XV. 264.
—, endemische L. 372.
Becken bei congenitaler Hüftgelenksluxation XL. 272.
Beginnender Plattenepithelkrebs XVII. 209.
— Krebs des Magens XVII. 216.
Bernsteinsäure, Vorkommen der Bildung derselben XXXVII. 539.
Bibel, der Arzt darin XXXVIII. 261.
Bildungs-Anomalien der Nieren XXXVII. 227.
Bilharzia s. Distomum.
Bilirubin-Ausscheidungen bei Neugebornen XIV. 394.
Bindegewebe s. elastische Fasern.
—, Bedeutung für die Carcinomentwickelung XXXVIII. 482.
—, eitrige Entzündung XVIII. 73.
—, fibrinoide Entartung derselben XXXV. 394. XLIV. 201.
—, Herkunft bei der chronischen Pneumonie XXXVI. 311.
—, Hyperplasien in den Nerven XXIX. 170.

Bindegewebe, Neubildung in der Arterienintima IV. 209. 401. V. 1. 197. VI. 421.
—, Substitution des marantischen Thrombus IX. 288.
Biologische Interferenz XLIV. 301.
Blase s. Gallenblase, Harnblase.
Blasenstein XLI. 268. 269.
Blasenzellen im Centralnervensystem XXXIII. 481.
— der Herzganglien XXXII. 1.
— in Nerven XLIII. 133.
— in entzündeten Nerven XLI. 283.
— in den Nerven nach Extirpation der Schilddrüse XXVIII. 290. 318. 369.
— in den Nerven der Hunde XXXV. 326. XXXVI. 69.
Blastomyceten, Beziehung zu Tumoren L. 247.
Blattern s. Variola.
— in Vera Cruz II. 467.
Bleilähmung XX. 217. XXV. 25.
Bleivergiftung, chronische XXXIV. 541.
Blut s. Aderlass, Anämie, Blutkörperchen, Blutplättchen, Capillarinjection, Chlorose, Circulationserkrankungen, Erythrocyten, Erythroblasten, Fieber, Hämatoidin, Hämaturie, Häminprobe, Hämoglobinurie, Hämosiderin, Hyperämie, Infarkt, Infusion, Kreislauf, Leukämie, Leukocyten, melanämisches Pigment, Oxyhämoglobin, Ptomainämie, Thrombose, Transfusion, Wasserentziehung.
—, Alkali-Gehalt XVI. 337.
—, chemische Reaction desselben II. 218.
—, Chlor- u. Phosphorgehalt der Krebskranken XXXIX. 385.
—, unter dem Einfluss von Dinitrobenzol XXVI. 240.
—, fötales im Moment der Geburt VI. 1.
Blut, eines Foetus von leukämischer Mutter XXXVII. 1.
—, des Frosches, Verhalten seiner körperlichen Bestandtheile bei der Gerinnung XLVIII. 470.
—, Gehalt an Chlor und Phosphor XLVI. 424.
—, Gehalt an Körperchen XVIII. 148.
—, specifischen Gewichts, Bestimmung des XXXIII. 339. XLI. 395. XLVI. 453. 462.
—, — in den Tropen XXVI. 109.
—, Influenzabacillen darin XXXI. 401.
—, bei Kohlenoxydvergiftung XXXVI. 535.
—, Milchsäure darin XIII. 356.
—, Morphologie desselben XLV. 369.
—, Ptomaine darin bei Hautverbrennung XXXI. 436.
—, Reaction desselben XLIV. 127.
—, Tuberkelbacillen darin II. 397.
—, bei Tuberculin XLIV. Suppl. 123.
—, bei Verbrennung XIX. 488. XXV. 364.
—, Vermehrung der Chloride bei Anämie XLV. 458.
—, Wirkung des Schlangengiftes XXII. 201.
Blut-Alkalescenz, Einfluss auf den Harn XXV. 566.
—, —, Aenderung durch Muskelarbeit XXX. 332.
Blutbahn, Schicksal der Fremdkörper darin IV. 514.
Blutbildung s. Hämatologische Studien.
—, bei perniciöser Anämie XXI. 176.
Blutcirculation, s. Nonnengeräusch.
—, Einfluss auf das Gewebswachsthum VIII. 1.
Blutdichte, beeinflusst durch Veränderungen der Haut und externe Medicamente XXX. 145.

Blutdruck bei Eklampsie XXIV. 176.
—, Einfluss auf Transsudate XI. 219. 608.
—, Einfluss durch Raumbeschränkungen in der Pleurahöhle V. 215.
—, bei Einwirkung von Alkaloiden XLII. 360.
—, Einwirkung durch den Barometerstand XLIII. 399.
Blutdruck-Aenderungen, Einfluss auf die Harnabsonderung XIV. 1.
— bei Pneumothorax L. 583.
Bluteiweiss-Veränderung durch Salze XLII. 155, durch mechanische Mittel XLII. 161.
Blutentziehung bei Beri-Beri XXIV. 382.
Blutfarbstoff s. Hämoglobin, Knochenmarkzellen.
—, Beziehung zur Hämochromatose XXXVI. 482.
—, Beziehung zum Pigmente in Melanosarcomen VI. 515.
—, Conservirung desselben XLVII. 389.
—, im Harn III. 516.
—, Uebergang in die Galle bei Vergiftungen XVII. 415.
—, Veränderung durch Schwefelkohlenstoff XLV. 188.
—, Zerstörung durch Tuberculose XXVIII. 43.
Blutgefässe in den Herzklappen bei Endocarditis IX. 465.
— bei Hydronaphthylamin XV. 14.
—, Neubildung im perilymphatischen Raum des Labyrinths XXIV. 558.
Blutgehalt der Lunge bei Pneumothorax L. 151.
Blutgerinnung s. Gerinnung.
— und Blutplättchen I. 201.
Blutkörperchen, kernhaltige, im Knochenmark V. 136.
—, Methoden ihrer Untersuchung XIII. 410.
Blutkörperchen, rothe, s. Erythrocyten.
—, —, XLV. 1.
—, —, Bildung derselben XLIII. 419.
—, —, Farbenreaction XLIV. 289.
—, —, Regeneration XLI. 252.
—, Veränderungen durch Flüssigkeiten XLI. 230.
—, weisse, s. Leukocyten.
—, — XLI. 238.
—, —, Regeneration XLI. 252.
—, Zahl derselben XLIV. 127.
Blutkrankheiten XXXIII. 339.
Blutkreislauf, Einfluss von Störung desselben auf die Netzhautcirculation II. 184. 221.
Blut-Parasiten XX. 541. XXI. 359.
Blutplättchen XLV. 1.
—, constante Bestandtheile des normalen Blutes XVI. 28.
—, Entstehung derselben XLVIII. 470.
—, Entstehung aus Leukocyten XLI. 238.
— bei der Blutgerinnung des Kaltblüters VIII. 359.
—, bei der extravasculären Gerinnung L. 444.
—, Präexistenz im normalen Blute XVII. 545.
— in Thromben beim Menschen XXX. 93.
— Thromben durch Erfrieren XVI. 64.
—, Betheiligung bei der Thrombose XXXIII. 1.
—, Beziehung zur Thrombose III. 39. V. 331. 456. 461. 464.
— und Blutgerinnung I. 201.
Blutprobe bei Kohlenoxydvergiftung XIV. 53.
Blutreaction durch Darstellung des Hämochromogens XLVIII. 234.
Blutscheiben s. Blutplättchen.

Blutserum s. Serum.
—, Einwirkung auf rothe Blutkörperchen XLI. 230.
Blutungen in die Bursa omentalis XXIV. 238.
— im Gehirn, Altersbestimmungen XXX. 29.
— im Kleinhirn XIV. 173.
— im Pankreasystem XXXVII. 348.
—, durch Pestbacillen erzeugt L. 343.
Blut-Untersuchung bei Anämie vor und nach Arsenikbehandlung XXXV. 369.
—, forensische IV. 394.
— bei Pest XLIX. Suppl.
— in den Tropen XXVI. 113. XXVIII. 160. XXX. 196. XXXII. 314. XXXIX. 97. XLIII. 448.
Blut-Veränderung bei Anämie XLIV. 127.
—, Gerinnung durch Fermente XXI. 1. XXII. 375.
— bei Lymphosarcomatose XLIV. Suppl. 1.
— bei Syphilis XL. 91. XLVIII. 533.
— bei Typhus abdominalis XXVI. 187.
Blutzellen, Regeneration XLI. 252.
Böttcher'sche Krystalle XLV. 316. 644. XLVI. 362.
Borsäure als Antisepticum XII. 341.
Bothriocephalus latus XLI. 204.
Branchiogene Missbildungen XX. 385. XXI. 55. 247.
— — der Tonsillen XLI. 435.
— Tumoren XII. 70. XV. 52.
Brech-Centrum XL. 158.
—, Wirkung einiger Mittel darauf XXIII. 44.
Brenzkatechin im Kaninchenharn bei Lyssa XXVIII. 181.
— in den Nebennieren und seine Beziehung zum M. Addisonii XLVI. 365.
Bromkalium, Einwirkung auf die Magenverdauung II. 360.
Bronchialasthma, Athmen dabei XXXVII. 178.
Bronchus, Decubitalgeschwüre durch Aneurysmen XXXIII. 51.
Bronchien, Geschwülste derselben XXIX. 413.
—, Knochenbildung XVI. 329.
Bronchitis, Stoffwechsel dabei XLIII. 1.
—, putride XLI. 28.
Bronzehaut, s. Addison'sche Krankheit, Morbus Addisonii.
Brown-Sequard'sche Lähmung XXII. 496.
Bruch s. Hernie, Bauchhernie.
Bruchwasser, Bakterien desselben XX. 7.
Brücke s. Pons.
Brücken-Colobom der Iris XXIII. 371.
Brustdrüse s. Mamma, Milchdrüse, Thymus.
— (Milchdrüse), Inactivitätsatrophie XI. 318.
—, knorpel- und knochenhaltiger Tumor derselben XLVIII. 449.
Brustkasten, halbseitige Schrumpfung IX. 121.
Brustmuskel-Defect, angeborner XLVI. 163.
Brustseuche der Pferde, Ursache derselben VII. 356. 434.
Bubonenpest s. Pest.
Bürstensaum der Harnkanälchen IX. 193.
Bulbäre Symptome bei Encephalasthenie XL. 158.
Bulbärparalyse, chronische, ohne anatomischen Befund VIII. 522.
— bei spinaler Muskelatrophie XV. 197.
Bursa omentalis, Blutungen hinein XXIV. 238.
Bursa pharyngea s. Nasenrachenraum.

C.

Cachexia strumipriva XIV. 442.
Cadaverin, Bedeutung für die Entstehung der Eiterung X. 1.
Cadaveröse Veränderung der Altmann'schen Granula XXVIII. 485.
Cadaverstellung des Stimmbandes XXVI. 271.
Calomel, Einwirkung auf die Magenverdauung II. 360.
—, Wirkung im Körper VIII. 423.
Canalis umbilicalis, Beziehung zu Nabelbrüchen VII. 160.
Cancroid s. Plattenepithelkrebs.
—, Eleidin darin XXVII. 178. XXVIII. 368. 542.
— der Haut bei einem 6monatlichen Kinde XLV. 176.
— des Mastdarms XL. 524.
Capillar-Angiom s. Angiom.
Capillar-Blutungen im Peritonäum XXIV. 253.
Capillarembolie und Geschwulst-Metastase XVII. 1.
Capillarinjection bei Entzündung XXI. 273.
Carbolsäure als Antisepticum XII. 341.
Cárceag der Schafe XXXIX. 1. 382.
Carcinom s. Cancroid, Epithelialkrebs.
— in einem Adenomyoma uteri L. 555.
—, Alkalescenz des Blutes XVI. 337.
—, Beziehung zu einer Protozoengeschwulst des Frosches XLVII. 536. L. 432.
—, Blutveränderungen XLIV. 127.
—, primäres in einer tuberculösen Caverne XLIX. 329.
—, Coccidien darin XXXI. 121.
—, cylindrocellulare der Gallengänge XLVII. 137.
— in Dermoidcysten XLII. 389.
—, Diagnose und Prognose XI. 1.
Carcinom des Ductus thoracicus XXXIV. 118. XXXV. 357. XLV. 581.
—, Entstehung der kleinzelligen Infiltration XXIX. 77.
—, primäres der Gallenblase, Aetiologie XXXII. 353.
—, der Gallenblase XLIV. 86. XLVII. 141.
— gelatinosum XXIX. 450.
— der Harnblase XLVII. 119.
—, Heilung desselben XLVI. 209. XLIX. 236.
—, Histogenese XVII. 209. XXXV. 433. XXXVIII. 482. XLI. 485.
—, — und Wachsthum XLI. 153.
—, des Ileum mit Tuberculose XI. 280.
— des Larynx, Exstirpation XXII. 284.
— der Leber XLVIII. 43. XLIX. 194.
— der Lunge, Histogenese XXXIV. 287.
— — mit Metastase in ein Uterusmyom XXIX. 61.
—, primäres der Lunge XLV. 191.
— der Lunge XLII. 91. 93.
— des Magens XLIII. 477.
— verschiedener Organe, Einwirkung auf die Magenfunction XLVIII. 243.
— mammae mit Corpora amylacea VI. 575.
—, asymmetrische Mitose XIX. 299.
—, Mitosen darin III. 275.
—, multiple primäre XLV. 422.
— der Nebenniere VIII. 446.
— — ohne Addison XXV. 35
— der Niere XXXIII 405. XLII. 164. XLV. 113.
— des Oberkiefers XLII. 503.
— des Oesophagus mit Perforation der Aorta XVII. 221. XXVI. 407.
— oesophagi mit Uebergreifen auf's Herz XVIII. 69.

Carcinom, Beziehung zur Pachydermie XXI. 378.
— penis XLIX. 307.
— der Prostata XXXV. 224.
— des Rectum mit Metastasen in den Oberschenkel XLVII. 129.
— bei Sanduhrmagen XXXIV. 181.
— der Schilddrüse XLVIII. 43. XLIX. 194.
— der Speicheldrüsen L. 73.
—, Stroma desselben XXXIII. 147. XXXVII. 568.
— und Tuberculose XXXIX. 35. XLVIII. 435.
—, Verwechselung mit Tuberculose III. 264.
— des Uterus, Verbreitung desselben XL. 80.
— bei Uterusmissbildung VIII. 124.
— ventriculi, Salzsäurereaction XLVIII. 1.
—, Zelleinschlüsse dabei XXVI. 533.
—, Zelldegeneration L. 247.
Carcinomatöse Degeneration einer Dermoidcyste XLVII. 99.
Carcinom-Einschlüsse XXVII. 175. 188. XXX. 463.
Carcinom-Entwickelung in Lymphdrüsen XIX. 261.
Carcinom-Kranke, Stoffwechsel derselben XXXIX. 385.
Carcinom-Statistik XI. 280.
Carcinom-Stroma, kleinzellige Infiltration XXXVII. 568.
Catarrhus gastricus XLVIII. 243.
Caulerpa prolifera XLI. 209.
Caustica, Einfluss auf die Entzündung VIII. 67.
Caverne der Lunge mit primärem Carcinom XLIX. 329.
Cavernitis chronica XVIII. 161.
Cebocephalus IV. 156. XII. 535.
Cellularpathologie, Grundlage der modernen Medicin L. 4.
—, Stand derselben XXVI. 1.
Centrale (os) carpi radiale sive proprium II. 529.
— — ulnare VII. 492.
Centralfäden in den Curschmann'schen Spiralen XXXVI. 336.
Centralnervensystem s. Fingercontractur, Gehirn, Golgi'sche Färbung, Rückenmark.
— bei Beri-Beri XI. 361.
— bei Cholera asiatica XXXVI. 42.
—, erbliche Erkrankungen desselben XXVI. 59.
—, Heterotopie der grauen Substanz X. 85.
— bei Hundswnth XXII. 29.
— bei Kachexia thyreopriva XXXIII. 481.
—, Missbildungen aus sehr früher Entwickelungszeit XLVII. 149.
— bei Paranoia XXXVIII. 443.
—, Veränderungen und Altersbestimmungen der Blutungen in demselben XXX. 29.
—, Wirkung des Hydroxylamins XIII. 1.
Cerebrale Hyperthermie XXIII. 118. 388.
— Pseudobulbärparalyse XXIV. 334.
Cerebralparalyse, spastische im Kindesalter II. 26.
Cervix uteri, traubiges Sarcom XXVII. 305.
Cestoden im Muskel des Kalbes XIX. 106.
Charcot'sche Krystalle im Hoden XLV. 316. 644. XLVI. 362.
— bei Leukämie XVI. 324.
Cheiloschisis s. Lippenspalte.
Chemie s. Adenin, Harn, Pigmente, Vergiftung.
Chemotaktische Wirkung der Fermente XXXI. 5.
Chemotaxis XLVII. 293.
— durch Bakterienextracte XXVIII. 98.

Chenopodium murale als Nahrungsmittel XXX. 529.
Cheyne-Stokes'sches Athmen XXXVII. 178.
Chiasma nervorum opticorum, Gummi desselben IV. 306.
Chinin, Einwirkung auf Eiweissumsatz XIII. 134. 394.
—, — auf die Harnsecretion VII. 201.
— als Protoplasmagift XXV. 196.
—, Wirkung bei gesunden Menschen IX. 21.
Chinolin, pharmakologische Wirkung XXII. 116.
Chirurgische Studien in Africa XV. 255.
Chloralamid, Beziehung zur Melliturie XXXVI. 368.
Chloralhydrat, Einwirkung auf die Magenverdauung II. 360.
—, — auf die Temperatur VI. 80.
—, Wirkung auf Eiweiss XX. 121.
Chlorausscheidung durch den Harn in den Tropen XV. 550.
Chlorgehalt des Blutes XLVI. 424.
— — bei Krebskranken XXXIX. 385.
Chloride im Blut Anämischer XLV. 458.
Chlorkalium, Einwirkung auf die Magenverdauung II. 360.
Chlorkalk als Antisepticum XII. 341.
Chlornatrium, Einwirkung auf die Magenverdauung II. 360.
—, Gehalt in Transsudaten XI. 219. 608.
Chloroform, Acetonurie dadurch XL. 1.
—, Einfluss auf die Pepsinverdauung XXX. 497. XXXIV. 519.
—, Einwirkung auf die fermentativen Prozesse in den Organen XXXVI. 444.
—, Wirkung auf Eiweiss XX. 121.
—, tödtliche Nachwirkung XVIII. 250. XXXVIII. Suppl. 193.
Chloroform, Nachwirkung beim Menschen XXVII. 381. XXIX. 254.
Chloroformnarkose, Alkalescenz des Blutes XVI. 337.
Chloroformtod XV. 1. 339.
Chlorose XLIV. 127.
—, Alkalescenz des Blutes XVI. 337.
— Einwirkung auf die Magenfunction XLVIII. 243.
—, Wirkung des Eisens XVI. 337.
Chlorsaure Salze, Thrombose dadurch XVII. 288.
—, Vergiftung damit XXIII. 567.
Chlorzink als Antisepticum XII. 341.
— und Entzündung VIII. 67.
Choledochus, Adenom XLI. 221.
—, Myoadenom XLI. 223.
Cholelithiasis, Beziehung zum primären Carcinom der Gallenblase XXXII. 353.
—, Therapie derselben I. 430.
Cholera und Arsenvergiftung I. 1.
— asiatica XLIV. Suppl. 40.
— —, Centralnervensystem dabei XXXVI. 42.
— in Kamerun XXXIX. 539.
— in Siam XL. 327.
—, Bacillen XLVI. 65.
—, Farbstoffe X. 614.
— -roth, Zustandekommen desselben X. 322. 373. 614.
—, Stoffwechsel dabei XLIII. 1.
Cholestearin in der Synovia XXXI. 304.
—, Pfropf in der Nase XXXII. 377.
Cholesteatom, Histogenese XXII. 389.
— der Pia XLII. 429.
—, meningeales XLIX. 95.
Chondrom der Bronchien XXIX. 413.
Chondromyosarcom der Niere IV. 118.
Chorda tympani, Geschmacksfasern darin XVII. 52. XIX. 185.
Chorea progressiva hereditaria XI. 513. XXXIX. 303.

Chorea hereditaria der Erwachsenen VIII. 267.
Chorioides, Melanosarcom derselben XXXVIII. 111.
Chorion, Betheiligung an der Bildung der Serotina und Reflexa XXIV. 522.
— bei Graviditas extrauterina XXVII. 397.
Chromatin, Auflösung bei der Nekrose XXXVIII. Suppl. 1.
— bei Coagulationsnekrose XX. 367.
—, bei pathologischen Mitosen XXIII. 356.
—, als Maassstab für die Entwickelungsstufe des Kerns III. 275.
— bei der Mitose XXIV. 488.
— in den Riesenzellen des Knochenmarks VI. 354.
— -Gehalt in Mitosen XXX. 512.
— -Körner, als Zelleinschlüsse XXVI. 533.
— in Schilddrüsenzellen bei Kretinen XLVII. 53.
—, Veränderung bei Nephritis XXXVII. 405.
Chromogene der Nebennieren I. 542.
Chylangioma cavernosum XXV. 488.
Chylöser Ascites s. Ascites chylosus.
— XXIII. 183.
Chylurie VI. 126. XI. 341.
Chylus-Fistel beim Menschen XXIII. 230. 484.
Chymosin, Wirkung auf die Temperatur XXI. 1. XXII. 375.
Circulation s. Adstringentien, Blutdruck, Blutdruckänderungen, Capillarinjection, Congestion, Embolie, Infarkt, Lungengefässe, Nonnengeräusch, Puls, Transfusion.
—, Einwirkung auf die Arteriosklerose IV. 209. 401. V. 1. 197. VI. 421.
— bei Eucain XLV. 78.
— im Gehirn XIX. 93. XXI. 432. XXIII. 27. 629. XXV. 92.
Circulation, Regulirung im Gehirn XXII. 146.
— bei Kohlenoxydvergiftung XXXVI. 535.
— in der Schädel - Rückgrathöhle XXVIII. 182.
— im kindlichen Schädel XXV. 98.
— bei Verbrennung XXV. 364.
— bei Wasserentziehung XXXIX. 155.
Circulations - Erkrankungen, Einwirkung auf die Pulsgeschwindigkeit II. 565.
Cirrhose s. Lebercirrhose.
— parasitaria XX. 197.
Coagulation s. Thrombose.
Coagulations-Nekrose III. 39. XIV. 186. XVI. 64. XXIII. 350. XLIV. 201. Suppl. 72.
— in weissen Infarkten der Placenta VI. 342.
— und Kernschwund XX. 367.
— bei Magendiphtherie XIII. 333.
— bei Nephritis XXXVII. 405.
— bei Perichondritis XX. 497.
— bei Thrombosen XXXVIII. 221.
Cocain XLV. 78.
—, Einfluss auf die Temperatur VI. 80.
Coccidien s. Protozoen.
— in den Darmepithelien XV. 176.
— in Carcinom XXXI. 121.
— oviforme in der Kaninchenleber XIII. 209. XXXII. 36.
Coccus-Sepsis III. 310.
Coffein s. Kaffein.
—, Einwirkung auf die Harnsecretion VII. 291.
Colibacillen bei Lungengangrän XLI. 28.
Collagene Substanz, Entstehung L. 197.
Collateralkreislauf, Entstehung desselben XLVII 256. 444.
Colloid s. Gallertiges Gewebe.

Colloid, Beziehung zum Hyalin XXX. 377.
— der Kröpfe XLIII. 509. XLIV. Suppl. 224. 281.
— bei Kretinen XLVII. 53.
— in der Struma des Menschen und Hundes XXXVI. 170.
Colloidbildung in der Hypophysis XXIX. 310.
Colloidkrebs s. Gallertkrebs.
Colloidsecretion in primärem Leberkrebs XLVIII. 43. XLIX. 194.
Collum uteri s. Cervix.
Colobom der Iris XXIII. 371.
Colon s. Bakterien, Dickdarmruptur.
Combinirte Erkrankungen der Rückenmarksstränge XXVII. 18.
Communicationsröhren zur Auscultation XL. 165.
Compensatorische Hypertrophie der Geschlechtsdrüsen XX. 247.
— — der Lunge XXVIII. 527.
— — der Nebennieren XVIII. 569.
— — der Niere XLVII. 119. 569.
Compression des Rückenmarks XXII. 56.
Compressions-Myelitis XLIX. 526.
Concremente s. Cholelithiasis.
—, Härte derselben XXXI. 184.
Condyloma acuminatum, hyaline Degeneration L. 247.
— penis et scroti XLIX. 307.
Congenitales Epitheliom aus dem Schmelzorgan entstanden XXXVI. 328.
Congenitale Luxation s. Luxatio.
— —, Verhalten der Gelenke dabei XL. 272.
Congenitaler Mangel s. Missbildungen.
— — des Penis XXI. 604.
Congestion bei der Entzündung XXVI. 81.
—, locale beim Wachsthum I. 389.
Conglutination der Blutplättchen V. 331. 456. 461. 464.
Conglutinationsthromben XXXII. 427.
Congress, internationaler medicinischer (Berlin) XX. 1. XXI. 188. 191.
—, — in Moskau XLVIII. 206.
—, internationaler für Psychologie XLII. 563.
— für innere Medicin XLIII. 418.
Conservirung, farbige, anatomischer Präparate XLVIII. 206.
Conservirungsmethoden, Einfluss auf die Grösse der Zellen XXXIII. 79.
Continuität des Lebens L. 4.
Contracturen, periodische XXI. 483.
Contraction des Protoplasma XLI. 216.
Contusio medullae spinalis XXII. 326. 470.
Cornea s. Hornhaut.
—, Pigmentbildung darin I. 193.
Corneaäste des Trigeminus, reflectorische Wirkung auf die Athmung XIII. 222.
Coronararterien, Thrombose XXIX. 186.
Corpora amylacea, Entstehung XXIX. 513.
— — in einem Brustkrebs VI. 575.
— — in einem Knochensarkom XL. 249.
— libera der Tunica vaginalis XL. 449.
Corpus cavernosum, Entzündung desselben XVIII. 161.
Corpus luteum, Bildung desselben XXXIV. 438.
Corpus striatum, Function desselben VI. 258.
Corpuscula oryzoidea s. Reiskörper.
Corpusculum articulare mobile X. 549.
Cotarnin XLII. 360.
Coxitis, chemische Untersuchung der Flüssigkeit XXXI. 304.

Creolin, Giftigkeit und Einwirkung auf den Stoffwechsel XX. 131.
Creosot bei putrider Bronchitis XLI. 28.
Cretinen, anatomische Untersuchungen XLIX. 155.
Cretinismus, Verhalten der Schilddrüse und der Hypophysis XLVII. 53.
—, Nervenveränderung XLI. 238.
Cricothyreoideus, Innervation XXX. 316.
Croton-Entzündung, Immunität danach XXVII. 467.
Crotonöl und Entzündung VIII. 67.
Croup des Kehlkopfes, papillärer nach Masern XXV. 198.
Cruralarterie, pathologische Bedeutung der Geräusche XI. 497.
Cryptorchismus mit sarcomatöser Degeneration XXVI. 420.
Curare, degenerative Einwirkung auf die Nervenendigungen V. 129.
—, Einwirkung auf Transsudate XI. 219. 608.
—, Einfluss auf die Temperatur VI. 80.
Curschmann'sche Spiralen XXXVI. 363.
Curvator coccygis accessorius IX. 1.
Cyanquecksilber, Wirkung bei Diphtherie VIII. 423.
Cylinderepitheliom der Schweissdrüsen XX. 561.
Cylinderzellenkrebs des Ductus hepaticus und des Ductus cysticus XLVII. 137.
Cylindrom, Beziehung zum Carcinom XI. 280.
—, Nomenclatur XXII. 373.
—, der Submaxillargegend XXI. 465.
— der Speicheldrüsen L. 73.
Cystadenom s. Cystoadenom.
— der Gallenblase mit Durchbruch in's Gefässystem XXIII. 473.
Cystadenom in der Harnblase XIII. 468.
— der Leber XV. 155.
—, papilläres der Kaninchenleber XIII. 209.
— der Talgdrüsen XIII. 531.
Cyste s. Dermoidcyste, Epithelcyste, Epithelialgeschwülste der Kieferknochen, Flimmercyste, Galactocele, Kystome, Lymphcyste, Teratom.
— in der Bauchhöhle eines Neugebornen XI. 567.
—, branchiogene XII. 70. XV. 52.
—, epitheliale im Gehirn VIII. 351.
— am Halse XX. 385. XXI. 55. 247.
— der Kieferhöhlenschleimhaut XXIX. 214.
— in der Leber des Neugebornen XXX. 488.
— des Ligamentum rotundum XXI. 458.
— der Nieren XI. 549.
— in Oesophagus, Pleura, Leber XLIII. 170.
— in Ohrpolypen XXXIII. 387.
— der Ovarien, seltene, mit zahlreichen Eiern IV. 489.
— im Pankreas XX. 230. XXXVII. 348.
— der Pleura XLIII. 416.
— im Unterkiefer XXIV. 137.
— der Vagina VII. 528. XIV. 407. XVII. 171.
— in der Wand der weiblichen Harnröhre VI. 65.
— Beziehung zu Resten des Wolff'schen, bezw. Gartner'schen Ganges XIV. 416.
— der Zungenbeingegend III. 131. 215.
Cystenniere IV. 15.
—, congenitale XLII. 46.
Cystitis s. Harnblasenentzündung.
—, Aetiologie XXIX. 173. XXXIV. 209.

Cystitis granulosa XVI. 516.
Cystische Degeneration des Gehirns XLVI. 369.
Cystosarcom der Mamma XIII. 535.
— der Lunge mit Dermoidcyste XXXIII. 66.

D.

Darm s. Arteria mesaraica, Dickdarmruptur, Dünndarm, Duodenum, Dysenterie, Flexura sigmoides, Hernie, Ileum, Mastdarmgeschwür, Peristaltik, Rectum, Verdauung, Wurmfortsatz.
—, Atresie IV. 15.
— bei Beri-Beri XI. 361.
— bei Coccidienerkrankung der Kaninchen XXXII. 36.
—, Einfluss des Chinins IX. 21.
—, — der Elektricität IX. 278.
—, elektrische Reizung XIX. 168.
—, Heilung von Wunden IX. 507.
—, Zahl der Follikel und Peyer'schen Haufen I. 135.
—, Wirkung von Opium und Morphium XXIII. 593.
—, Einwirkung des Pestbacillus auf denselben L. 343.
— -Affectionen bei Nephritis und Urämie XXXIV. 380.
— -Bewegung bei herabgesetzter Körpertemperatur XVI. 49.
— -Divertikel XLIV. 400.
— —, erworbene XXXVIII. 347.
— —, falsche XLV. 172.
— -Epithel im Magen XLIII. 477.
— -Geschwülste mit Invagination I. 484.
— -Geschwüre XVII. 347.
— — bei acuter Leukämie XXXVII. 1.
— -Infarkt durch Embolie der Art. mesaraica superior XVI. 353. XVII. 206.
— -Inhalt, Einheilung in die Bauchhöhle XLVI. 35.
Darm-Musculatur, Pigmentablagerung darin XXXVI. 482.
Darm-Myome IV. 1.
Darm-Peristaltik, Entstehung XVIII. 19. XXII. 1.
Darm-Polypen XLIII. 187.
Darm-Ruptur, intrauterine XI. 567.
Darm-Spalte, Beziehung zur Spina bifida V. 296.
Darm-Syphilis XLI. 514.
Darm-Tuberculose, Beziehung zur Zahl der Darmfollikel II. 411.
Darmwand bei Trichinosis XLI. 42.
Darwin'sche Lehre III. 1. 205. 413.
Decidua bei Graviditas extrauterina XXVII. 397.
—, Verhalten beim weissen Infarkt der Placenta VI. 342.
— uterina bei ektopischer Schwangerschaft XXXIII. 207.
Decubitalgeschwüre in Trachea und Bronchus durch Aneurysmen XXXIII. 51.
Defect s. Missbildungen.
— des 5. Fingers, congenitaler XXI. 336.
— der Nieren, congenitaler XIV. 236.
— im Stirnbein XXII. 531.
Degeneration, absteigende bei Nervendurchschneidung XXXVII. 389.
—, aufsteigende der sensiblen Lumbalnervenwurzeln im Rückenmark eines Paralytikers XXXI. 573.
—, — im Rückenmark XXIV. 149.
— im verlängerten Mark und Rückenmark VIII. 331.
— bei Rückenmarkserschütterung XXII. 326. 470.
—, neuroparalytische des Herzens L. 161.
—, secundäre XXII. 125.
Dekahydrochinolin, pharmakologische Wirkung XXII. 116.
Delavau, Saint Vertunien I. 44.

Delirium tremens, Veränderung der Grosshirnrinde VI. 579.
Dementia paralytica XLVI. 369.
Derencephalus V. 373.
Dermatitis bullosa maligna XLIX. 574.
Dermatomyome der Nase XX. 321.
Dermoidcyste s. Ovarialgeschwulst.
— des Ovariums mit augenähnlicher Bildung VII. 515. VIII. 216.
—, carcinomatöse Degeneration XLII. 389.
— des Ovariums mit carcinomatöser Degeneration XLVII. 99.
— mit malignem Cystosarcom der Lunge XXXIII. 66.
— mit Zähnen, des Ovarium XV. 493.
Dermoidcystom, multiloculäres mit Nervensubstanz IV. 492.
Dermoide der Pia XLIX. 95.
Descendenz und Pathologie III. 1. 205. 413.
Desinfection s. Antiseptica, Intrauterininjectionen, Jodoform.
— durch Temperaturerhöhung II. 81.
— der Wohnungen VII. 459.
Diabetes, Alkalescenz des Blutes XVI. 337.
—, Bindegewebe im Pankreas XLIII. 111.
—, Glykogen im Harn XIII. 391.
—, Harnuntersuchung VII. 99.
—, Hautnekrosen und Schleimhautulcerationen dabei XIV. 202.
— mellitus, Einwirkung auf die Function des Magens XLVIII. 243.
— —, zur Pathologie desselben IV. 91.
—, Mykosen dabei XXXVII. 486.
—, Neuritis dabei XXVII. 1.
— -Nieren mit van Gieson'scher Färbung XXXVIII. 554.
—, Verhalten der Nieren XIV. 400. XLVIII. 355.
— mit Pankreasveränderungen XLVIII. 43. XLIX. 194.
Diagnose und Prognose des Carcinoms XI. 1.
Diapedese s. Entzündung, Leukocyten.
Diaphragma s. Zwerchfell.
Diastase, Wirkung auf die Temperatur XXI. 1. XXII. 375.
Diastatische Fermente, unter der Einwirkung von Kohlensäure XXXIV. 475.
— Wirkung des Speichels XXV. 146. 340.
Dickdarmruptur, spontane bei Neugebornen XI. 461.
Diffusion, Bildung der Transsudate XXXV. 514.
— von Giften an der Leiche XXXVI. 127.
Digitalis, Einwirkung auf die Harnsecretion VII. 291.
Dilatations-Aneurysmen XI. 76. XIII. 505.
Dinitrobenzol, Giftwirkung desselben XXVI. 240.
Diplokokken in den Nasenhöhlen XLIII. 42.
Diphtherie s. Tracheotomie.
— XLV. 279. XLVI. 193.
—, Behandlung mit Cyanquecksilber VIII. 423.
—, Beziehung der Löffler'schen Bacillen dazu XXXIX. 353.
—, Einwirkung auf's Herz XXI. 235.
—, Lähmungen danach XV. 534.
— des Magens XIII. 333.
—, Veränderung des Herzmuskels dabei XLVI. 115.
—, Verbreitung in Kamerun XXXIX. 539.
—, — in den Tropen XLVI. 99.
—, — in Vera Cruz II. 467.
— -Bacillen, Beziehung zur experimentellen Diphtherie XIX. 460.
— — in den Nasenhöhlen XLIII. 42.
— -Serum, Einwirkung auf die ge-

sunde und kranke Niere XLVI. 331.
Diphtherische Nekrose XLIV. 201.
— Nervendegeneration XXIV. 546.
Diplococcus pneumoniae XX. 94.
Diprosopus XLIV. 511.
Dissociation der Leberläppchen XLVIII. 424.
Distoma campanulatum in der Leber XX. 197.
— -Eier im Gehirn bei Epilepsie XIX. 447.
— haematobium in Aegypten XIII. 361.
— lanceolatum der Leber XXX. 493.
— in den Lungen XXVII. 446.
— hepaticum XVI. 310.
Distomeen im Froschmagen L. 432.
Diuretica, Wirkung derselben VII. 291.
Divertikel, angeborne des Herzens XXXVII. 318.
—, branchiogene XX. 385. XXI. 55. 247.
— des Darms XLIV. 400. XLV. 172.
—, erworbene am Darm XXXVIII. 347.
— der Flexura sigmoides VI. 555.
— des Magens durch Gallenblasenverlagerung XXXIII. 201.
—, Meckel'sches, Perforation XXVI. 485.
— des Oesophagus XLI. 115.
— im Pharynx und Nasenrachenraum XVII. 108.
Doppelbildungen, Entstehung XXXVIII. 161.
—, partielle des embryonalen Rückenmarks XLVII. 149.
Drastica s. Mittelsalze.
Drepanidium im Blut XX. 541.
Drüsen im Gehirn VIII. 351.
— der Stimmbänder XVII. 531. XIX. 326.
— der Vagina XVII. 171.
Drüsentuberculose VIII. 221.
Drüsenzellen, Regeneration X. 155.
Ductus cysticus, Carcinom XLVII. 137.
— hepaticus, Carcinom XLVII. 137.
— thoracicus, Carcinom XXXIV. 118. XXXV. 357. XLV. 581.
Dünndarm s. Darm.
—, Verschluss durch Magenerweiterung XV. 326.
Duodenum, angeborne Enge XXXIII. 198.
Dupuytren'sche Fingercontractur II. 220.
Durand'sches Mittel gegen Gallensteine I. 430.
Dyscrasie, Beziehung zur Ernährung der Zelle XLVI. 453.
Dysenterie in Aegypten, Aetiologie V. 521. XIII. 361.
—, Beziehung zu Beri-Beri XLI. 401.
—, — zu Leberabscessen XVIII. 97.
— in Kamerun XXXIX. 539. XLVI. 486.
— bei Nephritis und Urämie XXXIV. 380.
— in Siam XL. 327.
Dyspepsia nervosa XLVIII. 243.
— —, Salzsäuresecretion dabei XXX. 1.
Dyspnoe s. Pneumothorax.
Dystopie der Nieren XLVI. 414.

E.

Eau de Javelle als Antisepticum XII. 341.
Echinococcus, multiloculärer XIX. 108.
—, — des Gehirns XLI. 178.
— -Blasen, Transplantation von Menschen auf Kaninchen XVIII. 552.
Ectopie der Eingeweide XLIV. 511.
— ventriculi am Nabel XI. 475.
Eczeme, Einfluss auf die Blut- und Serum-Dichte XXX. 145.

Eierstock s. Ovarium.
Eihäute s. Decidua.
—, Entwickelung derselben XXXIII. 207.
—, Glykogen darin XX. 28.
— bei Graviditas abdominalis VII. 72.
Einklemmung, innere durch Axendrehung eines Sanduhrmagens XI. 387.
Eisen, Wirkung bei Chlorose XVI. 337.
— -Gehalt der Organe bei Diabetes IV. 91.
— -Präparate, Einwirkung auf die Magenverdauung II. 360.
— -Reaction der Pigmente XV. 397.
Eiter, keimfreier XXI. 44.
— -Kokken bei subcutaner Injection VIII. 67.
Eiterung, bakterienfreie XIX. 342.
— durch todte Bakterien XXVIII. 98.
— durch Cadaverin erzeugt X. 1.
— und Entzündung, Ursache derselben VIII. 67.
—, Nekrobiose der Erythrocyten IX. 205.
— bei Peritonitis XVII. 469.
—, zur Theorie derselben XVI. 116.
Eiterzellen, Herkunft derselben XVIII. 73.
Eitrige Schmelzung der Gewebe XVIII. 89.
Eiweiss, Giftigkeit XXIV. 409.
— im normalen Harn IV. 497.
—, Pepsinverdauung L. 260.
—, Wirkung des Recorcins darauf XIX. 191.
—, Bindung von Schwefel XXXVIII. 560. 562.
Eiweissarme Nahrung XIV. 301.
Eiweissart, eigenthümliche im Harn VIII. 322.
— in der Synovia XXXI. 304.
Eiweissbedarf zur Ernährung XXXII. 91.
—, experimentell XVI. 370.
Eiweissbestimmung im Harn XV. 128.
Eiweissgehalt der Milch XXXIV. 501.
— von Transsudaten XI. 219. 608.
Eiweiss-Stoffwechsel bei erhöhter Muskelthätigkeit XXI. 501.
Eiweissumsatz, Einfluss der Antipyretica XIII. 134. 394.
Eiweissverdauung, beeinflusst durch Arzneimittel II. 360.
— bei Saccharin XX. 325.
Eiweisszerfall durch Narcotica XX. 121.
—, Einfluss auf die Ausscheidung des neutralen Schwefels XXXVI. 195.
— unter dem Einfluss von Sulfonal XXV. 182.
—, bakterieller XLVI. 53.
Eklampsie XXIII. 628. XXIV. 176. XXVII. 33. XXIX. 40. XXXI. 547. XXXVII. 264. XXXIX. 25. XLI. 208. 271. XLII. 1. 531. XLV. 415.
—, Bakteriologisches XXIII. 376.
—, Beziehung zur Zellembolie der Lungen XXXIV. 11.
Ektopische Schwangerschaft s. Graviditas.
— — XXVII. 397.
Elasticität gesunder und kranker Arterien XVI. 1.
Elasticitätsstörungen der Gefässe III. 461.
Elastische Fasern XV. 338.
— —, Bildung und Rückbildung XXXVII. 25.
— — der Gefässe XLII. 218.
— — der Haut, Altersveränderungen XXV. 239.
— — bei Lebercirrhose XL. 192.
— — und Riesenzellen XV. 264.
Elektrolyse s. Elektricität.
— zur Darstellung von Krystallen aus den Geweben XL. 197.

Eleidin bei Cancroiden XXVII. 178. XXVIII. 368. 542.
Elektricität, Einfluss auf den Darm IX. 278.
—, Einwirkung auf thierische Gewebe XXXVIII. 371.
Elephantiasis congentia hereditaria XXV. 189.
— cruris XXXVII. 197.
— syphilitica der Lippen XXXI. 568.
Embolie s. Capillarembolie, Fremdkörper, Zellembolien.
—, als Ursache eines Aneurysmas XXXIV. 189.
— der Art. mesaraica superior X. 434. XVI. 353. XVII. 206.
— der Arteria poplitea XLIX. 427.
— der Gehirngefässe XXI. 432. XXXV. 112.
— der Milzarterie XVIII. 69.
— von Leberzellen in der Lunge XXI. 154.
— von Leprabacillen in die Hautgefässe XXXII. 229.
—, Schicksale der Leukocyten dabei XXXIII. 1.
—, paradoxe, Bedeutung für die Geschwulstmetastase XV. 71.
— von riesenkernhaltigen Zellen XXXIV. 11.
—, rückläufige XXIV. 385. XXV. 205. 495.
Embryo, Entwickelungsmechanik XIV. 113. 246.
Embryonaler Charakter der Zelle III. 275.
Emigration der Leukocyten XIII. 95.
Emphysem der Lunge, Entstehung IV. 353.
—, Einfluss auf das Athmen XXXVII. 178.
Emphysem-Blasen, Platzen derselben XXIII. 197. XXIV. 265.
Empyem durch Einschnitt geheilt IV. 391.
Empyem der Nebenhöhlen der Nase XLIII. 42.
Emulsion, Wirkung auf die Temperatur XXI. 1. XXII. 375.
Encephalasthenie, bulbäre Symptome dabei XL. 158.
Encephalocele s. Hirnhernie.
Encephalomalacie, latente XXXIV. 71.
Enchondrom, Glykogen darin XX. 28.
—, multiples XVIII. 1. 4. XX. 194.
— des Oberkiefers XLII. 503.
Endoaortitis syphilitica XXIX. 186.
Endoarteriitis s. Arteriosklerose.
—, Beziehung zur Aneurysmabildung XXI. 104.
— compensatoria XII. 10.
— deformans XI. 76.
— —, Zustandekommen derselben IV. 209. 401. V. 1. 197. VI. 421.
Endocarditis s. Herzaneurysma.
— XLIV. 201.
—, Aetiologie III. 301. VIII. 286.
—, experimentelle III. 333.
—, Herzganglien dabei XXXII. 1.
— bei Phlegmone XXII. 357.
—, mykotische III. 310.
— ulcerosa pulmonalis XIX. 271.
— valvularis XXXIX. 59.
— —, Blutgefässentwickelung IX. 465.
Endometrium, Riesenzellen-Sarcom desselben XXIV. 507.
Endophlebitis, compensatorische VIII. 239.
—, Ursache der marantischen Thromben IX. 288.
Endothel, secretorische Thätigkeit XL. 503.
—, Betheiligung an der Organisation des Thrombus IX. 288.
— -Zellen in Hygromen XXI. 305.
Endothelien der Lymphbahnen, als Matrix für Geschwülste XVI. 85.

Endothelien, Verhalten bei der venösen Hyperämie der Milz XII. 208.
—, Umwandlung in Riesenzellen XLIV. 289.
— in Tuberkeln XLIII. 574.
Endotheliom s. Perlgeschwulst.
—, Hautwarzen XLII. 407.
— intravasculares hyalogenes der Submaxillargegend XXI. 456.
— der Niere XLIII. 302. 306.
— des Oberkiefers XLII. 503.
— der Pia XLIX. 95.
— des Skelets XLI. 128.
— der Speicheldrüsen L. 73.
Enkatarrhaphie von Epithel VII. 417.
Entozoen s. Amoeben, Amoebo-Sporidien, Blutparasiten, Bothriocephalus, Cestoden, Coccidien, Distoma, Echinococcus, Filarien, Karyophagus, Miescher'sche Schläuche, Mikrosporidien, Molluscumkörperchen, Myxosporidien, Parasiten, Parasiteneier, Pentastomen, Plasmodien, Protozoen, Pseudotumoren, Sarcosporidien, Taenia botrioplitis, Trichinosis, Zelleinschlüsse, zooparasitäre Tuberculose.
— in Kamerun XXXIX. 539.
Entwickelungshemmung der Bakterien XLII. 248.
Entwickelungsmechanik der Doppelbildungen XXXVIII. 161.
— des Embryo XIV. 113. 246.
Entzündung s. Blasenzellen, Bronchitis, Cavernitis, Catarrhus, collagene Substanz, Coxitis, Cystitis, Eiterung, Endoarteriitis, Endocarditis, Endophlebitis, Exsudat, fibrinoide Degeneration, Gastritis, Gastroenteritis, Geschwüre, Glomeruli, Granulationen, Hepatitis, Keratitis, Laryngitis, Meningitis, Myocarditis, Nebenniere, Nephritis, Neuritis, Oesophagitis, Osteitis, Pericarditis, Peritonitis, Perityphlitis, Placenta, Pleuritis, Pneumonie, Polyneuritis, Reiskörperbildung, Salpingitis, Schlummerzellen, Stomatitis, trübe Schwellung.
— der Bauchhöhle bei Kothaustritt XLVI. 35.
— im Bindegewebe XXVII. 96.
— durch chemische Reize XLI. 526.
— durch Crotonöl, Immunität danach XXVII. 467.
—, Diapedese der Leukocyten IV. 242.
—, Einfluss auf das Gewebswachsthum VIII. 1.
—, — auf Milzbrandbacillen VI. 22.
—, eitrige, des Fett- und Drüsengewebes XVIII. 73.
— und Eiterung, Ursache derselben VIII. 67.
— des subcutanen Fettgewebes XXXVI. 159.
—, fibrinöse XLV. 279. XLVI. 193.
—, folliculäre der Harnwege XVI. 516.
—, Gefässneubildung dabei XXXII. 446.
—, die Rolle der Gefässe und des Parenchyms bei derselben XLIX. 381.
—, wo steckt das erste Glied derselben? XXXI. 379.
—, Heilwirkung derselben XXXIII. 376.
— der Hornhaut XLIV. 1.
—, parenchymatöse, des Herzmuskels bei Diphtherie XLVI. 115. XLVII. 217.
—, keimfreie XXI. 44.
—, zur Lehre derselben L. 391.
— der Magenschleimhaut XLIII. 477.
—, neuroparalytische des Herzens L. 161.
— des Oesophagus durch Soor IX. 352.
—, plastische und Sarcom VII. 393.

Entzündung, Selbstheilung derselben XXVI. 81.
— der serösen Häute XXIX. 1.
— unter dem Einfluss verschiedener Temperaturen XXVII. 457.
—, verschiedene Formen XXI. 396.
Entzündungs-Heerd und -Hof XXI. 273.
Ependym-Tuberculose L. 305.
Epidermoid, carcinomatös entartetes XXI. 444.
Epidermoïdale Umwandlung der Schleimhaut XVIII. 391. XIX. 326. XX. 273.
Epiglottis bei Lepra XXIX. 110.
—, Verhalten beim Schlucken IV. 444.
Epilepsie mit Amaurose II. 522.
— und Atlasankylose XIX. 362.
—, Jackson'sche XIX. 447.
Epithel, formativer Einfluss auf Bindegewebe XLIX. 307.
— in Myomen XLII. 200.
—, Nerven darin IX. 424.
— des Oesophagus XXXIII. 250.
— der Vagina XVII. 171.
Epithelcyste, traumatische der Haut XLIV. 276.
Epicardiale Sehnenflecke XLVII. 207.
Epithelialgeschwülste, gutartige centrale der Kieferknochen XLVIII. 93.
Epithelialkrebs, Aetiologie XVII. 37.
Epithelien, Betheiligung bei der Pneumonie XVII. 452.
—, — bei der Tuberkelbildung XLIII. 574.
Epithelioma papillare an der mittleren Nasenmuschel XXXII. 371.
— der Oberlippe, hyaline Degeneration L. 247.
—, congenitales an einem Zahnkeim XXXVI. 328.
Epithellager unter der Schleimhaut der Harnblase XIII. 468.
Epithelschläuche bei chronischer Gastritis XLIII. 477.
Epithelzellen der Lunge beim Emphysem IV. 353.
Erbliche Uebertragung parasitärer Organismen V. 192.
Erblichkeit s. Ataxie, Chorea, Lipome, Muskelatrophie, Nervensystem, Stoffwechsel, Syphilis.
— XLIV. 301.
— der Chorea progressiva XXXIX. 303.
— der Elephantiasis congenita XXV. 189.
— der Erkrankungen des Centralnervensystems XXVI. 59.
— der Exostosen IV. 145.
— der Lepra XIV. 560. XX. 476.
— des Lipoms XXIV. 175.
— des Milzbrands IX. 86.
— pathologischer Zustände III. 1. 205. 413.
— der multiplen Sklerose XLVI. 173.
— der Skoliose XIII. 10.
— der Struma XXXVI. 170.
— der Tuberculose III. 522.
— des Vorhautmangels bei den Juden XVI. 539.
Erfrieren, hyaline Veränderung der Haut XVI. 64.
Ernährung s. Nahrung, Stoffwechsel.
— bei Abdominaltyphus XXXI. 327.
—, ausreichende, aber eiweissarme XXXII. 91.
—, Beziehung zur Ammoniak-Ausscheidung XLIII. 1.
— des Menschen XIV. 301.
—, vergleichende Untersuchungen XVI. 370.
Erosionen, hämorrhagische im Magen XXIV. 373.
—, —, Beziehung zum Magengeschwür XXVII. 85.

Erysipel, Gasabscesse danach XXXIX. 233. XLIII. 701.
—, primäres des Larynx XXXIII. 176. XXXIX. 117.
Erysipelkokken, Heilwirkung auf Milzbrand VIII. 494.
—, Einwirkung der Zellen darauf VII. 209.
Erythroblasten s. Knochenmarkzellen.
—, Entkernung XLIII. 419.
—, Entwickelung und Ausbildung XLV. 587.
Erythrocyten s. Blut, Blutkörperchen.
—, Austritt in die Milzpulpa XII. 208.
—, Bestimmung ihrer Zahl XXXIII. 339.
—, Bildung bei perniciöser Anämie XXI. 176.
—, Diosmose derselben XL. 503.
—, Entwickelung im Knochenmark XIX. 385.
—, Formen bei der extravasculären Gerinnung L. 444.
— -Gehalt des Blutes XVIII. 148.
—, kernhaltige im Blut XXXIX. 185.
— im Knochenmark XL. 411.
—, morphologische Veränderungen XXXI. 497.
—, Pigmentmetamorphose derselben XXVI. 160.
—, Beziehung zur Thrombose III. 39. V. 331. 456. 461. 464.
—, Umwandlung in Leukocyten IX. 205.
—, Veränderungen durch Gifte XXII. 112.
Erythrophlaein XI. 575.
Essigsäure als Antisepticum XII. 341.
État criblé bei Dementia paralytica XLVI. 369.
Eucain XLV. 78.
Eucain B. XLIX. 217.
Exantheme, acute in Aegypten XIII. 361.
Exostose, Erblichkeit derselben IV. 145.
Expansionswachsthum der Knochen I. 572.
Exploratorische Untersuchung eines Geschwulsttheils XI. 1.
Exspirationsdruck XXXII. 326.
Exsudate, Chemie derselben XXXI. 274.
—, pleuritische, Beweglichkeit XVI. 457.
— in Tuberkeln XXXIX. 319.
Extractivstoffe der Milch XXXIV. 501.
Extrauterinschwangerschaft s. Graviditas.
— VII. 72. XXIII. 103. XXVII. 397.
—, Deciduaentwickelung dabei XXXIII. 207.

F.

Fadenpilze s. Favus.
—, Mycosis mucorina II. 543.
— Soor des Oesophagus IX. 352.
—, Soor, Favus, Herpes tonsurans III. 393.
Facialis-Lähmung bei Herpes zoster XXXIX. 505.
Färbemethode mit Orcein V. 169.
Färbung, Einfluss derselben auf die Form der Leukocyten XLIX. 22.
Fäulniss, Bildung von Bernsteinsäure XXXVII. 539.
Familiäre Erkrankungen s. Erblichkeit.
Farbenanalytische Untersuchungen der Harnsedimente bei Nephritis XXXI. 385.
Farbenconservirung an Sammlungspräparaten XLVII. 389.
Farbstoff des Harns s. Pigment.
— —, ein neuer pathologischer VI. 418. L. 586.

Fascia lata, Myxosarcom XIV. 375.
— umbilicalis, Beziehung zu Nabelbrüchen VII. 160.
Fasciculus solitarius XXXI. 78.
Fasern s. elastische Fasern.
Faserverlauf im Rückenmark XXI. 199.
Favuspilz III. 393.
Febris recurrens s. Aegypten.
— — XIII. 421.
Federn, Regeneration derselben bei den Vögeln I. 389.
Ferment, s. Labgerinnung, Speichel, Thyroproteid.
—, Stärke umwandelndes im Harn VII. 186.
—, diastatisches, unter der Einwirkung von Kohlensäure XXXIV. 475.
—, hydrolytisches XXI. 1. XXII. 375.
—, zur Oxydation in den Geweben XLVII. 1.
—, pyretische und chemotaktische Wirkung XXXI. 5.
—, ungeformtes, Wirkung XXI. 182.
Fermentative Prozesse in den Organen XXXVI. 444. XLIV. 373.
Ferrum sesquichloratum als Antisepticum XII. 341.
Fett s. chylöser Ascites.
—, intermediärer Kreislauf durch die Leber XXIII. 17. 187.
— in den Nebennieren VIII. 446.
— in der Synovia XXXI. 304.
Fette, Bedeutung für die Magenverdauung I. 325.
—, Resorption nach Ausschluss der Galle XXII. 302.
—, Verdauung derselben IV. 271.
Fettbildung aus Kohlehydraten I. 91.
Fettgewebe, Entzündung und Atrophie XXXVI. 159.
—, eitrige Entzündung XVIII. 73.
Fettgewebe, Farbenreactionen XXV. 114.
—, specifisch färbbare Granula darin XXV. 114.
—, Beziehung zum Schleimgewebe XXIX. 450.
—, Schlummerzellen darin XXVIII. 58.
— -Nekrosen VI. 303. XXII. 252.
Fettige Degeneration des Herzmuskels XLVII. 202.
Fettinfiltration der Leber durch Chloroform XVIII. 250.
— der Nierenepithelien XLVIII. 355.
Fettleber bei Trichinosis XLI. 42.
Fettmetamorphose durch Chloroform XVIII. 250.
— der Leberzellen bei Arsenikvergiftung XXVII. 477.
— der Muskeln XXVIII. 445.
Fettresorption in der Gallenblase XXIV. 176.
Fibrin s. Blutgerinnung, Gerinnung, Thrombose.
— in Hygromen XXI. 305.
— im weissen Infarct der Placenta VI. 324. XX. 460.
— in Tuberkeln XXXIX. 319. XLIV. Suppl. 72.
Fibringehalt des fötalen Bluts VI. 1.
Fibringerinnung, Verhinderung durch eitrige Schmelzung XVIII. 89.
Fibrinöse Pneumonie, Histologie derselben XXXVI. 345.
Fibrinoide Degeneration XXI. 305. XLV. 279. XLVI. 193.
— des Bindegewebes XLIV. 201. XXXV. 394.
Fibroadenom des Pylorus XLI. 226.
Fibroblasten in Granulationen L. 197.
Fibroide Entartung des Pylorus XVIII. 187. 349.

Fibroma molluscum X. 602. XI. 60.
— der Haut VIII. 466. X. 29.
— mit Uebergang in Sarcom XIV. 29.
— der Highmoreshöhle XXIX. 214.
— des Nasenrachenraums XXVIII. 132.
—, Beziehungen zu Neurofibromen I. 263.
— der Niere XLIII. 278.
—, plexiformes der Mamma XXVII. 338.
Fibromyxom des Ovarium XXIX. 450.
Fibrosarcom des Oberkiefers XLII. 503.
Fieber s. Antipyrese, Gelbfieber, Pyrese, Rückfallfieber, Temperatur.
—, Alkalescenz des Blutes XVI. 337.
— durch Bakterienextracte XXVIII. 98.
— erzeugende Mittel XXXI. 3. 5.
—, Geschichtliches XXXVI. 399.
—, Heilwirkung desselben XXXI. 1. XLV. 49.
— durch Heuinfus XXXI. 3.
— bei Hydronaphthylamin XV. 14.
—, Wirkung auf das Magenepithel XLIII. 477.
— bei Pest XLIX. Suppl.
— unter dem Einfluss des Preyerschen Abkühlungsverfahren XV. 146.
— bei Pseudoleukämie und Sarcom XLIV. Suppl. 1.
— bei Rabies X. 562.
— bei Sarcom XXVI. 312.
—, Stickstoff-Ausscheidung XLIII. 1.
—, Stoffwechsel dabei XXVI. 218.
— -Temperatur der Tauben XIII. 272.
— -Wirkung hydrolytischer Fermente XXI. 1, XXII. 375.
Filarien bei Chylurie XI. 341.
Finger, überzählige XLII. 380.
Fingercontractur, Dupuytren'sche II. 220.
Fingernägel-Schmutz, Untersuchung auf Mikroorganismen XIII. 203.
Fischgifte XXII. 92.
Fissura thoracis lateralis XXI. 598. 600.
Fistula colli congenita XV. 547. XXXIII. 237.
Fixirung, Einfluss auf die Grösse der Zellen XXXIII. 79.
Flexura sigmoides, grosses Divertikel VI. 555.
Flimmerbewegung XLIX. 1. 377. 591.
Flimmercyste s. Cyste.
— des Mediastinum XIV. 557.
Flüssigkeitsstrom im Peritonäum XLII. 327.
Foetus s. Eihäute, Blut, Miliartuberculose, Milzbrand, Ovum.
Folliculäre Entzündung der Harnwege XVI. 516.
Follikel Graaf'che XXXIV. 438.
—, der Milz, progressive und regressive Metamorphose III. 15.
—, Zahl derselben im Darm und Beziehung zur Darmtuberculose II. 411.
Foramen rotundum ossis sphenoidis duplex XIII. 533.
Formaldehyd, Härtung für mikroskopische Präparate XLIV. 409.
—, Anwendung zur Farbenconservirung XLVII. 389.
— zur Conservirung XLVIII. 206.
Formalin s. Formaldehyd.
Formativer Einfluss des Epithels auf Bindegewebe XLIX. 307.
Formol s. Formaldehyd.
Forschung, methodische in der Medicin XX. 1.
Fortleben losgetrennter Gewebstheile XLIX. 1. 377. 591.

Fracturen der Knochen, Neubildung des Knochengewebes XLVII. 341.
Fragmentatio myocardii XXVIII. 185. XXXIII. 551. XXXIV. 1. XXXV. 79. XXXVIII. Suppl. 193.
Fremdkörper in der Blutbahn IV. 514.
— des Oesophagus mit Perforation der Aorta XXVI. 415.
—, Tuberculose, Riesenzellen XXXVIII. Suppl. 118.
Frenula labiorum lateralia XLVII. 562.
Frettchenseuche, Bacillen derselben XV. 282. XVI. 327.
Friedreich'sche Ataxie XXVI. 59.
Frosch s. Pseudotumoren.
Fruchtwasser, Einfluss auf congenitale Hüftverrenkung XLVIII. 500.
Fuchsinkörperchen, Russels XXXII. 427.
Fütterungstuberculose XIX. 127. XXXIV. 247.
Function der Krebszellen XLVIII. 43. XLIX. 194.
Furunkel, Histologie XXVII. 101.

G.

Gährung s. Fermente.
— durch Mikroorganismen XXXVII. 539.
Gährungsprobe zur quantitativen Darstellung des Zuckers II. 263.
Galactocele XLVII. 475.
Galeati'sche Drüsen, Mitosen in denselben X. 155.
Galle, Blutfarbstoff bei Vergiftungen darin XVII. 415.
—, Einfluss auf die Fettresorption XXII. 302.
—, Hämoglobingehalt XXI. 605.
—, Oxyhämoglobin darin XXIII. 33.
Gallenabsonderung, beeinflusst durch partielle Leberexcision XX. 485.
Gallenblase, primäres Carcinom, Aetiologie XXXII. 353.
—, Carcinom XLIV. 86. XLVII. 141.
—, Cystadenom XXIII. 473.
—, Resorption XXIV. 176.
Gallenblasen-Verlagerung, mit Divertikel des Magens XXXIII. 201.
Gallenkanälchen bei Lebercirrhose XV. 216.
Gallenfarbstoff, Bildung unter Einwirkung von Tuberculin XXVIII. 43.
Gallengänge bei Phosphor-Hepatitis X. 502.
—, Regeneration XXXVIII. Suppl. 81.
Gallensecretion im primären Leberkrebs XLVIII. 43. IX. 194.
Gallensteine s. Cholelithiasis.
— -Bildung, experimentelle XXXVI. 561.
—, Härte derselben XXXI. 184.
Gallerte s. Colloid, Hyalin, Keratohyalin.
Gallertige Gewebe, Histologie XXIX. 450.
Gallertkrebs der Leber XLIV. 86.
Galvanolyse s. Elektrolyse.
— abgestorbene Gewebe XXXVIII. 381.
— lebende Gewebe XXXVIII. 397.
Ganglien, multiple Fibrome XIV. 29.
Ganglienzellen bei Cholera asiatica XXXVI. 42.
— bei Chorea XXXIX. 303.
—, Degeneration IX. 459.
—, Verhalten gegen Härtungsmethoden VII. 1.
— bei Hundswuth XXII. 29.
—, motorische, Beziehung zu peripherischen Nerven XVI. 243.
— bei Paralysis agitans XXV. 287.

Ganglienzellen bei Phosphor und Arsenikvergiftung II. 286. 299.
—, Pigmentirung XV. 397.
— im Rückenmark XXI. 199.
— bei Rückenmarkserschütterung XXII. 326. 470.
—, sympatische in der Nebenniere XLVI. 365.
Gangrän der Milz durch Embolie XVIII. 69.
— mit Luftblasen XXV. 75.
— bei Schanker und Hospitalbrand XLV. 404.
Gas-Abscess, Analysen XXVIII. 205.
— der Haut XLIII. 701.
—, pseudomelanotischer XXXIX. 233.
Gasbildende Bakterien in der Leber XXXIII. 308.
Gascysten der Scheide XIV. 429.
Gasförmige Gifte, Wirkung derselben VI. 148.
Gas-Gangrän XXV. 75.
Gastralgia nervosa VIII. 243.
Gastrectasie s. Magenerweiterung.
— bei Pylorus-Hypertrophie XXXII. 290.
—, Salzsäurereaction XLVIII. 1.
Gastritis s. Entzündung der Magenschleimhaut.
— acuta emphysematosa XVIII. 526.
— catarrhalis chronica cystica proliferans XVI. 468.
— membranacea und diphtherica XIII. 333.
— der Phthisiker XVII. 316.
Gastroenteritis XLVIII. 243.
Gaumenspalte des Hasen XII. 507.
Gefässe s. Adstringentien, Aneurysma, Angiom, Aortenriss, Arterien, Arteriitis, Arteriosklerose, Blutgefässe, Capillarinjection, Coronararterien, Cruralarterie, Cystadenom, Embolie, Endoarteriitis, Endothel, Glomeruli, Hirngefässe, Infarkt, Intima, Lungenarterie, Lymphcysten, Lymphgefässe, Miliartuberculose, Netzhautcirculation, Phlebestasie, Phlebosklerose, Pulmonalarterie, Puls, Teleangiektasie, Thrombose, Varicen, Vasa vasorum, vasomotorisches Centrum, Vena, Vena azygos.
—, Defect derselben in der Lunge XXXIV. 11.
—, Elasticitätsstörungen III. 461.
—, Betheiligung an der Entzündung XXVI. 81.
—, die Rolle derselben bei der Entzündung XLIX. 381.
— des Gehirns bei Cholera asiatica XXXVI. 42.
— der Gehörzähne der Schnecke des Menschen IV. 109. VII. 542. VIII. 219.
—, grössere, Entstehung der Thromben in ihnen V. 331. 456. 461. 464.
— am Halse, Beziehung zur Fistula congenita XXXIII. 237.
— in den Herzklappen XLVII. 193.
—, Einfluss durch die Hirnrinde I. 276.
— bei Influenza XXXIX. 406.
— unter dem Einfluss von Kälte XVI. 64.
— bei Paranoia XXXVIII. 443.
— der Placenta XV. 505.
—, Rupturen der elastischen Innenhaut XLII. 218.
—, Beziehung zu Tuberkeln L. 305.
—, Vater-Pacini'sche Körperchen darin XVI. 542.
Gefäss-Injection, natürliche XXXV. 147.
Gefäss-Neubildung, entzündliche XXXII. 446.
Gefässsystem, Einfluss des Chinins IX. 21.
Gefässverbreitung am Darm XLIV. 400.

Gefässwand bei Emigration von Leukocyten XIII. 95.
Gehirn s. Acusticus, Adductoren-Contractur, Anencephalie, Apoplexie, Bubonenpest, Bulbärparalyse, Centralnervensystem, cerebrale Hyperthermie, cerebrale Pseudobulbärparalyse, Chiasma, Cholesteatom, Corpus striatum, Cretinismus, Dementia paralytica, Dermoide, Encephalasthenie, Ependym-Tuberkel, Epilepsie, Ganglienzellen, Geistesstörungen, Gewebs-Transposition, Golgi-Präparate, Grosshirnrinde, Hemiplegie, Heterotopie, Hirnarterien-Aneurysmen, Hirnatrophie, Hirngefässe, Hirnhernien, Hirn-Lipome, Hirnquetschung, Hirnrinde, Hirnsand, Hirnsklerose, Hydrenencephalocele, Hypophysis, Kleinhirn, Localisation, Medullarplatte, Meningitis, Mikrocephalie, Nervensystem, Nervus acusticus, Papillom, paralytische Anfälle, Pia mater, Pons-Tumor, Porencephalie, Psammom, Psychose, Sehhügel, Seitenventrikel, Thalamus opticus, Vaguskern.
—, angeborene Missbildung XLV. 481.
—, Bakterien und Toxine darin L. 33.
— bei Cholera asiatica XLIV. Suppl. 40.
— bei Chorea XXXIX. 303.
—, Circulation darin XXIII. 27.
—, Corpora amylacea desselben XXIX. 513.
—, Echinococcus XLI. 178.
—, Einfluss auf den Muskeltonus I. 22.
— bei Influenza XXXIX. 406.
—, Mastzellen darin XXII. 378.
— bei Recurrens XIII. 421.
—, Regulirung der Blutbewegung XXII. 146.
Gehirn, Syphilis der Arterien XI. 251.
—, Windungen des menschlichen VI. 390. VIII. 398. XIII. 118.
— -Blutung, Mechanik XXI. 432.
— -Circulation XIX. 93. XXIII. 629. XXV. 92.
— -Embolie XXXV. 112.
— -Erkrankungen, Einfluss auf den Magen XVIII. 367.
— -Erscheinungen bei Petroleumvergiftung XII. 35.
— -Erweichung nach Kohlendunstvergiftung XII. 26.
— -Gefässe, hyaline Thromben darin XXX. 217.
— -Geschwülste, secundäre Degeneration XXII. 125.
— -Häute, Entzündung XXIX. 1.
— -Heerde, latente XXXIV. 71.
Gehirnsarcom, Kernveränderung darin XLIX. 197. 590.
Gehör s. Ohr.
Gehörzähne der Schnecke des Menschen IV. 109. VII. 542. VIII. 219.
Geisteskrankheiten, Schädelcapacität und Hirnatrophie dabei XXIV. 297. XXVIII. 224.
Geistesstörungen, Veränderungen des Herzens dabei XXXVI. 217.
Gelbfieber an der Ostküste von Mexico XII. 449.
Gelbsucht s. Icterus.
Gelenke s. Arthropathie, Synovia.
— bei andauernder Immobilisirung V. 466.
— bei congenitaler Luxation XL. 272.
—, Reiskörperbildung XIV. 186.
Gelenkknorpel, verschiedenes Verhalten in absolutem Alkohol II. 258.
Gelenkrheumatismus in Kamerun XXXIX. 539.

Genitalien s. Hermaphroditismus, Hoden, Ovarien, Pseudohermaphroditismus, Samenblase, Tuben, Uterus, Vagina.
—, Defect VIII. 146.
—, Missbildung IX. 545.
Generatio aequivoca s. Urzeugung.
Geographie s. Aegypten, Kamerun, makrobiotische Studien, Siam, Tropenhygieine.
Geräusche am Herzen, Entstehung derselben XL. 385.
Gerichtliche Medicin s. Blut.
Gerinnung s. Blut, Fibrin, Thrombose.
— des Blutes beim Frosch XLVIII. 470.
—, extravasculäre L. 444.
—, Veränderung durch Fermente XXI. 1. XXII. 375.
Gerocontin-Krystalle in den Nieren alter Hunde XLVI. 267.
Geschichte s. anatomisches Gedicht, Arzt, Bibel, Pfeilgift, Talmud.
— des Fiebers XXXVI. 399.
— der Medicin s. Delavau, Hermaphroditismus, Nekrolog, Struma, uχdu.
— — IV. 552. XVI. 191. XXIV. 115. 268. 455. XLI. 462.
— der experimentellen Medicin XXXII. 217. XXXIII. 17. XXXV. 359.
— der Lepra XLIV. Suppl. 201.
— der Gesundheitspflege in Frankfurt a./M. XVII. 199. 606. XIX. 177.
Geschlechtsdrüsen der Cretinen XLIX. 155.
—, Tuberkelbacillen darin XLII. 101.
Geschlechtsorgane, Defectbildung XLI. 309.
Geschmack, Innervation XX. 193.
Geschmacksempfindung im Kehlkopf XXIII. 389.
Geschmacksnerven, Verlauf XVII. 52. XIX. 185.
Geschmacks-Störungen bei Lähmung des 3. Trigeminusastes XXX. 528.
Geschwür s. Ulcus.
— im Magendarmtractus XVII. 347.
— der Mundschleimhaut XLVII. 562.
—, neurotisches V. 243.
—, perforirendes der Nasenscheidewand XX. 497.
— in Trachea und Bronchus durch Aneurysmen XXXIII. 51.
— im Verdauungskanal bei acuter Leukämie XXX. 365. XXXVII. 1.
Geschwülste s. Acne-Keloid, Adenocarcinom, Adenom, Adenomyom, Adenosarcom, Aleppo-Beule, Alveolarsarcom, Amyloidtumoren, Angiom, Angiosarcom, Atherom, beginnender Plattenepithelkrebs, beginnender Krebs des Magens, branchiogene Missbildungen, branchiogene Tumoren, Cancroid, Carcinom, Cholesteatom, Chondromyosarcom, Chylangioma, Condylom, Cylinderepitheliom, Cylindrom, Cystadenom, Cysten, Cystoadenoma papilliferum, Cystosarcom, Darmgeschwülste, Darmpolypen, Dermatomyome, Dermoidcyste, Dermoidcystom, Enchondrom, Endothelioma, Epidermoid, Epithelialkrebs, Epitheliom, Epithelioma papillare, Fibroadenom, Fibroma molluscum, Fibrome, Fibromyxom, Fibrosarcom, Flimmercyste, Gallertkrebs, Geschwulstmetastase, Geschwulsttheorie, Gliom, Granulationsgeschwülste, Hautwarze, Hefepilze, Hirn-Lipome, Hydrops, Hygroma, Hypernephrome, Hypertrophie, Hypophysis-Tumoren, intracanaliculäres Fibrom, Kiefercysten, Knochentumoren, Kystom, Leberkrebs, Leiomyoma, Leukämie, Lipom,

Lipomyom, Lungengeschwülste, Lymphangioma tuberosum, Lymphangiosarcom, Lymphcyste, Lymphome, Lymphoma malignum, Lymphosarcom, Melanosarcom, Mesenterialsarcom, Mischgeschwülste, pathologische Mitosen, Mycosis fungoides, Myelom, Myoadenom, Myocarcinom, Myoma striocellulare, Myome, Myosarcoma striocellulare, Myxofibrom, Myxogliom, Myxolipom, Myxosarcom, Neurofibrom, Naevi, Naevocarcinom, Neurom, Oberkiefer, Oesophagus-Krebs, Osteochondrom, Osteom, Perितheliom, Pigmentbildung, Placenta, Polycystom, Polypen, Psammom, Pseudotumoren, Ranken-Neurom, retrograder Transport, Rhabdomyom, Rhabdomyosarcom, Riesenzellensarcom, Sacralgeschwülste, Sarcom, Serotinom, Steisstumoren, Struma, Teratom, Verruca, Xanthoma, Zahncyste, Zahnkeime, Zottenpolypen.
—, Aetiologie XLII. 193.
—, branchiogene XXI. 55.
—, celluläre Vorgänge XXX. 512.
—, Einwirkung auf quergestreifte Musculatur X. 443.
—, Erblichkeit derselben IV. 145.
— des Gehirns, secundäre Degeneration XXII. 125.
—, Glykogen darin XX. 28.
—, gutartige der Highmoreshöhle XXIX. 214.
—, Hyalin darin XXX. 377.
— der unteren Luftwege XXIX. 413.
—, Mitosen darin VI. 568.
—, hyperplastische der Nebennieren XXXIII. 389. 405.
— der Nieren XLV. 113.
— der Nieren aus aberrirten Nebennieren XXVI. 191.
— am Pylorus des Frosches, durch Parasiten erzeugt XLVII. 536. L. 432.
Geschwülste, Riesenzellen darin XXXVIII. Suppl. 118.
— der Sacrococcygealgegend IX. 9.
Geschwulstartige Missbildung des Rückenmarks XXX. 444.
Geschwulstlehre, Beiträge XXI. 444.
Geschwulst-Metastase durch Capillar-Embolie XVII. 1.
— durch paradoxe Embolie XV. 71.
— seltene XVII. 30.
Geschwulsttheorie XLI. 153. 485.
Geschwulst-Zellen, Anaplasie derselben XXIX. 436.
Gewebs-Transposition am Gehirn und Rückenmark V. 243.
Gewebs-Wachsthum bei Störungen der Blutcirculation VIII. 1.
— bei Störungen der Innervation XIII. 272.
Gewicht von Menschen und Thieren XXIII. 188.
Gicht, Einwirkung des Piperacins XXXVII. 51.
—, Harnsäureablagerungen XLVIII. 285.
Gichtische Tophi XXV. 207.
van Gieson'sche Färbung bei Diabetesnieren XXXVIII. 554.
Gifte s. Vergiftung.
—, Diffusion an der Leiche XXXVI. 127.
Giftwirkung gasförmiger Gifte VI. 148.
Gitterfiguren bei Knochenneubildung XXXI. 40.
—, v. Recklinghausen'sche in den Knochen XLVII. 341.
Glandula submaxillaris, congenitaler Mangel II. 9.
Gliom der Netzhaut XXIII. 429.
— in der Brücke XLVI. 509.
Gliose, centrale des Rückenmarks II. 435.

Glomeruli s. Malpighi'sche Körperchen.
—, entzündliche Veränderung X. 52. XII. 1.
—, hyaline Degeneration III. 244.
—, pathologische Anatomie derselben L. 52.
—, Tuberkelbacillen in den Schlingen II. 397.
—, Veränderung bei Nephritis XXXVII. 405.
Glomerulonephritis X. 52.
Glomerulus-Anomalien L. 426.
Glosso - labio - pharyngealparalyse, cerebrale XXIV. 334.
Glycerin, Einwirkung auf die Hornsecretion VII. 291.
—, Hämoglobinurie XVII. 413.
Glykogen im Harn des Diabetikers XIII. 391.
— in der Uterusmusculatur XLI. 72.
— in Geschwülsten XLV. 113.
— — und in Eihäuten XX. 28.
— in Hypernephromen XXXV. 149. XLIV. 467.
— in Nierentumoren XLIII. 278.
—, quantitative Bestimmung in der Leber L. 185.
— in Rhabdomyomen XXX. 249.
— -Gehalt der Muskeln nach Tenotomie und Neurotomie XIII. 328.
Glykosurie s. Zucker.
Goldchlorid zur Darstellung der Nerven IX 424.
Golgi'sche Färbung, Fixirung derselben XXII. 387.
— —, Theorie derselben XXX. 233.
Gonococcus in der Blase XXXIV. 209.
Gonorrhoe der Harnblase XXVI. 456.
Graaf'sche Follikel, Metamorphosen XXXIV. 438.
Granula, Altmann'sche, bei der trüben Schwellung XXXV. 470.
Granula, Altmann'sche, cadaveröse Veränderung XXVIII. 485.
— der Knochenmarkzellen XLIV. 67.
— der Zellen bei Nephritis XXXVII. 405.
— in Leukocyten XLIX. 22.
— in den Zellen des Knochenmarks XL. 411.
—, specifisch färbbare im Fettgewebe XXV. 114.
Granulationen, Plasmazellen in denselben L. 197.
Granulationsgeschwülste der Nase, syphilitische XLVII. 23.
— mit Riesenzellen XXXVI. 245.
Granuloma fungoides XVI. 301.
Graviditas abdominalis, Eihäute dabei VII. 72.
— extrauterina XXIII. 103. XXVII. 397.
— —, Decidua-Entwickelung dabei XXXIII. 207.
Gravidität s. Fötus, Schwangerschaft.
—, Uterusschleimhaut dabei XLII. 474.
Graue Salbe, Einwirkung auf das Blut XXX. 145.
Griechenland s. Makrobiotische Beobachtungen.
Griechische Aerzte in arabischer Uebersetzung XXIV. 115. 268. 455.
Grippe s. Influenza.
Grosshirn s. Gehirn.
Grosshirnrinde, Einfluss auf die Gefässe I. 276.
—, pathologische Anatomie bei Delirium VI. 579.
Grundsubstanz des Hyalinknorpels XXXI. 234.
Gummi (Gummositas) s. Syphilis.
— der Brücke XXII. 139.
— des Chiasma N. opticorum IV. 306.
— der Hypophysis XLIII. 333.
— des Thalamus opticus VII. 191.

Gummöse Myo- und Endocarditis XIX. 271.
Gymnodonten s. Tetrodon.
Gynaecomastie I. 385.

H.

Haar-Ausfall, atrophischer XIV. 378. 548.
— nach Nervendurchtrennung VII. 119.
— und Nervenläsion XVI. 173. 333. 543. XVII. 208.
Haare, Pigmentirung derselben XXXV. 479.
— -Pigment XVIII. 197.
— Veränderung bei Alopecia areata IX. 493.
Haarschaft, Knotenbildung III. 437.
Haarzunge, schwarze XVIII. 46.
Haemamoeba malariae XXI. 359.
Hämatin s. Blutfarbstoff.
— XLII. 134.
Hämatoblasten im Knochenmark XXI. 176.
Hämatocyten XIX. 381.
Hämatoidin, Entstehung XI. 25.
Hämatologische Studien XLIII. 225.
Hämatom des Ohres I. 387.
Hämatoporphyrin XLII. 154.
— im Harn XLVIII. 238.
Hämatosalpinx VIII. 165.
Hämaturie s. Harn.
—, parasitäre der Schafe XXXIX. 1. 382.
Häminprobe XLII. 134.
— nach Heller III. 516.
Hämochromatose XXXIX. 459. XLII. 538.
— des Darms XXXVI. 482.
Hämochromogen XLII. 153.
—, Darstellung als Blutreaction XLVIII. 234.
Hämoglobin, eigenthümliche Evolutionsprodukte XIX. 381.
Hämoglobin, Beziehung zur Hämosiderie XV. 397.
—, — zur Melanose XLVII. 418.
— in Knochenmarkzellen XLIV. 67.
—, Uebergang in die Galle XXI. 605.
— -Austritt bei der Thrombose III. 39.
Hämoglobin - Gehalt des Blutes XXXIII. 339. XLIV. 127.
— des fötalen Blutes VI. 1.
— des Blutes in den Tropen XXVI. 113.
— bei Syphilis XL. 91. XLVIII. 533.
Hämoglobinurie durch Glycerin XVII. 413.
—, seuchenhafte des Rindes XV. 81.
Hämopericardium XLVI. 233.
Haemorrhagia cerebri XXV. 92.
Hämorrhagische Erosionen im Magen XXIV. 373.
— —, Beziehung zum Magengeschwür XXVII. 85.
— — des Magens bei Eklampsie XXIII. 628.
Hämorrhagischer Infarkt der Beckenorgane IV. 20.
Hämosiderin XV. 397.
—, Entstehung XI. 25.
— und Melanin XX. 204.
Hals, Knorpelgeschwulst XX. 194.
—, congenitale Knorpelreste daselbst VI. 206. XV. 47.
Halsfistel s. Kiemenfistel.
—, angeborne XXXIII. 237.
Hals-Schlundkopffistel XV. 547.
Halsspalte mit Zungenvorfall XXIII. 427.
Hand, Missbildung XXI. 336. XXVII. 181.
Harn s. Alcaptonurie, Chylurie, Hämaturie, Hämoglobinurie, Urobilin.
—, quantitative Bestimmung des Acetongehalts XL. 1.

Harn, Nachweis von Blut in demselben XLVIII, 234,
—, Blutfarbstoff darin III. 516.
—, Brenzkatechin darin XXVIII. 181.
—, Chlorausscheidung in den Tropen XV. 550.
—, Gehalt an Albumen bei Diphtherieserum-Injectionen XLVI. 331.
—, Eiweiss im normalen IV. 497.
—, eine eigenthümliche Eiweissart darin VIII. 322.
—, Eiweiss-Bestimmung XV. 128.
—, Stärke umwandelndes Ferment darin VII. 186.
—, Glykogen darin XIII. 391.
— im Hungerzustand XXXI. Suppl.
—, Indigoroth darin XXIII. 519.
—, ein noch unbekannter Körper darin VIII. 317.
— bei einseitiger Nierenexstirpation XLVI. 267.
—, Pentaglykosen darin XXIX. 401.
— bei Petroleumvergiftung XII. 35.
—, Ptyalin und Labferment darin IV. 42.
— bei Pyrodinvergiftung XVII. 417.
—, Salpetermenge bei Zufuhr von Kaliumnitrat V. 187.
—, Salpetersäure darin I. 175.
—, unterschweflige Säure darin XIX. 148.
—, Urobilin darin XXXII. 246.
—, Xanthinkörper darin XXV. 554.
—, quantitativer Nachweis von Zucker durch die Gährungsprobe II. 263.
—, Zucker und reducirende Substanzen darin V. 63.
Harn-Abfluss, Mechanik XXXIV. 33.
Harn-Absonderung unter dem Einfluss von Blutdruckänderungen XIV. 1.
— bei einer Reise um die Erde XXXIV. 365.
Harn-Analysen bei Anämie, Pneumonie und Typhus XLVI. 424.
Harn-Bakterien, Stoffwechselprodukte derselben XXXI. 210.
Harnblase, Beziehung zum Ureter und zum Nierenbecken XXXIV. 33.
— -Entzündung, gonorrhoische XXVI. 456.
—, Epithellager unter der Schleimhaut XIII. 468.
—, Missbildung XVIII. 414. XLV. 180.
—, Papillome und papilläre Krebse XXX. 463.
—, Plastik XXXII. 158.
—, Schleimhaut und Drüsen XXXVIII. 195.
—, Tumoren XIII. 468. XLVII. 119.
—, Verschluss, Mechanismus desselben L. 111.
—, Zottenpolypen XV. 320.
Harn-Cylinder s. Nephritis.
Harnentleerung, Mechanismus derselben L. 111.
Harnfarbstoff, ein neuer pathologischer VI. 418.
Harnkanälchen, Histologie der gewundenen IX. 193.
Harnleiter s. Ureter.
Harnröhre, weibliche, Cysten in derselben VI. 65.
—, Schleimhaut und Drüsen XXXVIII. 119. 195.
Harnsäure s. Gicht.
—, Ausscheidung durch die Nieren XLIII. 337.
— — unter dem Einfluss von Alkalien XVII. 570. XX. 384.
—, Bildung XXXII. 368.
—, quantitative Bestimmung XV. 550.
—, Vorkommen in verschiedenen Organen bei Leukämie IX. 390.

Harnsaure Diathese, Einfluss des Piperacins XXXVII. 51.
— Salze, künstliche Darstellung XXIII. 373.
Harnsedimente bei Nephritis, farbenanalytische Untersuchungen XXXI. 385.
Harnsteine, Härte derselben XXXI. 184.
Harnstoff, Einwirkung auf die Harnsecretion VII. 291.
—, Ausscheidung I. 91. XLIV. 563.
— — bei einseitiger Nierenexstirpation XLVI. 267.
— — bei Typhus XXXI. 327.
Harnuntersuchung auf Ammoniak XLIII. 1.
Harnwege, folliculäre Entzündung XVI. 516.
—, Schleimhaut derselben und Drüsen XXXVIII. 119. 195.
Hasenscharte XI. 125. XII. 507.
Haut s. Addison'sche Krankheit, Alopecia areata, Blutdichte, Dermatitis, Erysipel, Fibrome, Fibroma molluscum, Furunkel, Haarausfall, Herpes zoster, Hypertrichosis, Keratohyalin, Lepra, Lichen syphiliticus, Lupus, Lymphangioma tuberosum, Lymphgefässe, Molluscum contagiosum, Molluscumkörperchen, Papillarkörper, Schweissdrüsen, Talgdrüsen, Ulcus phagedaenicum, Urticaria, Vitiligo, Xanthelasma, Xanthoma.
—, Altersveränderungen der elastischen Fasern XXV. 239.
—, Cancroid bei einem Kinde XLV. 176.
—, Einfluss des Chinins IX. 21.
—, Dermatomyome XX. 321.
—, hyaline Veränderungen durch Erfrieren XVI. 64.
—, multiple Fibrome XIV. 29.
Haut, Heilung aseptischer Schnittwunden XXXIV. 401.
—, Leiomyom, congenitales XXV. 543.
— bei Lepra XXIX. 110.
— — und Tuberculose XXXII. 529.
—, multiple Myome XXI 88. 188.
—, Pigmentirung derselben XXXV. 479. XXXVI. 21.
—, Resorption von Petroleum XII. 35.
—, Unterschied zwischen Europäern und Malaien XVI. 540.
—, Dicke im Hungerzustand XXXI. Suppl.
—, Fett s. Lanolin.
Hautflecken, Beziehung zu Nervenerkrankung bei Lepra XXV. 126.
Hautgeschwülste XLVIII. 428.
Hautkrankheiten in Siam XL. 327.
Hautnekrosen, multiple bei Diabetes XIV. 202.
Haut-Pigment XVIII. 197.
Haut-Tuberculose, verrucöse, XIX. 524.
Haut-Verbrennung, als Ursache des Todes XIX. 488. XXXI. 436.
Hautwarzen, endotheliale XLII. 407.
Haya-Gift XI. 575.
Hefe, Einfluss der Hitze II. 81.
—, Gährung XLIV. 373.
— als Krankheitserreger XL. 23. XLIV. 360.
Heilmittel s. Therapie.
Heilung XLII. 248.
— von Wunden in Magen, Darm und Uterus IX. 507.
Heilwirkung des Fiebers XLV. 49.
Helminthologische Beiträge XIX. 106.
Hemianopsie, temporale durch Gehirnsyphilis XI. 251.
Hemichorea, Beziehung zu den Sehhügeln X. 322.
Hemicephalie mit Aplasie der Nebennieren III. 204.

Hemiembryo, künstliche Erzeugung XIV. 113. 246.
Hemiplegie, spastische XXXVII. 100.
— spastica infantilis II. 26.
Hepatitis interstitialis parasitaria XX. 197.
— durch Phosphor X. 502.
Heredität s. Vererbung.
Hermaphroditismus, Casuistik XIII. 229.
—, Historisches IV. 205.
— spurius completus femininus XLVI. 525.
— verus XXIX. 203.
Hernie s. Nabelbrüche.
—, eingeklemmte, Bakterien darin XX. 7.
— des Gehirns XX. 309.
—, incarcerirte, Beziehung zur Pneumonie XXIII. 335.
— mit einem Lipom als Inhalt II. 541.
— der Nabelschnur und des Bauches XLIV. 511.
Herpes tonsurans, Parasiten desselben III. 393.
— zoster, nervöse Störungen dabei XXXIX. 505.
Herz s. Aortenklappen, Endocarditis, Hydropericardium, Klappenfehler, Mitralinsufficienz, Myocarditis, Myomalacie, Pulmonalarterienklappen, Puls, Septumdefecte.
— Aneurysma des Septum membranaceum XVIII. 57.
— bei Beri-Beri XI. 361.
— nach Chloroform-Einwirkung XV. 1. 339. XVIII. 250. XXVII. 381. XXIX. 254.
—, angeborne Divertikel XXXVII. 318.
—, Entwickelungshemmung III. 503.
—, Entzündung, neuroparalytische L. 161.
Herz, Fettmetamorphose durch Chloroform XVIII. 250.
—, Fragmentation XXVIII. 185. XXXIII. 551. XXXIV. 1. XXXV. 79. XXXVIII. Suppl. 193.
—, freie Geschwulstmasse darin XX. 68.
—, Hypertrophie und Atrophie seiner Muskelfasern III. 88. s. Hypertrophie.
—, — und physiologisches Wachsthum XVI. 432.
— bei Influenza XXXIX. 406.
— bei Malaria II. 467.
—, primäre Neoplasmen desselben XXXII. 390.
—, Beiträge zur Pathologie desselben XLVII. 193.
—, Phlebektasie an der Pulmonalarterienklappe XV. 55.
—, — im rechten Vorhof XV. 55.
— bei Recurrens XIII. 421.
—, Sehnenfäden, anomale XLV. 649.
—, Varicenbildung im rechten Vorhof XXIV. 259. XXIX. 33.
—, Wirkung des Schlangengiftes XXII. 201.
Herzbefund bei Tachycardie XLIII. 648.
Herzbeutel s. Pericard.
—, Perforation eines Aneurysma dissecans in denselben XLVI. 233.
—, Teratom darin XXII. 381.
Herz-Centrum XL. 158.
Herz-Collaps bei Pleuritis XI. 486.
Herzfehler, angeborne XLVI. 540.
—, Gefässe bei denselben XLII. 218.
Herganglien bei Endocarditis XXXII. 1.
Herzgeräusche, Entstehung derselben XL. 385.
Herzgrenzen durch Thermopalpation XXXI. 468.

Herz-Hypertrophie, angeborne XXIII. 112.
— bei Beri-Beri XIV. 341. 385.
Herzklappen, Blutgefässe in denselben bei Endocarditis IX. 465. XLVII. 193.
—, normale und entzündete XXXIX. 59.
Herzklappenfehler, Beziehung zur Phthise XLIV. 159.
Herzkrankheiten, Einfluss auf den Magen XVIII. 365.
Herz-Lähmung, rapide XXIX. 186.
Herzmuskel, fettige Degeneration XLVII. 202.
— Veränderungen bei Diphtherie XXI. 235. XLVI. 115.
— Schwiele, Histologie XXVIII. 445.
— Fragmentation s. Herz.
Herztöne, Zahl der normalen XLI. 1.
Herz-Veränderungen durch Chloroform XV. 1. 339.
— bei chronischer Geistesstörung XXXVI. 217.
Heterologie des Krebses XI. 1.
Heterotopie des Krebses. XI. 1.
— der sensiblen Lumbalnervenwurzeln im Rückenmark eines Paralytikers XXXI. 573.
— im Rückenmark XLIII. 639.
— der grauen Substanz des Centralnervensystems X. 85.
Hetzerei, französische XXI. 188.
Highmoreshöhle, Entzündung XLIII. 42.
—, gutartige Geschwülste XXIX. 214.
Hippomelanin VII. 250.
Hirn s. Gehirn.
Hirnarterien-Aneurysmen XI. 405.
Hirnatrophie bei Geisteskranken XXIV. 297. XXVIII. 224.
Hirngefässe, hyaline Degeneration XII. 552.
Hirnheerde, latente XXXIV. 71.
Hirnhernie, basale, in der Gegend der Lamina cribrosa XX. 309.
Hirnhernien, multiple XIX. 60.
Hirnlipome, Entwickelung X. 95.
Hirnquetschung XII. 26.
Hirnrinde, Hyperplasie derselben X. 81.
—, Zwangsbewegungen bei Zerstörung derselben I. 473.
Hirnsand XLIII. 196.
Hirnsklerose, diffuse XIV. 154.
Hirnsymptome bei Pest XLIX. Suppl.
Histogenetische Energie XIII. 272.
Histologische Technik s. Methoden.
Historische Erinnerungen s. Geschichte.
— — XLIX. 597.
Hoden s. Cryptorchismus, Geschlechtsdrüsen.
—, compensatorische Hypertrophie XX. 250.
—, Elektrolyse XXXVIII. 371.
—, Krystalle in seinen Zellen XLV. 316. 644. XLVI. 362.
— bei Lepra III. 355. XXIX. 110.
—, Myoma striocellulare, Rhabdomyom III. 497. XXX. 249.
—, Zwischenzellen XLII. 538.
— -Geschwülste, Glykogen darin XX. 28.
Hodensack-Teratom XLVIII. 36.
Hoppe-Seyler, Nekrolog XLII. 386.
Hornhaut s. Regeneration.
—, Entzündung derselben XLIV. 1. XLVII. 217.
—, Entwickelung, Bau und pathologische Veränderung XXVIII. 251.
— bei Lepra III. 355.
— -Trübung, angeborne XXXI. 182.
Hospitalbrand, Bacillus desselben XLV. 404.

Hufeisenniere VII. 489. XXXVII. 227. XLVI. 414.
— mit häutigem Isthmus III. 487.
Humoralpathologie, Verhältniss zur Cellularpathologie L. 4.
Hundswuth s. Lyssa, Rabies.
Hungerbrod, russisches XXX. 529.
Hungerzustand, Stoffwechsel dabei XXXI. Suppl.
Huntington'sche Chorea VIII. 267. XXVI. 59.
Husten bei Beri-Beri XXIII. 280.
Husten-Centrum XL. 158.
Hüftgelenk s. Luxatio.
Hüftgelenks-Luxation, congenitale XL. 272. XLVIII. 500.
Hyalin s. Fuchsinkörperchen.
—, Beziehung zum Amyloid L. 471.
—, — der Milz III. 21.
—, — zum Colloid XXX. 377.
— im Gliom XXIII. 429.
— in Graaf'schen Follikeln XXXIV. 438.
— der Hirngefässe XII. 552.
— der Haut XVI. 64.
—, Beziehung zu Keratohyalin XXX. 279.
— in den Lungencapillaren XXXIV. 11.
— der Milchkanalwandungen XIII. 554.
— im weissen Infarkt der Placenta XX. 460.
— in Thromben XXXVIII. 221. XXXIX. 190.
— in Tuberkeln XXXVI. 264.
— Beziehung zum Ulcus ventriculi XVII. 347.
Hyalinbildung in Kernen XLIX. 197. 590.
Hyalinknorpel, Grundsubstanz desselben XXXI. 234.
Hyaline Ballen und Thromben in den Gehirngefässen bei Infectionskrankheiten XXX. 217.
Hyaline Degeneration der Erythrocyten IX. 205.
— — an Gefässen V. I. 197. VI. 421.
— — der Glomeruli III. 244.
— — der Hirngefässe XII. 552.
— — bei Lungenlepra XI. 114.
— — bei Magendiphtherie XIII. 333.
— — in der Mamma XIII. 535.
— — bei Phosphor-Hepatitis X. 502.
— — in Zellen L. 247.
— Schollen bei Cholera XLIV. Suppl. 40.
— Substanz, Beziehung zu Käse XLIV. Suppl. 72.
— Veränderungen der Haut durch Erfrieren XVI. 64.
— Zellen in Magenpolypen XLVIII. 349. XLIX. 196.
Hydranencephalie XLV. 481.
Hydrastin XIX. 399.
Hydrastinin XIX. 399.
— Derivate XLII. 360.
Hydrocele feminae XXI. 458.
Hydrocephalus XXII. 531.
Hydrolytische Fermente, Schicksale im Organismus XXXI. 12.
Hydromyelie, embryonale XLI. 391.
— bei Paranoia XXXVIII. 443.
Hydromyelocele V. 373.
Hydronaphthochinolin, Constitution und Wirkung XVII. 418.
Hydronaphthylamin, Constitution und Wirkung XV. 14. XVII. 418. XXI. 376.
Hydronephrose XLI. 271. XLVII. 119.
—, congenitale XVIII. 427.
—, Mechanik XII. 539.
Hydropericardium, Diagnose XXX. 418.
Hydrops cysticus hepatis neonati XXX. 488.

Hydrops eines Graaf'schen Follikels mit zahlreichen Eiern IV. 489.
— des Wurmfortsatzes XXXII. 66.
Hydrosalpinx VIII. 165.
Hydroxylamin, narkotische Wirkung XVIII. 121.
—, toxische Wirkung XIII. 1.
Hygieine in der Stadt Frankfurt XVII. 199. 606. XIX. 177.
Hygroma antehyoideum III. 215.
— proliferum I. 245.
— der Sehnenscheiden XXXV. 394.
—, subcutane XXI. 305.
Hymen, Cysten desselben XIV. 424.
—, Anomalie XI. 386.
Hyperacidität des Magens XLVIII. 1. 243.
—, nervöse XLVIII. 243.
Hyperämie, Einfluss auf das Gewebswachsthum VIII. 1.
— der Netzhaut bei allgemeiner Anämie II. 184. 221.
—, venöse der Milz XII. 208.
Hyperämische Entzündung XXI. 396.
Hyperinose III. 39.
Hypernephrom XXXIII. 389. 405. XXXIV. 199. XXXV. 356. XXXVII. 191. XLIV. 467. XLV. 113. 339.
—, Lecithingehalt L. 417.
— in der Niere XXXV. 149. XXXVI. 293. 568.
Hyperplasie des Darms, circumscripte I. 484.
— der Hirnrinde X. 81.
Hyperthermie XXIII. 138. 388.
Hypertrichose XLVI. 532.
— circumscripte II. 407.
— lumbale VII. 494. XXXIX. 193.
— — bei Spina bifida occulta XXIX. 246. XXXI. 468. XXXVII. 384. XL. 47.
—, sacrolumbale V. 243.
Hypertrophie, compensatorische der Geschlechtsdrüse XX. 247.
—, — der Lunge I. 71. XXVIII. 527.
—, — der Nebennieren XVIII. 569.
—, — der Niere XIV. 217. XLVII. 569. XLVI. 267. 297. XLVII. 119.
—, geschwulstartige des Lobus Spigelii XIX. 54.
— des Herzens XVI. 432.
— —, angeborne XXIII. 112.
— der Herzmuskelfasern III. 88.
— der Lebersubstanz XXXV. 292.
— der Muskeln durch Bewegung L. 522.
— des mittleren Lappens der Prostata XXXV. 224.
—, stenosirende des Pylorus XXXII. 290.
Hypoleukocytose XLI. 238.
Hypophysis cerebri, bei Akromegalie XXXV. 1.
— bei Cretinen XLVII. 53.
— —, Gummi XLIII. 333.
— und Thyroidea XXIX. 310.
—, Veränderung bei Schilddrüsenexstirpation XLIX. 341.
Hypophysis-Tumoren X. 9.
— —, Casuistik XXVI. 124.
Hypospadie, Vererbung XVI. 537.

I.

Ichthyol, Einfluss auf den Stoffwechsel XXXV. 135.
Ictero-Hämaturie der Schafe durch Parasiten XXXIX. 1. 382.
Icterus bei Chloroformvergiftung XVIII. 250.
— bei Eklampsie XLI. 271.
— gastroduodenalis XLVIII. 243.
— bei Malaria II. 467.
— neonatorum XIV. 394.
— —, Beziehung zum intermediären Kreislauf des Fettes XXIII. 17. 187.

Icterus, Einwirkung auf die Schilddrüse XLIX. 202.
— durch Stauung, Nekrosen in der Leber dabei XXXVII. 155.
Ileum s. Darm.
—, Carcinom und Tuberculose XI. 280.
—, Perforation bei Neugebornen XXVI. 485.
Ileus bei Pankreaskrankheiten VI. 303.
— durch capillare Blutungen in's Peritonäum XXIV. 253.
Illustrationen, Reproduction derselben XV. 557.
Imbibition, cadaveröse XLIX. 381.
Immigrationstheorie XLIV. 1.
Immobilisirung, Einfluss auf die Gelenke V. 466.
Immunität XLII. 248.
—, Beziehung zur Phagocytose IX. 365. X. 313.
—, — zum Chemismus der Zelle XXV. 415.
— nach Croton-Entzündung XXVII. 467.
— gegen hydrolytische Fermente XXXI. 32.
— durch das Ueberstehen von Infectionskrankheiten XXXVII. 468.
— gegen Trichinose XLI. 42.
— durch Tuberculin XXV. 601.
— und Vererbung I. 14.
Impftuberculose XIX. 127.
—, beeinflusst durch Alkalialbuminat XXXVI. 264.
Impfung s. Lupus, Vaccination.
Inactivitäts-Atrophien XIII. 272.
— der weiblichen Brustdrüse XI. 318.
Inanition, Einfluss auf die Beschaffenheit der Niere bei einseitiger Nierenexstirpation XLVI. 267.
Incarceration, Operation derselben I. 524.
Incontinenz des Ostium pulmonale durch Fehlen eines Klappensegels X. 426.
Indicanähnlicher Körper im Harn VIII. 317.
Indigocarmin als Tinctionsmittel VIII. 218.
Indigoroth XXIII. 519.
Indirubin XXIII. 519.
Indolreaction der Choleraculturen X. 322. 373. 614.
Induration der Lunge XXXVI. 311.
Infarkt, hämorrhagischer der Beckenorgane IV. 20.
— der Niere, Regeneration bei denselben XLVI. 297.
—, weisser der Placenta VI. 342. XV. 505. XX. 460. XLI. 279. XLII. 531.
Infection, intrauterine mit Milzbrand IX. 86.
Infectionskrankheiten s. Beri-Beri, Gelbfieber, Lepra, Malaria, Mikroorganismen, Syphilis, Tuberculose, Typhus.
— des Auges XL. 208.
—, Einfluss auf Lebercirrhose XLV. 546.
—, — auf die Urobilinurie XXXII. 246.
—, Immunität dagegen XXXVII. 468.
—, — und Heilung XLII. 248.
— in Mexico XXVI. 375.
— in Siam XL. 327.
—, Statistik V. 110.
—, Stoffwechsel XLIII. 1.
—, hyaline Thromben in Gehirngefässen XXX. 217.
—, Vererbung derselben XII. 136.
Infiltration, zellige der Carcinome XXIX. 77.
—, — bei der Entzündung L. 391.

Influenza, Anatomie derselben XXXIX. 406.
—, Bacillen im lebenden Blute XXXI. 401.
—, Epidemie im Deutschen Heere XXIII. 193.
— in Kamerun XXXIX. 539.
—, Stoffwechsel dabei XLIII. 1.
— der Pferde s. Brustseuche.
Infusion, Werth bei acuter Anämie XXXVIII. 75.
—, subcutane VI. 479.
— und Transfusion V. 351.
Infusorien XLI. 28.
Innervation s. Gewebswachsthum, Haarausfall.
— des Geschmacks XX. 193.
— des Musculus crico-thyreoideus XXX. 316. XXXI. 394. XXXVI. 203.
Inoculations-Lupus XXI. 210.
Inoculations-Tuberculose XIX. 127.
Inspirationsdruck XXXII. 326.
Interferenz s. biologische Interferenz.
Intermediärer Kreislauf des Fettes durch die Leber XXIII. 17. 187.
Intermittens s. Malaria.
— mit Methämoglobinurie II. 517.
—, Milz dabei XV. 303.
Intima der Arterien, Beziehung zur Elasticität derselben XVI. 1.
Intoxicationen s. Alkohol, Curare, Eucain, Eucain B., gasförmige Gifte, Kaffein, Melanose, Naphthalinstaar, Phosphor, Schwefelsäure, Temperatur, Transfusion, Vergiftung.
Intracanaliculäres Fibrom der Mamma XXVII. 338.
Intratrachealer Druck, Einwirkung des Luftdrucks XXX. 297.
Intrauterine Uebertragung von Bakterien XXIV. 47.
Intrauterininjectionen bei Puerperalfieber VI. 451. VII. 185.
Invagination des Darms durch Geschwülste I. 484.
Invertin, Wirkung auf die Temperatur XXI. 1. XXII. 375.
Iris, Brücken-Colobom XXIII. 371.

J.

Jodkalium als Antisepticum XII. 341.
—, Einwirkung auf die Magenverdauung II. 360.
Jodoform, antibakterielle Wirkung X. 281. 381.
— als Antisepticum XII. 341.
Jodwirkung in den Venen XLI. 526.
Jubelband, der 150. dieses Archivs L. 1.

K.

Kachexia thyreopriva XLI. 283. XLIV. Suppl. 224. 253. 281. L. 271.
— —, Centralnervensystem dabei XXXIII. 481.
Käsige Hepatisation, hervorgegangen aus fibrinöser Pneumonie XXVII. 376.
Käsige Nekrose XLIV. Suppl. 72.
Kaffein XLI. 479.
Kakke s. Beri-Beri.
Kali hypermanganicum als Antisepticum XII. 341.
Kalilauge und Entzündung VIII. 67.
Kaliumnitrat, Ausscheidung durch den Harn V. 187.
Kalkinfarkte der Nieren XVIII. 445.
Kalkkugeln in Nerven der Thiere XXXV. 326. XXXVI. 69.
Kamerun, Krankheiten daselbst XXXIX. 539.
Kampf der Zellen und Bakterien I. 1.
— s. Phagocytose.
Kaninchen-Pseudotuberculose III. 488.
— -Septicämie, spontane XXI. 340.

Kanthbaridin, Wirkung auf die Nieren XXXVII. 405.
Karyokinese s. Mitose.
Karyolyse L. 444.
Karyophagus Salamandrae XV. 176.
Karyorrhexis XXXVIII. Suppl. 1. XLIV. Suppl. 72. L. 444.
Kataraktbildung durch Naphthalinvergiftung XLIX. 12.
Katarrh s. Catarrh.
Kehlkopf s. Diphtherie, Laryngocele, Larynx, Lymphfollikel, Mycosis, Pachydermie, Spasmus glottidis, Stimmbänder.
—, Missbildung XXXIV. 337.
— -Tuberculose, Aetiologie XXI. 523.
—, Verschluss beim Schlucken IV. 444.
Keilbeinhöhle, Entzündung XLIII. 42.
Keimcentren der Milz III. 15.
Keimgehalt der Frauenmilch XXVI. 391.
— der Milch gesunder Wöchnerinnen XXX. 185.
Keloid, sarcomatöses VII. 393.
Keratitis s. Hornhaut.
—, experimentelle XXXVII. 77.
—, Histologie XXVIII. 251.
Keratohyalin s. Eleidin.
—, Beziehung zum Hyalin XXX. 279.
— und Pigment XVI. 484. XVII. 433.
Kern s. Zellkern.
Kerne der Muskelfasern X. 443.
Kernfragmentirung in Tuberkeln XXXVI. 264.
Kernschwund und Coagulationsnekrose XX. 367.
Kerntheilung s. Mitosen.
— der Riesenzellen des Knochenmarks VI. 354.
—, Theorie derselben XXIV. 488.
Kernveränderungen in einem Gehirnsarcom XLIX. 197. 590.
Kernveränderungen bei der Nekrose XXXVIII. Suppl. 1.
Kern-Wucherung bei Muskelhypertrophie L. 522.
Kernzerfall XXXVI. 264. XXXVIII. Suppl. 1.
Keuchhusten, Behandlung mit Resorcin XV. 554.
— in Vera Cruz II. 467.
— -Pneumonie XVII. 452.
Kiefercysten XXIX. 214.
Kieferknochen, centrale Epithelialgeschwülste XLVIII. 93.
Kieferspalte, Beziehung zum Zwischenkiefer XI. 125. XII. 507.
Kiemenbogen-Geschwulst XX. 194.
Kiemenfisteln, angeborne des Menschen XX. 385. XXI. 55. 247.
Kiemenfurchen, Beziehung zu Divertikeln XVII. 108.
Kiemengang-Cyste XXI. 456.
— -Fistel XV. 547.
— -Geschwülste XII. 70. XV. 52.
Kittsubstanz s. Fragmentation.
— der Herzmuskeln XXXIV. 1. XXXV. 79.
Klappenanomalien der Aorta XL. 206.
Klappenfehler, intrauterin entstandener X. 426.
Kleinhirn s. Gehirn.
— Schwund durch Alcoholismus VIII. 331.
— Seitenstrangbahnen XXIV. 149.
—, Zerstörung, hochgradige XIV. 173.
Kleinhirnwurm, Zerstörung desselben XIV. 173.
Klima in Siam XL. 327.
Klumpfuss bei Spina bifida V. 243.
Kniescheibe s. Patella.
Kniegelenks-Luxation, congenitale XL. 272.
Knochen s. Acromegalie, Enchondrom, Myositis ossificans, Osteitis, Osteoarthropathie, Osteomalacie,

Osteopsathyrosis, Ostitis, Rachitis, Unterkiefer.
Knochen, Actinomykose XVII. 423.
— in Amyloidtumoren XLIII. 369.
—, Apposition und Resorption XLVII. 430.
— in Arterien VI. 378.
— enthaltender Tumor der Brustdrüse XLVIII. 449.
— der Cretinen XLIX. 155.
—, multiples Endotheliom XLI. 128.
— im Gehirn VIII. 351.
— in Nasengeschwülsten XXVIII. 132.
— in Nasenpolypen XXXIII. 389.
— in den Tonsillen XLI. 435.
—, Transformation derselben XXX. 531.
—, Transplantation XXIV. 97.
—, Wachsthum derselben I. 572.
—, — Einfluss von Phosphor XLIV. 94.
Knochenbildung an den Arterien VI. 378.
— in der Lunge I. 156.
— in der Schleimhaut der Trachea und Bronchien XVI. 329.
Knochenbrüche bei Syringomyelie II. 435.
Knochen-Carcinose nach malignem Adenomyom des Uterus L. 555.
Knochen-Erweichung durch Atrophie XLI. 446.
Knochen-Gewebe, Apposition und Resorption XXXI. 40.
Knochenmark, Betheiligung bei der Blutbildung XXI. 176. XLIII. 225.
— bei acuter Leukämie XXXVII. 1.
— bei Lymphosarcom XLIV. Suppl. 1.
— bei Recurrens XIII. 421.
—, melanotische Geschwulst III. 344.
—, neugebildetes, Entwickelung der Erythrocyten darin XIX. 385.
—, Einwirkung des Pestbacillus auf dasselbe L. 343.
Knochenmark, Riesenzellen VI. 354.
—, Veränderungen und Function V. 136.
—, Zellen desselben XL. 411. XLV. 1.
—, —, gefärbte und ungefärbte XLIV. 67.
—, Zelltheilung der Riesenzellen VI. 354.
Knochen-Metastasen von einem Rectumcarcinom XLVII. 129.
Knochen-Sarcom, Amyloid darin XL. 249.
—, Glykogen darin XX. 28.
Knochentumoren, Resorption und Apposition des Gewebes XXXI. 40.
Knorpel s. Perichondritis.
— im Gehirn VIII. 351.
— in den Tonsillen XLI. 435.
— enthaltender Tumor der Brustdrüse XLVIII. 449.
— -Geschwulst am Halse, congenitale XX. 194.
Knorpelreste, congenitale am Halse VI. 206. XV. 47. XXI. 55.
Knotenbildung am Haarschaft III. 437.
Kochsalz, Einwirkung auf die Harnsecretion VII. 291.
— Infusion bei Anämie XII. 464. XXXVIII. 75.
— Lösung, sterile, Einfluss auf die Entzündung VIII. 67.
Körnchenzellen bei multipler Sklerose XL. 396.
Körpertemperatur s. Temperatur.
Kohlehydrate, Einfluss auf die Magensäuren XI. 414.
—, Fettbildung daraus I. 91.
Kohlendunst-Vergiftung, Gehirnerweichung danach XII. 26.
Kohlenoxydhämoglobin XLII. 134.
Kohlenoxydsulfid-Melanose V. 486.
Kohlenoxyd-Vergiftung XXXVI. 535.
—, Blutprobe dabei XIV. 53.

Kohlensäure, Einwirkung auf diastatische Fermente XXXIV. 475.
Kopf-Tetanus, Aetiologie desselben XXVIII. 1.
Kothsteine im Wurmfortsatz XXXII. 66.
Koth-Untersuchung im Hungerzustand XXXI. Suppl.
Krankheiten in Siam XL. 327.
Krankheitsstoffe s. Mikroorganismen.
—, Localisation derselben VI. 22.
Kranzarterien des Herzens, Verschliessung XXIX. 186.
Krebs s. Carcinom.
Krebsheilung XLVI. 209.
Krebsstroma und die Grawitz'sche Theorie der Schlummerzellen XXXIII. 147.
Kreislauf s. Arterien, Circulation, Gefässe, Venen.
— durch Collaterale XLVII. 256. 444.
Kretinismus, Veränderungen der Nerven XXVIII. 318. 369.
— s. Cretinismus.
Kropf s. Struma.
Kropfkachexie XLI. 283. XLVIII. 434. XLIX. 194.
Krystalle, Charcot'sche im Hoden XLV. 316. 644. XLVI. 362.
—, — bei Leukämie XVI. 324.
— durch Elektrolyse an Geweben dargestellt XL. 197.
Kugelzellen Goldmann's XXXII. 427.
Kupfercarmin in der histologischen Technik XVII. 204.
Kymographie XLI. 1.
Kyphoskoliose, angeborne VIII. 146.
Kystoma der Ovarien XLIV. 498.
— papillare ovarii XLIX. 307.

L.

Labferment s. Chymosin.
— im Harn IV. 42.
Labgerinnung XLV. 30.
Labien, Cysten XIV. 425.
Labyrinth, Function XIV. 291.
—, Veränderung durch Bakterieneinwanderung XXIV. 546.
Lähmung der Gehirnnerven XXIV. 334.
— der Kehlkopfmusculatur bei Tabes XX. 154.
— nach Diphtherie XV. 534.
— nach Typhus XLV. 165.
— der unteren Extremitäten XXXIX. 497.
Lage-Anomalien der Nieren XXXVII. 227.
Langlebigkeit in Griechenland I. 377. XXV. 404.
Lanolin, Vorkommen im menschlichen Organismus XXI. 383.
Laryngitis, submucöse XXXIX. 117.
Laryngocele III. 215.
Larynx s. Kehlkopf, Lymphfollikel, M. crico-thyreoideus, Pachydermie, Stimmband.
—, Ausschaltung, Einfluss auf die Sprachbildung XXII. 284.
—, Geschmacksempfindung XXIII. 389.
— bei Lepra XXIX. 110.
—, Pachydermie XXX. 307.
—, harte Warze desselben XVIII. 536.
— -Erkrankung nach Masern XXV. 198.
— -Erysipel, primäres XXXIII. 176.
— -Musculatur, Lähmung bei Tabes XX. 154.
— -Oedem XXXIX. 117.
Larynxschleimhaut, Histologie XVIII. 137. 320. 370. 376. 381.
Larynxventrikel, Blindsäcke daselbst III. 215.
Laveriana XXI. 359.
Laxantia s. Mittelsalze.
Lebensproben, Bedeutung derselben XXV. 1.

Leber s. Hepatitis, Lobus Spigelii, Nebenleber, Schaumleber.
—, Adenome derselben XLIV. 29.
—, Einwirkung des Arseniks XXVII. 477.
— bei Beri-Beri XI. 361.
— bei Chloroformvergiftung XV. 1. 339. XVIII. 250.
— bei Chloroformnachwirkung XXIX. 254.
— bei Coccidienerkrankung der Kaninchen XXXII. 36.
—, Cystadenom XV. 155.
—, Cystoadenoma papilliferum XIII. 209.
—, Distomum lanceolatum XXX. 493.
— bei Eklampsie XLI. 271.
—, Elektrolyse XXXVIII. 371.
—, Gallertkrebs derselben XLIV. 86.
—, Flimmercyste XLIII. 170.
— bei Influenza XXXIX. 406.
—, intermediärer Kreislauf des Fettes XXIII. 17. 187.
— bei Lepra III. 355. XXIX. 110.
— bei Malaria II. 467.
—, Nekrosen bei Stauungsicterus XXXVII. 155.
— des Neugebornen, Cysten darin XXX. 488.
—, experimentelle Pathologie XVIII. 209. XIX. 193.
— bei Pest XLIX. Suppl.
—, Einwirkung des Pestbacillus auf dieselbe L. 343.
—, quantitativer Gehalt an Glykogen L. 185.
—, Recreation derselben XXXVIII. Suppl. 81.
—, Regeneration, physiologische X. 155.
— bei Recurrens XIII. 421.
—, Syphilis, angeborne XLVI. 468.
—, Veränderung bei Schilddrüsenexstirpation XLIX. 341.
Leber, Verhältniss zu Hernien XLIV. 511.
Leberabscesse, tropische, Beziehung zur Dysenterie XVIII. 97.
Leberangiom XIX. 76.
Leberatrophie, acute gelbe, Genese XXXVIII. 558.
—, — —, Aetiologie XXXIX. 189.
Lebercirrhose XXXV. 292. XLVIII. 243.
—, acute XLVIII. 339.
—, Aetiologie XLV. 546.
—, Beziehung zum Adenom XLIV. 29.
—, elastische Fasern dabei XL. 192.
—, Histogenese und Histologie XV. 216.
—, hypertrophische XXVIII. 20.
—, Milzschwellung XLII. 285.
— durch Parasiten XX. 197.
Leberentartung durch Streptokokken XXXVI. 1.
Leber-Excision, partielle, Einfluss auf die Gallenabsonderung XX. 485.
Leber-Krankheiten, Einfluss auf die Magenfunction XXXII. 490.
Leberkrebs, primärer XVII. 37.
Leberläppchen, Dissociation derselben XLVIII. 424.
Leber-Nekrosen bei Eklampsie XLII. 1.
Leber-Ruptur, traumatische XXI. 154.
Leber-Secretion, Beziehung zur Urobilinausscheidung XXIV. 30.
Lecithin in der Synovia XXXI. 304.
Lecithingehalt der Hypernephrome L. 417.
Leichenerscheinungen am Rückenmark XLVII. 180.
Leichengift s. Cadaverin.
—, Resorcin dagegen XXII. 376.
Leiomyome s. Myome.
— subcutaneum congenitum XXV. 543.

Lentigines, Pigmentirung derselben XXXV. 479.
Lepra XLIV. Suppl. 201.
— anaesthetica XXV. 126.
—, Anatomie XXVIII. 215. XXIX. 110.
—, Erblichkeit XIV. 560. XX. 476.
—, Histologie und Bakteriologie derselben III. 355.
— der Lunge XI. 114.
—, Muskel- und Sehnenveränderungen XXXI. 367.
—, Neuritis XXXIV. 319.
— in Siam XL. 327.
Lepra tuberosa, in Deutschland entstanden XLVIII. 389.
— —, Histologie der erythematösen Flecke XXXII. 229.
— -Bacillen, Cultur derselben XXV. 398. XXVI. 542.
— —, Lage derselben III. 388.
— —, Symbiose mit Tuberkelbacillen XXXII. 529.
— —, Topographie derselben in der Haut IV. 381.
Leptothrix-Mykose des Pharynx XXVI. 454.
Leukämie, Alkalescenz des Blutes XVI. 337.
—, acute XXX. 365.
—, acute und ihre Beziehung zu Geschwüren im Verdauungskanal XXXVII. 1.
—, Bacillenbefund L. 324.
—, Charcot'sche Krystalle XVI. 324.
—, Knochenmark V. 136.
—, Unterschied von Lymphosarcom XLIV. Suppl. 1.
—, hervorgegangen aus Pseudoleukämie XIV. 461.
—, Verhalten der Harnsäure dabei IX. 390.
Leukoblasten s. Knochenmarkzellen.
Leukocyten s. Blut, Blutkörperchen, Wanderzellen.
Leukocyten bei Anämie XXXV. 373.
—, Ansammlung um die Ganglienzellen XXXIII. 481.
—, Auswanderung aus dem Blute XIII. 95.
—, Bedeutung bei der Infection mit Bakterien XXV. 415.
—, Betheiligung bei der Entzündung XLIX. 381.
— —, bei der Heilung aseptischer Schnittwunden XXXIV. 401.
—, — an der Resorption XLII. 327.
—, — bei der Thrombose III. 39. V. 331. 456. 461. 464.
—, Beziehung zu Erythroblasten XLV. 587.
—, — zu Plasmazellen L. 197.
—, Diapedese bei der Entzündung IV. 242.
—, Durchwanderung durch das Lungenepithel II. 452.
—, Entstehen aus Erythrocyten IX. 205.
—, im fötalen Blut VI. 1.
—, Form derselben nach Färbung XLIX. 22.
— Gehalt des Blutes XVIII. 148.
—, Geschichte derselben bei Fremdkörper-Embolie XXXIII. 1.
— bei Glomerulonephritis X. 52.
— in Harnsedimenten XXXI. 385.
— in der gereizten Hornhaut XXXVII. 77.
—, Herkunft und Umwandlung XXXII. 502.
— im Knochenmark XL. 411.
—, Löslichkeit in Peptonlösungen XXXVII. 476.
— in der Magenschleimhaut XLIII. 477.
— mehrkernige bei der Entzündung L. 391.
—, vergleichende Morphologie derselben XLIX. 22.

Leukocyten als Phagocyten VII. 209.
— Regeneration XLI. 252.
—, Theilungsformen derselben XXVIII. 98.
— bei Tuberculin-Injectionen XLIV. Suppl. 123.
—, Verhalten zu Leprabacillen XXXII. 229.
—, — bei Milzbrand des Frosches IX. 365.
—, Verminderung XLI. 238.
Leukocytolyse XLI. 238.
Leukocytose durch Alkaliproteïne XXVIII. 98.
— in Tuberkeln XXXVI. 264.
Leukopenie XLI. 238.
Lichen syphiliticus XVIII. 556.
Ligamentum hepato - gastricum, Lymphcyste darin XXXIX. 288.
— latum XLIV. 239.
— rotundum, Cyste darin XXI. 458.
Lipom, erbliches XXIV. 175.
— appendicis in einer Hernie II. 541.
— heteroplastisches XXXIV. 199. XXXV. 356.
— — des Gehirns X. 95.
—, hereditäres, symmetrisches XLVII. 560.
— der Niere XLV. 339.
Lipo-Myome der Niere XLIII. 278.
Lippen, syphilitische Elephantiasis derselben XXXI. 568.
Lippenspalte und deren Complicationen XI. 125. XII. 507.
Lithium-Carmin und Pikrocarmin in der histologischen Technik XVII. 204.
Lobus Spigelii, geschwulstartige Hypertrophie XIX. 54.
Localisation der Aphasie XXXII. 333.
— für die Ausdrucksbewegungen X. 102. 322.
— im Gehirn XXXIV. 71.
Localisation der Gehirntumoren XLVI. 509.
— der Krankheitsstoffe VI. 22.
Löffler'sche Bacillen, Beziehung zur Diphtherie XXXIX. 353.
Lues s. Syphilis.
Luftdruck, äusserer, Einfluss auf den Blutdruck XLIII. 399.
Luftröhre s. Trachea.
— -Verengerung bei Tracheotomie XVI. 154.
Luftwege, Einwirkung der Pestbacillen auf dieselben L. 343.
Lunge s. Athmung, Emphysem, pleuritische Ergüsse, Pneumonie, Pneumonokoniose, Pneumothorax, Sputum, Ventilpneumothorax.
— bei metastatischen Abscessen XXII. 357.
—, Agenesie XXXIV. 11.
—, Aspergillus - Mykose XXXIX. 260.
—, Atrophie der einen, compensatorische Hypertrophie der anderen I. 71.
— bei Beri-Beri XI. 361.
—, Carcinom, primäres XLV. 191.
— — in einer Caverne XLIX. 329.
— —, Histogenese XXXIV. 287.
— — mit Metastase in ein Uterusmyom XXIX. 61.
—, Corpora amylacea derselben XXIX. 513.
—, Cystosarcom mit Dermoidcyste XXXIII. 66.
—, Hypertrophie, compensatorische XXVIII. 527.
—, Localisation der Entzündung L. 391.
— bei Influenza XXXIX. 406.
—, Knochenbildung, diffuse darin I. 156.
—, Lymphome derselben II. 452.
— bei Malaria II. 467.
—, Mangel, congenitaler II. 11.

Lunge, Perforation durch ein Oesophaguscarcinom XXVI. 407.
— bei Pest XLIX. Suppl.
—, Resorption corpusculärer Elemente XII. 97. 282.
—, Veränderungen durch Compression II. 323.
—, vierlappige rechts III. 484.
—, Zellembolien XXXIV. 11.
—, zooparasitäre Tuberculose XVIII. 437.
— -Affectionen, Stoffwechsel dabei XXVI. 218.
Lungenarterie, Miliartuberculose darin IV. 31. VII. 180.
Lungen-Blutung durch Trichinen XLI. 42.
— Cavernen, Bakterien darin XV. 185.
—, tuberculöse XLIV. 201.
Lungen, Distomen-Krankheit in Japan XXVII. 446.
Lungen-Emphysem s. Emphysem.
—, Entstehung IV. 353.
Lungen-Fistel, äussere des Menschen, manometrische Druckbestimmungen XXXII. 326.
Lungen-Gangrän XLI. 28.
Lungen-Gefässe, Tuberculose darin VIII. 221.
Lungen-Geschwülste mit grünem Sputum XVI. 266.
Lungen-Hernien Erwachsener XVI. 205.
Lungen-Induration, Histogenese XXXVI. 311.
Lungen-Lepra XI. 114.
Lungenphthise s. Phthise.
— und Gastritis XVII. 316.
—, Einfluss auf den Magen XVIII. 358.
Lungenprobe, Bedeutung für den Nachweis des Lebens XXV. 1.
Lungenschwindsucht s. Phthise.
Lungentumoren, maligne XLII. 86.
Lupus durch Inoculation XXI. 210.
Luxatio coxae congenita XL. 272. XLVIII. 500.
Lymphe, Einwirkung auf rothe Blutkörperchen XLI. 230.
—, Morphologie derselben XLV. 369.
Lymphangioma tuberosum multiplex XXIII. 86. XXXIX. 282.
—, Uebergang in Lymphangiosarcom XLIX. 451.
Lymph-Chylus-Fistel beim Menschen XXIII. 230. 484.
Lymphcyste im Ligamentum hepatogastricum XXXIX. 288.
— des Ligamentum latum XLIV. 239.
— des Unterschenkels XXXVII. 197.
Lymphdrüsen, Aufnahme corpusculärer Elemente XII. 97. 282.
— bei Bubonenpest XLIX. Suppl.
—, Carcinom-Entwickelung darin XIX. 261.
—, Einwirkung der Pestbacillen auf dieselben L. 343.
— am Halse, Tuberculose XXXIV. 161. XXXVIII. 534.
— bei Lepra XXIX. 110.
— — und Tuberculose XXXII. 529.
— bei Trichinosis XLI. 42.
—, Neubildung, regenerative XX. 294.
— bei Syphilis XLI. 514.
Lymphfistel beim Menschen XXIII. 230. 484.
Lymphfollikel in den Harnwegen XVI. 516.
— in der Kehlkopfschleimhaut XVIII. 320.
Lymphgefässe der Haut XXXIX. 282.
— der Nebennieren IX. 324.
— und retrograde Metastase XXV. 495.

Lymphgefässe des Uterus XXXI. 509.
— —, Beziehung zur Ausbreitung des Carcinoms XL. 80.
Lymphknötchen, pulmonale XII. 97.
Lymphocyten s. Leukocyten.
— XLI. 238.
— bei der Entzündung L. 391.
— in Granulationen L. 197.
— im Knochenmark XL. 411.
Lymphoma malignum, Bacillenbefunde L. 324.
Lymphome der Lunge II. 452.
— in Ohrpolypen XXXIII. 387.
Lymphosarcom der Hypophysis X. 9.
Lymphosarcomatose XLIV. Suppl. 1.
Lyssa s. Rabies.
—, Brenzkatechin im Harn XXVIII. 181.

M.

Magen s. Dyspepsia nervosa, Gastritis, Pylorus, Pylorusstenose, Sanduhrmagen, Verdauung.
—, Axendrehung XI. 387.
— bei Beri-Beri XI. 361.
—, Carcinom, beginnendes XVII. 216.
—, Divertikel durch Gallenblasenverlagerung XXXIII. 201.
—, Einfluss des Chinins IX. 21.
—, Einwirkung des Pestbacillus auf denselben L. 343.
—, Fettmetamorphose durch Chloroform XVIII. 250.
—, Fibroadenom XLI. 226.
— bei Gehirnerkrankungen XVIII. 367.
—, geschwürige Prozesse darin XXVII. 85.
—, Geschwulstmetastase XVII. 30.
—, hämorrhagische Erosionen XXIII. 628. XXIV. 373.
— bei Herzkrankheiten XVIII. 365.
— bei Lungenphthise XVIII. 358.
Magen bei Nephritis XVIII. 349.
— bei Pneumonie XVIII. 361.
—, Reaction der Milchsäure XI. 605.
—, Salzsäure darin, freie und gebundene XXII. 235. XXVII. 501.
—, — -Bestimmung XXIII. 292. XXVIII. 408.
—, Sanduhrform XL. 459.
—, Säuren desselben bei Einführung von Kohlehydraten XI. 414.
— bei Typhus abdominalis XVIII. 363.
—, Vorfall am Nabel XI. 475.
—, Heilung von Wunden IX. 507.
Magendarm-Probe, Bedeutung für den Nachweis des Lebens XXV. 1.
Magen-Drüsen, Mitosen in denselben X. 155.
Magen-Epithel XLIII. 477.
Magen-Erkrankung, Zusammenhang mit anderen Organkrankheiten XVIII. 187. 349.
Magen-Erscheinungen bei Petroleumvergiftung XII. 35.
Magen-Erweiterung, Aetiologie XIV. 437.
—, Dünndarmverschluss dadurch XV. 326.
Magen-Function bei Leberkrankheiten XXXII. 490.
Magen-Geschwüre XVII. 347.
—, Aetiologie XXXVII. 264.
— und Blutungen bei Trichinosis XLI. 42.
Magen-Krankheiten, Salzsäurereaction und Resorptionsfähigkeit dabei XLVIII. 1. 243.
Magen-Krebs, Aetiologie XLIX. 236.
Magen-Polypen, hyaline Zellen darin XLVIII. 349. XLIX. 196.
Magen-Saft, Lösungsvermögen des Paracaseins XLIX. 51.
Magen-Sarcom, primäres XXXIII. 183.

Magen-Schleimhaut, partielle Nekrose IV. 548.
Magen-Syphilis XLI. 514.
Magen-Verdauung, Einfluss von Arzneimitteln II. 360.
Makrobiotische Berichte aus Griechenland XXV. 404. XXXVI. 547.
Makrobiotische Studien I. 377.
Makrophagen VII. 209. VIII. 494.
Malaria, Aetiologie IV. 319.
— in Kamerun XXXIX. 539. XLVI. 486.
—, Fehlen in Aegypten XIII. 361.
—, Milz dabei XV. 303.
—, tropische XXIX. 285. XXXIX. 80.
—, —, Parasiten derselben XXXI. 181.
— in Vera Cruz II. 467. 517.
— -Anämie XLIII. 471.
— -Gift, Beziehung zu Intoxicationen V. 486.
— -Parasiten XX. 541. XXI. 359. XXXI. 181.
Malleus s. Rotz.
Mal perforant du pied mit Carcinom XVII. 37.
— — bei Spina bifida VII. 494.
— — nach Embolie der Art. poplitea XLIX. 427
Malpighi'sche Körperchen s. Glomeruli.
— — der Niere X. 52.
Mamma s. Brustdrüse, Carcinoma, Galactocele, Gynäcomastie, Milchdrüse.
—, Adenom XXXVI. 302.
—, compensatorische Hypertrophie XX. 260.
—, Mangel derselben VI. 501.
—, plexiformes Fibrom XXVII. 338.
—, Tumoren und sonstige Zustände XIII. 535.
Mamma in einer Ovarialgeschwulst VII. 505.
Mangel des Penis, angeborner XXXIII. 181.
— einzelner Zehen IX. 347.
Manometrische Druckbestimmungen an einer Lungenfistel XXXII. 326.
Markirversuche über das Wachsthum der Knochen I. 572.
Masern in Vera Cruz II. 467.
— -Pneumonie XVII. 452.
Mastdarm, Plattenepithel und Cancroid desselben XL. 524.
— -Geschwür, Aetiologie des stricturirenden XXVII. 189. 279.
Mastzellen bei Cavernitis XVIII. 161.
— im Gehirn XXII. 378.
— in der Haut XXXVI. 21.
Meconium, abgekapselt in der Bauchhöhle XI. 567.
Medianstellung der Stimmbänder bei Recurrens-Lähmung XX. 437. XXIV. 217. XXVIII. 48.
Mediastinum anticum, Flimmercyste darin XIV. 557.
Medicin, experimentelle, Geschichte derselben XXXII. 217. XXXIII. 17. XXXV. 359.
— Geschichte XVII. 199. 606. XVIII. 575. XIX. 177.
Mediciner im alten Rom XVI. 191.
Medicinische Erinnerungen an Aegypten XIII. 361.
Medulla oblongata s. Rückenmark.
— spinalis s. Rückenmark.
Medullarplatte, Persistenz derselben XLVII. 149.
Megaloblasten im Knochenmark XXI. 176.
Melanämie, experimentelle V. 486.
Melanämisches Pigment XVI. 318.
Melanin, chemische Beschaffenheit VII. 250.
— und Hämosiderin XX. 204.

Melanosarcom der Chorioides XXXVIII. 111.
—, Beziehung zu Naevi pigmentosi XXXIV. 331.
— des Knochenmarks III. 344.
— der Orbita XLIII. 324.
— des Opticus XLII. 553.
—, Pigment desselben XV. 397. XIX. 175.
Melanose, experimentelle V. 486.
— des Pericardium XLVII. 418.
— sclerae, angeborne XXXVIII. 111.
Melanotische Geschwülste, Pigmentbildung darin VI. 515.
Melliturie nach Chloralamid XXXVI. 368.
Membrana propria des Cystosarcom XIII. 535.
Meningen s. Gehirnhäute.
Meningitis, eitrige, Aetiologie IX. 477.
— mit Pneumonie-Coccus XX. 94.
— bei Rotz XXX. 361.
— serosa L. 33.
— und Taubstummheit XIX. 1.
— tuberculosa XLV. 107. XLVI. 369. L. 305.
Mesarteriitis, fibröse XI. 76.
Mesenterial-Sarcom XV. 60.
Messungen des Gewichts und Volumens an Menschen und Thieren XXIII. 188.
Metaplasie s. Knochenbildung, Lipom.
— XXXII. 158. L. 4.
— der Alveolarepithelien bei Carcinombildung XXXIV. 287.
— des Epithels XVIII. 391. XIX. 326. XX. 273.
— oder Transplantation? XXII. 389.
— der Zellen XLV. 191.
— — in einem Adenom XXXVI. 302.
Metastase s. Geschwulstmetastase.
— einer carcinomatösen Dermoidcyste XLVII. 99.
Metastase, krebsige, in den Oberschenkelknochen XLVII. 129.
— von einem Lungenkrebs in ein Uterusmyom XXIX. 61.
—, retrograde XXV. 495.
— -Bildung der Sarcome XX. 68.
Metastatische Phlegmone, Histogenese XXII. 357.
Methämoglobin XLII. 134.
Methämoglobinurie s. Malaria.
— bei Intermittens II. 517.
Methode s. Amyloid-Färbung, Blutkörperchen, Conservirung, van Gieson'sche Färbung, Goldchlorid, Golgi'sche Färbung, Kupfercarmin, Lithium, Methylgrün, Ocularmikrometer, Osmiumsäure, Sublimat, plethysmographische Untersuchungen, Thermopalpation, Trockenmethode.
— den Acetongehalt des Harns zu bestimmen XL. 1.
— zur Auscultation XL. 165.
— zur farbigen Conservirung von Sammlungspräparaten XLVII. 389.
— zur Einbettung mit Photoxylin VIII. 217.
— zur Färbung mit Indigocarmin VIII. 218.
— zur Eiweissbestimmung im Harn XV. 128.
— zur Darstellung natürlicher Gefässinjection XXXV. 147. XXXVI. 293. 568.
— zur Fixirung der Ganglienzellen VII. 1.
— — der Golgi-Präparate XXII. 387.
— zur histologischen Darstellung des Glykogens XXXV. 149.
— den intrapleuralen Druck zu messen XXVI. 517.
— der Markirung, zum Studium des Knochenwachsthums XIV. 493.
—, pathologisch-histologische V. 511.

Methode, pyretische XXXI. 1.
— zur Section der Nasen-Rachen-Höhle XXV. 410.
— der Selbstfärbung intravitaler Gefässverstopfung XXI. 606. XXII. 574.
—, die Spannung der Luft in der Trachea zu messen XXIX. 426.
— zur Tinction der Harnsedimente XXXI. 385.
— zur Tuberkelbacillen-Färbung I. 198.
— zur Untersuchung der Verdauung I. 325.
— der Wärmemessung I. 276.
Methylgrün als Reaction auf den Zustand der Zellen XIII. 397.
Methylmercaptan durch Harnbakterien XXXI. 210.
Methylverbindungen der Alkaloide XLII. 360.
Mexico, ärztliche Beobachtungen XXVI. 375.
Microcephalie, Casuistik XV. 349.
—, Rückenmark dabei XXVIII. 497.
Micrococcus eclampsiae XXIV. 176.
— prodigiosus, Einfluss der Hitze II. 81.
— tetragenus III. 310.
Microsporon furfur, Züchtung III. 393.
— s. Mikrosporidien.
Miescher'sche Schläuche, neue Formen XXII. 552.
— — beim Pferde IX. 144.
Miessmuscheln, giftige II. 578. IV. 161. 180.
—, Gift derselben III. 187.
—, giftige in Wilhelmshafen X. 376.
Mikrognathus XII. 535.
Mikroorganismen s. Acne, Actinomyces, Ammoniak, Amoeben, Amyloid, Anaërobe, antibakterielle Wirkung, Aspergillus-Mykosen, Bacillen, Bacillus enteritidis, Bacterium coli, Bacterium Zopfii, Bakterien, bakteriologische Studien, Beule von Biskra, Bronchitis, Brustseuche, Bubonenpest, Cadaverin, Cholera-Bacillen, Choleraroth, Cirrhosis parasitaria, Coccidium, Colibacillen, Continuität des Lebens, Darminhalt, Desinfection, Diphtherie-Bacillus, Dysenterie, Eiterung, Eklampsie, Endocarditis, Entzündung und Eiterung, Ependym-Tuberculose, erbliche Uebertragung, Erblichkeit, Erysipel-Kokken, Eucain B., Favus, Frettchenseuche, Galactocele, Gasabscesse, Gascysten, Gasgangrän, Gastritis acuta emphysematosa, Gelbfieber, Gonorrhoe, Granula im Fettgewebe, Hämoglobinurie des Rindes, Harnbakterien, Hefe, Hernien, Herpes tonsurans, Immunität, Infection, Infectionskrankheiten, Influenza-Bacillen, Infusorien, intrauterine Uebertragung, Keimgehalt, Knotenbildung, Kopf-Tetanus, Leber-Atrophie, Lepra, Leptothrix-Mykose, Leukämie, Löffler'sche Bacillen, Lupus, Malaria, Micrococcus eclampsiae, Micrococcus prodigiosus, Microsporon furfur, Miescher'sche Schläuche, Mikrophotographie, Milchsäure-Bacillen, Milchzucker, Miliartuberculose, Milzbrand, Milzbrand-Bacillen, Mischinfection, Mycosis, Mycosis fungoides, Mycosis intestinalis, Nasenhöhlen-Erkrankungen, neuroparalytische Entzündung, Oidium albicans, lactis, Onychia, oligodynamische Erscheinung, parasitäre Aneurysmen, Parasiten, Pericarditis, Peritonitis, Pestbacillus, Phlegmone, Pilze, Placenta, Plasmodien, Pneumonie-Diplococcus, Pocken, Proteus, Protozoen, Pseudotuberculose, Pyämie, Rotz, Rückfall-Typhus, Saccharomycosis, Sarcina ventriculi, Sepsis, Septic-

ämie, Serum, Smegma-Bacillen, Soor, Staphylokokken, Stomatitis aphthosa, Streptokokken, Syphilis-Bacillen, Syphilis-Contagium, Tetanie, Toxinämie, Trichophyton, Trockenmethode, Trockensystem, Tuberculin, Tuberculose, Tuberkel, Tuberkel-Bacillen, Typhus-Bacillen, Variola, Wuthkrankheit, Zelleinschlüsse, Zellen, Zoogloea capillorum.
Mikroorganismen, Antiseptica XII. 341.
— bei Cystitis XXIX. 173. XXXIV. 209.
— bei Diabetes XXXVII. 486.
—, diastatische Wirkung XXV. 146. 340.
— bei Endocarditis VIII. 286.
— bei Entzündung XXVI. 81.
— im Fingernägel-Schmutz XIII. 203.
—, Gährung durch dieselben XXXVII. 539.
— bei Gasabscessen XXXIX. 233.
— bei Infectionskrankheiten des Auges XL. 208.
— bei Influenza XXXIX. 406.
—, Unfähigkeit, sich in Lanolin zu entwickeln XXI. 383.
— bei Larynxödem XXXIX. 117.
— bei Leukämie XXXVII. 1.
— in Lungencavernen XV. 185.
—, makroskopische Reaction XXXIII. 295.
— bei perforirendem Nasenscheidewand-Geschwür XX. 497.
— bei Nephritis, Eklampsie und Magengeschwür XXXVII. 264.
— bei Nephritis XXXVII. 405. XXXVIII. 521.
— bei fibrinöser Pneumonie XXXVI. 345.
—, Einwirkung auf das Peritonäum XIX. 342.
Mikroorganismen, fragliche, in Thromben XXXVIII. 221.
—, todte, Einfluss auf die Eiterung XXVIII. 98.
Mikrophagen VII. 209. VIII. 494.
Mikrophotographie VI. 502.
Mikroskop, Einführung in die Wissenschaft L. 4.
Mikrosporidien XXII. 552.
Milch, Eiweiss und Extractivstoffe XXXIV. 501.
—, Keimgehalt derselben XXVI. 391. XXX. 185.
—, Uebergang des Alkohols in dieselbe XXVI. 72.
—, Zersetzung durch Bakterien XLVI. 65.
Milchbruch XLVII. 475.
Milchdrüse s. Brustdrüse, Mamma.
—, physiologische Regeneration X. 155.
Milchsäure im Blut XIII. 356.
— im Magen I. 325.
—, Reaction, chemische XI. 605.
Milchsäure-Bacillus (Hüppe) XLVI. 65.
Milchzucker, Einwirkung auf die bakterielle Eiweisszersetzung XLVI. 53.
Miliartuberculose II. 397.
—, circumscripte in einer offenen Lungenarterie VII. 180.
—, Entstehung derselben VIII. 221. XLIX. 65.
— in Lungenarterien IV. 31.
— der Mutter, Verhalten des Fötus dabei III. 522.
Milz s. Nebenmilz.
— bei Beri-Beri XI. 361.
— hyaline und amyloide Degeneration III. 21.
—, Einwirkung der Pestbacillen auf dieselbe L. 343.
—, venöse Hyperämie XII. 208.
— bei Lepra III. 355. XXIX. 110.

Milz bei Lepra und Tuberculose XXXII. 529.
— normal und pathologisch XV. 303.
—, zur Pathologie derselben III. 15.
— bei Pest XLIX. Suppl.
—, Pigment XXIV. 1. XXXVIII. 42.
— bei Recurrens XIII. 421.
—, Sarcom derselben L. 324.
Milzarterie, Aneurysma derselben IV. 26. XXXIV. 189.
Milzbrand, erbliche Uebertragung V. 192. XII. 136. XV. 371.
—, Heilung durch Bakterien VIII. 494.
— beim Menschen XV. 384.
— -Nephritis XXXVIII. 521.
—, Reaction des Frosches dagegen IX. 365.
—, Uebertragung auf die Frucht IX. 86.
Milzbrand-Bacillen, Einfluss der Hitze II. 81.
—, Verhalten bei künstlicher Entzündung VI. 22.
—, — gegen Zellen XIV. 465.
—, Wachsthum im keimfreien Eiter XXI. 44.
Milz-Gangrän durch Embolie XVIII. 69.
Milzplättchen, Beziehung zu Thromben XXX. 93.
Milzregeneration XLI. 201.
Milzschwellung bei Lebercirrhose XLII. 285.
Mineralsäuren als Antiseptica XII. 341.
Mischgeschwülste der Nieren XLV. 339.
Mischinfection XV. 384.
Missbildungen s. Acardiacus, Acranius, Agenesie, Anencephalie, Anophthalmus, Aorten-Atresie, Atresia ani, Atresia recti, Atresie, Bauchblasendarmspalte, Bildungs-Anomalie, Brustmuskeldefect, Cebocephalus, centrale, Centralnervensystem, Curvator coccygis, Cysten, Cystenniere, Defecte, Derencephalus, Descendenz, Divertikel, Doppelbildungen, Duodenum, Ectopia ventriculi, Elephantiasis, Fissura thoracis, Fistula colli, Flimmercyste, Foramen rotundum, Gehirn, Genitalien, Glandula submaxillaris, Glomerulus-Anomalien, Gynäcomastie, Halsspalte, Harnblase, Hemicephalie, Hermaphroditismus, Herz, Herz-Aneurysma, Herzfehler, Herzhypertrophie, Hornhauttrübungen, Hüftverrenkungen, Hufeisenniere, Hydromyelocele, Hydronephrose, Hymen-Anomalie, Hypertrichose, Hypospadie, Kiemenfisteln, Klappenfehler, Knorpelgeschwulst, Knorpelreste, Kyphoskoliose, Lage-Anomalien, Laryngocele, Lippenspalte, Lunge, Lungenhernia, congenitale Luxation, Mamma, Mangel einzelner Zehen, Melanosis sclerae, Microcephalie, Mikrognathus, Monstrum, Mund, Musculus, Muskelabnormität, Muskeln, Myelocystocele, Myosarcoma striocellulare, Nabelarterie, Nabelschnur, Nebenleber, Nebenmilz, Nervus radialis, Netzwerk, Niere, Nierenverlagerung, Ohrläppchen, Os centrale, Os multangulum, Ossiculum, Ossification, Osteogenesis, Patella, Penis, Peromelia, Pes varus, Polydactylie, Polypen, Porencephalie, Präputium, Pseudoanencephalie, Pseudohermaphroditismus, Pylorus-Stenose, Riesenwuchs, Rückenmark, Samenblase, Sacralgeschwülste, Schädel, Schädeldefecte, Schwanzbildung, Schwimmhautbildung, Sehnenfäden, Septum-De-

fecte, Siebbein, Sinus maxillaris, Sirenenbildung, Spina bifida, Syndactylie, Teratom, Tensor, Thorax (Defect), Tonsillen, Trachea, Trigonocephalus, Ulnaris, Unterkiefer, Ureter, Urethra, Uterus, Vagina, Vena, Venter bifissus, Virago, vierfingerige Hand, Warze, Windungen des Gehirns, Zungenvorfall, Zwillings-Schwangerschaft.
Missbildungen XLIV. 511.
— an Händen und Füssen IV. 54.
— in Kopf- und Halsgegend XXIII. 401.
—, eine seltene IV. 72.
—, tumorartige des Rückenmarks XXX. 444.
— der Vagina, Beziehung zur Cystenbildung XIV. 407.
— des Vorderarms XXXVII. 387.
— an Zunge und Kehlkopf XXXIV. 337.
Mitosen s. Keimcentren.
— III. 275.
—, asymmetrische in Carcinomen XIX. 299.
—, Beziehung zur Anaplasie XXIX. 436.
— in Carcinomen XXXV. 433.
— im Carcinomstroma XXXVII. 568. XXIX. 77. XXXIII. 147.
— bei compensatorischer Hypertrophie der Nieren XLVI. 267. 297.
— in Drüsenzellen X. 155.
— am Endocard III. 333.
— in Erythrocyten des Frosches XX. 541.
— bei entzündlicher Gefässneubildung XXXII. 446.
— in Geschwülsten VI. 568.
— in Granulationen L. 197.
— in der Hornhaut XXXVII. 77.
— im Knochenmark XIX. 385.
— in der Leber XXXVIII. Suppl. 81.
Missbildungen in der Leber bei Arsenvergiftung XXVII. 477.
— der Leukocyten XXVIII. 98.
— in Lymphdrüsen XX. 294.
— mehrkerniger Zellen XLII. 447.
— in der Milz bei Leukämie XXXVII. 1.
—, pathologische XXIII. 356.
— in Geschwülsten XXX. 512.
— in einer Pylorusgeschwulst des Frosches XLVII. 536.
— bei der Regeneration der Schilddrüse XVII. 151.
— des Sehnengewebes XXV. 252.
— in Sarcomen VII. 393.
— bei Schnittwunden der Haut XXXIV. 401.
— im Sehnengewebe XXXV. 308.
—, Theorie derselben XXIV. 488.
— in Tuberkeln XXXVI. 264. XXXIX. 319. XLIII. 574. XLIV. Suppl. 72.
— in der Uterusschleimhaut XLII. 474.
— bei Wundheilung IX. 507.
— bei zooparasitärer Tuberculose XVIII. 432.
Mitral-Insufficienz, Aetiologie XVII. 430.
Mittelhand-Knochen, angeborner Mangel derselben XXI. 336.
Mittelsalze, Wirkung derselben IV. 434.
Molluscum contagiosum, Zelleinschlüsse dabei XXVII. 188.
— fibrosum I. 263.
Molluscum-Körperchen, Histogenese XXXII. 62.
Monstrum humanum VIII. 146.
Morbus Addisonii s. Addison'sche Krankheit.
—, Tuberkel-Bacillen in verkästen Nebennieren IV. 393.
Morbus Basedowii s. Basedow.
Morphin, Einwirkung auf die Athmung XXXVII. 178.

Morphin, Einwirkung auf die Harnsecretion VII. 291.
—, — auf den Darm XXIII. 593.
—, — im Körper VIII. 423.
Motorische Ganglienzellen XVI. 243.
Mucin s. Schleimgewebe.
Mucinähnlicher Körper der Synovia XXXI. 304.
Mucoidcysten, angeborne XLIII. 170.
Müller'scher Gang, Beziehung zu Geschwülsten XLII. 193.
Mund s. Fadenpilze, Lippen.
—, accessorischer in der Gegend des Ohres XXIII. 405.
—, vollkommener Verschluss desselben XXIII. 425.
Mundhöhle s. Frenula, Geschwüre.
Mundschleimhaut, Tuberculose III. 264.
Muscheln s. Miesmuscheln.
Musculatur, fibroide Pseudohypertrophie IX. 144.
— im Gehirn VIII. 351.
—, Miescher'sche Schläuche darin XXII. 552.
—, Nervenendigungen darin V. 129.
—, quergestreifte, Regeneration XXV. 520.
— des Uterus im Puerperium XLI. 72.
Musculus abductor metatarsi quinti VI. 489.
— cleido-occipitalis mit breiter Endaponeurose II. 539.
— crico-thyreoideus, Innervation desselben XXX. 316. XXXI. 394. XXXVI. 203.
— extensor digitorum longus mit Vagina propria XIV. 369. 371.
— — proprius digiti quarti manus VII. 478.
— flexor brevis digiti II pedis IX. 6.
— — — — IV pedis IX. 8.
— glutaeus quartus VII. 480.
— gracilis biceps IX. 4.
Musculus internus ulnaris, Defect XIV. 363.
— lumbricalis I, Varietäten desselben X. 555.
— obliquus abdominis externus accessorius X. 561.
— pectoralis major, Mangel der Portio sterno-costalis VI. 501.
— peroneo-malleolaris IX. 5.
— peroneus digiti quinti VII. 487.
— — longus, dreibäuchiger IX. 5.
— — — und brevis verschmolzen VII. 485.
— piso-metacarpeus XIV. 365.
— radialis externus accessorius VII. 476.
— rectus femoris accessorius XIV. 367.
— semimembranosus mit 2 bis 4 Bäuchen III. 480.
— —, Defect desselben III. 483.
— semitendinosus biceps. III. 477.
— sternocleidomastoideus mit supernumerärem Bauch II. 538.
— stylo-pharyngeus biceps II. 536.
— tensor ligamenti carpi dorsalis I. 259.
— tibialis anticus, tensor ligamenti cruciati tarsi VII. 485.
Muskelabnormität an der Hand I. 260.
— an der Schilddrüse III. 131. 215.
— am Mittelfinger III. 473.
Muskelarbeit, Einfluss auf die Blutalkalescenz XXX. 332.
Muskel-Atrophie, hereditäre XV. 197.
—, progressive XXXVII. 121.
—, spinal-neuritische Form der progressiven XXXIII. 259.
— bei Syringomyelie II. 435.
Muskelfasern des Herzens, Hypertrophie und Atrophie III. 88.
—, quergestreifte, in der Peripherie von Geschwülsten X. 443.
Muskelknospen bei Cretinismus XXVIII. 318. 369.

Muskeln s. Myositis, Myotonia, Paralysis agitans, Sehnenriss.
—, Activitäts-Hypertrophie derselben L. 522.
— Angiom derselben XXXV. 277.
— bei Beri-Beri XI. 361.
— der Cretinen XLIX. 155.
— des Darms, Erregbarkeit bei herabgesetzter Temperatur XVI. 49.
—, Elektrolyse XXXVIII. 371.
— des Kehlkopfs, Lähmung bei Tabes XX. 154.
— bei Lepra XXXI. 367.
—, Rückbildung und Entwickelung XXVIII. 445.
—, septische Totalnekrose XXVIII. 205.
—, Varietäten am Halse I, 253. 256.
Muskel-Pathologie XIII. 315.
Muskel-Spindeln XXXVII. 121.
— bei Cretinen XLIX. 155.
Muskelstarre durch Koffein XLI. 479.
Muskel-Thätigkeit, Einwirkung auf den Eiweiss-Stoffwechsel XXI. 501.
Muskelton des Herzens XLI. 1.
Muskeltonus I. 22.
Mycosis fungoides XVI. 301.
— intestinalis IV. 548.
— mucorina II. 543.
Myelitis durch Compression XXII. 56. XLIX. 526.
Myelocystocele V. 373.
Myelocystomeningocele V. 373.
Myelom XLI. 128.
Myelomeningocele, Beziehung zur Darmspalte V. 300.
Myeloplaxen s. Riesenzellen.
— V. 136. XLII. 447.
Myoadenom XLI. 223.
Myocarcinom des Uterus XVII. 82.
Myocarditis, gummöse XIX. 271.
—, interstitielle III. 557.
Myofibrolipom des Rückenmarks V. 243.
Myogenes Schleimgewebe XXIX. 450.
Myographische Studien bei Paralysis agitans VIII. 45.
Myoma striocellulare des Hodens III. 497.
Myomalacia cordis XXIX. 186.
Myome des Darms IV. 1.
—, Epithel in denselben XLII. 200.
—, maligne XLII. 211.
—, multiple der Haut XXI. 88. 188.
— der Niere XLIII. 278. XLV. 339.
— des Uterus mit Metastase von einem Lungenkrebs XXIX. 61.
— —, versteinerte XLIV. 197.
Myosarcoma striocellulare des Nierenbeckens und Ureters VI. 282.
— — uteri XIII. 46.
Myositis ossificans XLVII. 341.
— —, Beziehung zu Rückenmarkskrankheiten XXXIX. 193.
— — progressiva XXVIII. 527.
Myotonia congenita s. Hypertrophie der Muskeln.
— — intermittens XVII. 587.
Myrosin, Wirkung auf die Temperatur XXI. 1. XXII. 375.
Mytilotoxin XII. 549. XV. 483.
Myxödem XIV. 442. XLIV. Suppl. 224. 253.
—, Beziehung zur Schilddrüse L. 271.
Myxofibrom der Nasenscheidewand XVII. 429.
Myxogliom XXIX. 450.
Myxolipom am Oberarm XXIX. 450.
Myxom, primäres des linken Vorhofs XXXII. 390.
Myxosarcom der Fascia lata XIV. 375.
— des Oberkiefers XLII. 503.
— teleangiectodes des Nabelstrangs XXI. 513.
— am Vorderarm XXIX. 450.
Myxosporidien XXII. 552.

N.

Nabel, Vorfall von Darm und Magen XI. 475.

Nabel-Arterie, Aplasie IV. 10.
—, einfache IV. 15.
Nabelbrüche, Beziehung zur Fascia umbilicalis VII. 160.
Nabelschnur, Insertion am Kopfe eines Kalbsfötus XLVII. 570.
— bei Zwillings-Schwangerschaft VIII. 133.
— -Hernien XLIV. 511.
Nabelstrang, Geschwulstbildung daran XXI. 513.
Nachentwickelung s. Postgeneration.
Naevocarcinome XLII. 407.
Naevus pigmentosus XXXV. 479.
— —, Beziehung zum Melanosarcom XXXIV. 331.
Naevuszellen XLIII. 224.
Nagel s. Onychia.
Nahrung s. Ernährung.
—, Einfluss derselben auf die Entstehung von Beri-Beri XIV. 388. XLVIII. 523. XLIX. 187.
—, — auf die Knochenbildung XLVII. 430.
—, eiweissarme XIV. 301.
—, herabgesetzte XIV. 315.
Naja tripudians, Gift derselben XXII. 201.
Nannosomie s. Zwergbildung.
Naphthalinstaar XLIX. 12.
Narkose s. Chloroform, Pental.
—, Acetonurie danach XL. 1.
Narkotin-Derivate XLII. 360.
Narkotische Wirkung von Hydroxylamin und Natriumnitrit XVIII. 121.
Nase, Cholestearinpfropf darin XXXII. 377.
—, Dermatomyome XX. 321.
— -Geschwülste, Histologie XXVIII. 132.
Nasen-Höhle, Erkrankungen XLIII. 42.
—, — syphilitische Geschwülste XLVII. 23.
Nasen-Muschel, Epithelioma papillare XXXII. 371.
Nasen-Polypen, Histologie XXIX. 450.
— mit Knochen XXXIII. 389.
Nasen-Rachenhöhle, Sectionsmethode XXV. 410.
Nasen-Rachenraum, Anatomie desselben XIX. 118. 569.
—, Divertikel XVII. 108.
Nasenscheidewand, perforirendes Geschwür XX. 497.
—, Myxofibrom XVII. 429.
Natriumnitrit, narkotische Wirkung XVIII. 121.
Natronlauge und Entzündung VIII. 67.
Nebenleber II. 11.
Nebenmilz II. 11.
Nebennieren, Anatomie derselben IX. 324.
—, pathologische Anatomie VIII. 446.
—, Histologie derselben XLVI. 365.
—, accessorische VIII. 446.
—, Aplasie bei Hemicephalie III. 204.
—, Hypertrophie, compensatorische XVIII. 569.
—, hyperplastische Tumoren XXXIII. 389. 405.
—, Mangel, einseitiger XLI. 309.
—, Beziehung zum venösen Kreislauf XXXV. 263.
— -Chromogene I. 542.
—, aberrirte Keime in den Nieren XXVI. 191.
— bei Addison'scher Krankheit XIV. 65.
—, Carcinom ohne Addison XXV. 35.
—, Geschwulst, doppelseitige III. 244.
—, verkäste, Tuberkelbacillen darin IV. 393.
Nebennieren-Geschwülste in der Niere XXXV. 149. XXXVI. 293. 568. XXXVII. 191. XLV. 113. 339.

Nebennieren-Keime in den Nieren. Beziehung zu Geschwülsten XLIV. 467.
Nebennierenvenen-Tuberkel VIII. 221.
Nebenschilddrüsen III. 131. 215.
Nekrolog, medicinisch-naturwissenschaftlicher für 1885 III. 545.
— — 1886 VII. 411.
— — 1887 XI. 396.
— — 1888 XV. 330.
— — 1889 XIX. 372.
— — 1890 XXIII. 378.
— — 1891 XXVII. 519.
— — 1892 XXXII. 175.
— — 1893 XXXV. 537.
— — 1894 XXXIX. 550.
— — 1895 XLIII. 667.
— — 1896 XLVIII. 178.
— auf Hoppe-Seyler XLII. 386.
Nekrobiose XLIII. 419.
— bei der Entzündung XLIX. 381.
— der Erythrocyten bei der Gerinnung IX. 205.
Nekrose XLIII. 419.
—, anämische der Nierenepithelien XXIII. 310.
—, diphtherische XLIV. 201.
— des Epithels bei Stomatitis aphthosa XIII. 484.
— des Fettgewebes VI. 303.
—, käsige XLIV. Suppl. 72.
— in der Leber bei Arsenikvergiftung XXVII. 477.
— — bei Stauungsicterus XXXVII. 155.
— der Magenschleimhaut mit Bacillenbefund IV. 548.
—, multiple der Haut bei Diabetes XIV. 202.
— bei niederen Pflanzen XLI. 209.
—, septische der Muskeln XXVIII. 205.
—, Zellveränderung dabei XXXVIII. Suppl. 1.
Nephrectomie XXXVII. 264.
—, eine neue Methode XXV. 409.
—, zweiactige XXVII. 33. XXIX. 40.
Nephritis, Aetiologie XXXVIII. 521. XXXIX. 25.
—, Darmerkrankung dabei XXXIV. 380.
—, Einwirkung auf den Magen XVIII. 349.
— bei Eklampsie XLII. 1.
— gravidarum XXVII. 45.
—, farbenanalytische Untersuchungen der Harnsedimente XXXI. 385.
—, Verhalten der Gefässe bei derselben XLII. 218.
—, Histogenese XXXVII. 405.
— mit hyaliner Degeneration der Glomeruli III. 244.
— interstitialis chronica, Einwirkung auf die Function des Magens XLVIII. 243.
— bei einseitiger Nierenexstirpation XLVI. 267.
— parenchymatosa, Aetiologie XXXVII. 264.
— — durch Pilze erzeugt XXIX. 40.
— — chron. L. 52.
— nach Schwefelsäurevergiftung XXXI. 130.
—, Stickstoffausscheidung dabei XXVII. 409.
— bei Trichinosis XLI. 42.
Nerven s. Acusticus, Adductoren-Contractur, Alkohol-Lähmung, Anästhesie, Arzneiwirkung, Athetose, Beri-Beri, Blei-Lähmung, Chiasma, Chorda tympani, Chorea, Contracturen, Darmperistaltik, Facialis-Lähmung, Ganglienzellen, Geschmacks-Empfindung, Geschmacks-Nerven, Gewebs-Wachsthum, Herpes zoster, Herzganglien, Heterotopie, Innervation, Lähmung, Lepra anaesthetica, Muskelatrophie, Muskelspindeln, Muskeltonus, Nervensystem, nervöse

Hyperthermie, Neuritis, Neurofibrome, Neurome, neuroparalytische Entzündung, neurotische Entzündung, neurotisches Geschwür, Neurotomie, Paralysis agitans, Phrenicus, Plexus solaris, Pneumothorax, Polyneuritis, Psychosen, Rankenneurosen, elektrische Reizung, Tetanie, Trigeminus, Typhus, Ulnaris, Vaguskern, Vater-Pacini'sche Körperchen.
Nerven bei Beri-Beri XI. 361.
—, circumscripte Bindegewebs-Hyperplasien darin XXIX. 170.
—, Einfluss auf die Entzündung XXVII. 457.
—, — auf die Milchsecretion XI. 318.
—, — auf die Pigmentirung der Haut XXXVI. 21.
—, — auf die Resorption XXXVIII. 364.
—, — auf Transsudate XI. 219. 608.
—, elektrische Reizbarkeit bei Beri-Beri XXXV. 248.
—, endoneurale Wucherungen XXXV. 326. XXXVI. 69. XLI. 283.
— im Epithel IX. 424.
—, Erregbarkeit bei herabgesetzter Temperatur XVI. 49.
— am Halse, Beziehung zur Fistula colli congenita XXXIII. 237.
— bei der Lepra III. 355. XXIX. 110.
—, peripherische XLIII. 133.
—, —, Degeneration bei Syringomyelie XIX. 10.
— der Schilddrüse III. 131. 215.
—, trophische VII. 119.
—, Veränderungen nach Exstirpation der Schilddrüse XXVIII. 290. 318. 369.
—, — bei Cretinismus XXVIII. 318. 369.
—, vegetative, Function derselben XLV. 427.
Nerven, Endigungen in der Musculatur V. 129.
— -Endorgane bei Nervendurchschneidung XXXVII. 389.
— -Läsion und Haarausfall XVI. 173. 333. 543. XVII. 208.
Nervenstämme, Degeneration der Ganglienzellen darin IX. 459.
Nervensubstanz in einer Dermoidcyste IV. 492.
Nervensystem, centrales, Einwirkung der Pestbacillen auf dasselbe L. 343.
—, Einfluss des Chinins IX. 21.
—, — auf die thierische Temperatur VI. 80.
—, Galvanisation XXXVIII. 371.
—, hereditäre Erkrankung XXXIII. 259.
— bei Riesenwuchs XXXIII. 440.
Nervöse Hyperthermie XXIII. 118. 388.
Nervus acusticus, Ursprung und centraler Verlauf VI. 28.
— radialis, abnorme Verästelung desselben II. 5.
— vagus, Einfluss desselben auf Degeneration und Entzündung des Herzens L. 161.
Netzhaut s. Retina.
— -Circulation, Beziehung zu Störungen des Kreislaufs II. 184. 221.
Netzwerk, congenitales in der linken Pulmonalarterie XV. 58.
Neurasthenia, Einfluss auf den Arterienpuls der Retina II. 221.
— gastrica XLVIII. 243.
Neuritis diabetica XXVII. 1.
— fascians XII. 237.
— leprosa XXXIV. 319.
—, multiple bei Beri-Beri XLVI. 129.
— in den Tropen XL. 481. XLI. 401.

Neurofibrome XI. 60.
—, Beziehung zu Fibromen I. 263.
— der Haut X. 602.
— — mit Uebergang in Sarcom X. 29. XIV. 29.
—, Verhalten der Nervenfasern VIII. 466.
Neuroma, plexiforme XXIX. 450. XLIII. 133.
—, multiple des Rükenmarks XLVII. 180.
— bei Paranoia XXXVIII. 443.
Neuroparalytische Entzündung des Herzens L. 161.
Neurotomie, Einfluss auf die Muskeln XIII. 315.
Neurotische Entzündung XXI. 396.
Neurotisches Geschwür V. 243.
Niere s. Bürstensaum, Glomerulo-Nephritis, Glomerulus, Harnabsonderung, Hufeisenniere, Hydronephrose, Nephrectomie, Nephritis, Wanderniere.
—, Adenosarcom derselben XXXIII. 558.
—, eigenthümliche Amyloidentartung XXXIV. 356.
—, Aplasie der linken XLII. 553.
—, Ausscheidungs-Tuberculose XLI. 414.
— bei Beri-Beri XI. 361.
—, bewegliche XLI. 270.
—, Einfluss des Chinins IX. 21.
— nach Chloroformeinwirkung XXVII. 381. XXIX. 254.
—, compensatorische Hypertrophie XLVI. 267. 530. XLVII. 119. 569.
—, compensatorisches und physiologisches Wachsthum XIV. 217.
—, Defectbildung XIV. 231. 233. 236.
— bei Diabetes mit van Gieson'scher Färbung XXXVIII. 554.
—, Einfluss des Behring'schen Diphtherie-Serums auf dieselben XLVI. 331.
Niere, Elektrolyse XXXVIII. 371.
—, Fettinfiltration derselben XLVIII. 355.
—, Fettmetamorphose durch Chloroform XVIII. 250.
—, Veränderung der Glomeruli L. 52.
—, Histologie IV. 122.
—, Hyalin XXX. 377.
—, Hypernephrome XXXIII. 405. XXXV. 149. XXXVI. 293. 568. XXXVII. 191.
— bei Influenza XXXIX. 406.
—, Lage- und Bildungsanomalien XXXVII. 227.
— bei Lepra III. 355.
—, Lipome derselben XXXIV. 199. XXXV. 356. XLV. 339.
— bei Malaria II. 467.
— einseitiger Mangel XLI. 309. XLV. 158. 180.
—, Mischgeschwulst IV. 118.
—, Missbildungen XVIII. 414.
— Wirkung der Oxalsäure auf dieselben XLVIII. 366.
—, — des Pestbacillus auf dieselben L. 343.
— bei Recurrens XIII. 421.
—, physiologische Regeneration X. 155.
—, Rhabdomyom derselben XXX. 249. XL. 493.
—, Sarcom beim Schweine XVII. 422.
—, Secretion von Bacillen X. 255.
—, secretorische und synthetische Prozesse darin VII. 291. XI. 434.
—, Siderosis XXXVIII. 42.
— bei Sublimat-Vergiftung XVII. 227. XVIII. 445.
—, Tuberkelbacillen in den Kanälchen II. 397.
—, am unteren Ende verschmolzen VII. 489.
—, Veränderungen bei Schilddrüsenexstirpation XLIX. 341.

Niere, Zooparasitäre Tuberculose XVIII. 432.
Nieren-Atrophie, elastische Fasern dabei XL. 192.
Nierenbecken, Beziehung zu Ureter und Harnblase XXXIV. 33.
—, Myosarcoma striocellulare VI. 282.
—, Schleimhaut derselben XXXVIII. 119. 195.
—, Zottengeschwulst derselben XLVIII. 565.
Nierencentrum XL. 158.
Nierencysten XI. 549.
Nierenepithelien, anämische Nekrose XXIII. 310.
Nieren-Erkrankungen, Harnsäureausscheidung XLIII. 337.
Nieren-Geschwülste s. Hypernephrome.
— XLIII. 278.
— aus aberrirten Nebennierenkeimen XXVI. 191.
—, primäre XLII. 164. XLV. 113.
Nieren-Mykose bei Diabetes XXXVII. 486.
Nieren-Regeneration bei Infarcten XLVI. 297.
Nieren-Schrumpfung bei Bleivergiftung XXXIV. 541.
Nieren-Strumen, Lecithingehalt L. 417.
Nierenvenen-Tuberkel VIII. 221.
Nieren-Veränderungen bei Diabetes mellitus XIV. 400.
Nieren-Verlagerung, congenitale XLVI. 414.
Niese-Centrum XL. 158.
Nitrate in Thieren und Pflanzen I. 175. V. 187.
Nomenclatur, medicinische XVI. 191.
Nonnengeräusch, pathologische Bedeutung für Anämie VII. 419.
Nuclein, Fähigkeit, H_2O_2 zu spalten XXXIII. 295.
Nucleus ambiguus XXXI. 78.
Nucleus caudatus, Function desselben VI. 258.
— lateralis medius XXXI. 78.

O.

Oberschenkel, Angiom desselben XI. 211.
Oberkiefer, Tumoren XLII. 503.
Ocularmikrometer XI. 378.
Oculomotorius-Lähmung nach Typhus XLV. 165.
Oedem des Larynx XXXIX. 117.
— durch Stauung XLI. 398.
Oesophagitis dissecans XXXIII. 250.
Oesophagus, Divertikel XLI. 115.
—, Epithel XXXIII. 250.
—, Flimmercyste XLIII. 170.
—, Fremdkörper XXVI. 415.
—, Mündung in die Trachea XIV. 553.
—, Soor IX. 352.
Oesophagus-Krebs, Perforation in die Aorta XVII. 221. XXVI. 407.
— mit Uebergreifen auf's Herz XVIII. 69.
Oesophagus-Schleimhaut, Abstossung bei Schwefelsäurevergiftung XLIV. 405.
Ohr s. Acusticus, Cholesteatom, Gehörzähne, Labyrinth, Nervus acusticus.
Ohr, Hautauswüchse in der Gegend XXI. 55.
—, Einfluss des Chinins IX. 21.
— der Pankratiasten I. 387.
Ohrenheilkunde, Lehrbuch XIII. 395.
Ohr-Fisteln XXI. 55.
Ohr-Läppchen, abnorme Spaltung XIX. 241.
Ohr-Muschel, Warze in der Nähe XII. 569.
Ohrpolypen mit Lymphomen, Cysten und Riesenzellen XXXIII. 387.

Oidium albicans s. Soor.
— — und lactis III. 393. XLVI. 65.
Okularmikrometer, neuer XI. 378.
Oligodynamische Erscheinungen an pflanzlichen und thierischen Zellen XLVII. 293.
Onychia maligna, Beziehung zur Tuberkulose VIII. 382.
Opiansäure XLII. 360.
Opium, Wirkung auf den Darm XXIII. 593.
Orbita, Melanosarcom XLIII. 324.
—, Rhabdomyosarcom XX. 536.
Orcein zur Doppelfärbung V. 169.
Organisation der Thromben XXX. 93.
— des marantischen Thrombus IX. 288.
Os centrale carpi ulnare VII. 492.
Osmiumsäure zur Fixirung der Zellen XIII. 410.
Osmotische Spannkraft in den medicinischen Wissenschaften XL. 503.
Os multangulum minus bipartitum X. 551.
Ossa s. Knochen.
— sesamoidea des Menschen XLVIII. 560.
Ossiculum carpi supernumerarium II. 535. X. 548.
Ossification s. Knochenbildung.
—, bewegliche im Sinus tarsi XIII. 533.
— bei Cretinen XLIX. 155.
— des Schädels XLV. 481.
Osteo-Arthropathie XXXV. 1.
Osteochondritis syphilitica XLVIII. 140. 209.
Osteochondrosarcoma der Mamma XLVIII. 449.
Osteogenesis imperfecta XV. 356.
Osteoklasten XLII. 447.
Osteom der Highmoreshöhle XXIX. 214.
—, diffuses in den Lungen I. 156.
Osteomalacie, physiologische der Schwangeren XLVII. 341.
Osteophyten des Schädels in der Schwangerschaft XLVII. 341.
Osteopsathyrosis XXXI. 223.
Ostitis deformans XIX. 542.
—, primäre sarcomatöse mit Rückfallfieber XXXVII. 280.
Othämatom bei Ringkämpfern I. 387.
Ouabeïn, Wirkung desselben XXXIV. 231. XXXVI. 83. 403.
Ovarial-Cysten, seltene, IV. 489.
Ovarial-Kystome, multiloculäre XLIV. 498.
Ovarial-Teratom, solides XXXIII. 165.
— mit augenähnlicher Bildung VII. 515. VIII. 216.
— mit einer Mamma VII. 505.
Ovarien s. Corpus luteum, Geschlechtsdrüsen, Graaf'sche Follikel.
—, compensatorische Hypertrophie XX. 258.
—, Geschwulstmetastase XVII. 30.
—, Angioma cavernosum XXXVII. 175.
—, Dermoidcyste mit Zähnen XV. 493.
—, — mit carcinomatöser Degeneration XLVII. 99.
—, Fibromyxom XXIX. 450.
—, Hyalin darin XXX. 377.
Ovum humanum simplex gemelliferum VIII. 133.
Oxalsaure Steine, Härte derselben XXXI. 184.
Oxalsäure und ihre Derivate, Wirkung auf die Niere XLVIII. 366.
Oxydation im Organismus unter dem Einfluss von Alkalien XVII. 581.
Oxydationsferment der Gewebe XLVII. 1.
Oxyhämoglobin in der Galle XXIII. 33.
Ozon IV. 203.

P.

Pacchioni'sche Granulationen XIX. 60.
Pachyacrie s. Acromegalie.
Pachydermie, Beziehung zum Carcinom XXI. 378.
Pachydermia laryngis XVIII. 320. XXX. 307.
— mucosae XVIII. 391. XIX. 326. XX. 273.
— verrucosa XVIII. 536.
Pachymeningitis, Histologie XXIX. 1.
Pankratiasten - Ohren I. 387.
Pankreas, Adenin in demselben VII. 207.
—, Bindegewebe desselben XLIII. 111.
— bei Fettgewebsnekrosen XXII. 252.
—, Grösse, Gewicht XI. 269.
—, physiologische Regeneration X. 155.
Pankreas-Cyste XX. 230.
—, Anatomie und Aetiologie XXXVII. 348.
Pankreas - Diabetes XLVIII. 43. XLIX. 194.
Pankreas - Flüssigkeit, giftige Wirkung XXII. 376.
Pankreas-Krankheiten und Ileus VI. 303.
Pankreas - Verdauung bei Anwesenheit von Saccharin V. 46. X. 613.
Pankreatitis durch Pfortaderthrombose XXIV. 246.
Papilläre Wucherungen auf Wundflächen XLIX. 307.
Papillarkörper, Veränderung durch Dehnung XX. 182.
Papillen der Stimmbänder XVII. 531. XIX. 326.
Papilliformes Atherom des Rückens XXXVI. 523.
Papillom s. Zottengeschwulst.
— der Harnblase und des Uterus XXX. 463.
— der Trachea XXIX. 413.
— des IV. Ventrikels XIX. 60.
Paracasein, Löslichkeit im künstlichen Magensaft XLIX. 51.
Paradoxe Embolie s. retrograder Transport, rückläufig.
— — XXIV. 385. XXV. 205.
Parästhesie bei Beri - Beri XXIII. 280.
Paraldehyd, Wirkung auf Eiweiss XX. 121.
Paralysis agitans, Anatomie XXV. 287.
— —, myographische Studien VIII. 45.
—, aufsteigende Degeneration im Rückenmark XXXI. 573.
— progressiva, tumorartige Missbildung des Rückenmarks XXX. 444.
Paralytische Anfälle, anatomische Grundlage XXIV. 377.
Paranoia, Nervensytem dabei XXXVIII. 443.
Parasitäre Aneurysmen XI. 405. XIII. 505.
— Zelleinschlüsse in Sarcomen XXXIII. 464.
Parasiten s. Entozoen, Mikroorganismen.
— des Blutes XX. 541. XXI. 359.
— der tropischen Malaria XXXI. 181.
—, Riesenzellen in deren Umgebung XXXVIII. Suppl. 118.
Parasiten-Eier in fibrösen Tuberkeln XVI. 310.
Parenchym, die Rolle desselben bei der Entzündung XLIX. 381.
Paroophoron in den Uterusrand XLII. 193.
Pascha-churda XV. 264.

Patella, Genese, congenitaler Mangel und rudimentäre Bildung XXIV. 358.
Patellarreflex, Fehlen desselben bei Neuritis diabetica XXVII. 1.
— bei Tabes dorsualis cervicalis XXV 25.
Pathologie als biologische Wissenschaft L. 1. 4.
— und Descendenz III. 1. 205. 413.
—, historisch-geographische IV. 552.
—, vergleichende, der schwarzen Rasse in Kamerun XLVI. 486.
Pelomyxa XLI. 209.
Pemphigus s. Dermatitis bullosa.
Penis s. Cavernitis.
—, congenitaler Mangel XXI. 604. XXXIII. 181.
— -Carcinom XLIX. 307.
Pentaglykosen im Organismus XXIX. 401. XXXII. 368. XXXIV. 361.
Pental, Giftwirkung XXXIII. 30.
Pentastomen bei Hämoglobinurie XV. 81.
Pentosen s. Pentaglykosen.
Pepsin, Ausscheidung XXI. 554.
—, Wirkung auf die Temperatur XXI. 1. XXII. 375.
Pepsin-Verdauung, beeinflusst durch Chloroform XXX. 497. XXXIV. 519.
—, Einwirkung der Säuren dabei XXXVII. 597.
— des Eiweiss L. 260.
Pepton im Magen I. 325.
Peptongehalt der Organe I. 316.
Pepton-Lösungen, Verhalten zu Leukocyten XXXVII. 476.
Peptotoxin XXIV. 409.
Percussion XXX. 318.
Perforation des Darms XLIII. 187.
Pericardium s. Epicard.
Pericardium, Diagnose beginnender Flüssigkeits-Ansammlung XXX. 418.
Pericardium, Melanose desselben XLVII. 418
Pericarditis XLV. 279. XLVI. 193.
— mycotica XLVI. 233.
Perichondritis der Nasenscheidewand XX. 497.
Perihepatitis, Histologie XXIX. 1.
Peristaltik s. Darmbewegung.
— des Darms XIX. 168.
— —, Entstehung XVIII. 19. XXII. 1.
—, Erhöhung durch Mittelsalze IV. 434.
— des Ureters XXXIV. 33.
Peritheliom des Augenlides XLVIII. 428.
Peritonäum bei Extrauterinschwangerschaft XXIII. 103.
—, Resorptionsfähigkeit XLII. 327.
Peritonitis XLI. 266. XLV. 279. XLVI. 193.
—, Aetiologie XVII. 469.
—, Beziehung zur Pleuritis XXXVIII. 482.
— durch eingeklemmte Hernien XX. 7.
—, eitrige, Histologie XXVII. 96.
—, Entstehung XVI. 116.
—, experimentelle Untersuchung XIX. 342.
— bei Influenza XXXIX. 406.
— der Neugebornen XXVI. 485.
— tuberculosa, Pathogenese XXVII. 121. XLVIII. 243.
Perityphlitis XXXIX. 20. XLI. 266.
Perlgeschwulst s. Cholesteatom.
Peromelia partialis V. 83.
Perspiration in den Tropen XL. 125.
Pes equinus XXXIX. 16.
— varus bei Spina bifida VII. 494.
Pest s. Bubonenpest.
— in Siam XL. 327.
Pestbacillus, histologische Veränderungen durch denselben L. 343.

Petrification s. Verkalkung.
Petroleum, Vergiftung durch die Haut und vom Magen XII. 35.
Peyer'sche Haufen, Zahl derselben im Darm I. 135.
Pfeilgifte XXXIV. 231. XXXVI. 83. 403. XXXVIII. 283.
Pferd s. Acne contagiosa, Brustseuche, Pseudohypertrophie.
Pflanzliche Parasiten s. Mikroorganismen.
Pfortader, Thrombose mit Pankreatitis XXIV. 246.
—, Verkalkung XLII. 547.
Phagocyten, Thätigkeit bei der Resorption XLII. 327. XLIII. 99.
Phagocytose I. 1. VII. 209. VIII. 494. IX. 365. X. 313. XIII. 63. XIV. 465. XV. 108. 264. XXV. 415. XXVI. 1.
— in Abscessen XVI. 116.
— beim Rückfalltyphus IX. 176.
— s. Riesenzellen.
Pharmakologische Wirkung verschiedener Stoffe s. Therapie, Vergiftung.
Pharynx, acute infectiöse Phlegmone desselben XXVI. 438.
—, behaarte Polypen XI. 176. XV. 242.
Pharynx-Divertikel XVII. 108.
Pharynxwand bei Lepra XXIX. 110.
Phlebectasie s. Varicen.
— an der Pulmonararterienklappe im rechten Vorhof XV. 55.
Phlebitis, experimentelle XLI. 526.
Phlebolith XXXI. 183.
Phlebosklerose, Beziehung zur Arteriosklerose XII. 403.
Phlegmone, acute infectiöse des Pharynx XXVI. 438.
—, Histologie derselben XXVII. 96.
— des Larynx XXXIX. 117.
—, metastatische, Histogenese XXII. 357.
Phosphor, Einwirkung auf die Leber XV. 216.
—, — auf das Rückenmark II. 286. 299.
—, — auf das Wachsthum der Knochen XLIV. 94.
—, Thrombose dadurch XVII. 288.
Phosphorgehalt des Blutes bei Krebskranken XXXIX. 385. XLVI. 424.
Phosphor-Hepatitis, Genese X. 502.
Phosphor-Vergiftung, Einwirkung auf die Gaglienzellen VII. 1.
Photographie s. Mikrophotographie.
—, Methode zur Maassbestimmung der Zellen XXXIII. 79.
Photoxylin als Einbettungsmittel VIII. 217.
Phrenicus, Wirkung der Durchschneidung desselben XIII. 10.
Phthise s. Lungenphthise.
—, Beziehung zu Herzfehlern XLIV. 159.
— und Tuberculose I. 1.
Phymatorhusin VII. 250.
Physiologische Abweichungen in den Tropen XV. 345.
Pia mater, Cholesteatom XLII. 429.
— —, Sarcom XXXIX. 213.
Pigment s. Bilirubin, Blut, Chromogene, Farbstoff, Haarzunge, Hämochromatose, Hämoglobin, Harnfarbstoff, Hippomelanin, Indigoroth, Melanin, Melanosarcom, Naevi pigmentosi, Oxyhämoglobin, Phymatorhusin, Siderosis, Urobilin, Vitiligo.
— im Blut durch Parasiten XXI. 359.
— in Gehirnblutungen XXX. 29.
—, grünes durch Bacillen XVI. 266.
—, hämatogenes und autochthones XV. 397.
— der Haut, normales und pathologisches XXXV. 479. XXXVI. 21.

Pigment in Hautwarzen XLII. 407.
— bei Morbus Addisonii XIV. 65.
— und Keratohyalin XVI. 484. XVII. 433.
—, melanämisches XVI. 318.
— im Melanosarcom XVII. 427.
— in der Muscularis des Darms XXXVI. 482.
— in den Nebennieren VIII. 446.
— in Pankreascysten XXXVII. 348.
—, pathologisches XI. 25.
— in einem Staphyloma posticum XXXVIII. 554.
— in den Zwischenzellen des Hodens XLII. 538.
Pigment-Bildung in der Cornea I. 193.
— — in melanotischen Geschwülsten VI. 515.
Pigment-Degeneration der Nervenzellen XXXII. 1.
Pigment-Frage XVIII. 197.
Pigment-Gehalt der Milz XXIV. 1.
Pigment-Metamorphose der rothen Blutkörperchen XXVI. 160.
Pilocarpin, Einwirkung auf die Harnsecretion VII. 291.
Pilze s. Mikroorganismen.
— beim weissen Infarkt der Placenta XLI. 279.
— im Blute Eklamptischer XLI. 271.
Piperacin, Einwirkung auf die harnsaure Diathese XXXVII. 51.
Piperidin, pharmakologische Wirkung XXII. 116.
Placenta, Entwickelung derselben XXXIII. 207.
—, Gefässe und weisser Infarkt XV. 505.
— bei Graviditas extrauterina VII. 72.
—, Tumor derselben XLII. 531.
—, weisser Infarkt VI. 342. XX. 460. XLI. 279.
— bei Zwillingsschwangerschaft VIII. 133.
Plagiocephalus XXII. 528.
Plasmazellen in Granulationen L. 197.
Plasmodien bei Beri-Beri XLI. 401.
— der Malaria IV. 319. XXXIX. 80.
Plasmolyse XL. 503.
— bei Algen XLVII. 293.
Plasmoschise bei Algen XLVII. 293.
Plattenepithel im Mastdarm XL. 524.
Plattenepithelkrebs, beginnender XVII. 209.
Platyknemie XLII. 557.
Plethysmographische Untersuchungen der Athembewegungen XXXII. 408.
Pleura s. Empyem, Pneumothorax.
—, Druck in derselben XLIII. 399.
—, — — — bei Ventil-Pneumothorax XXXI. 370.
—, Flimmercyste XLIII. 170.
—, Flimmerepithelcyste XLIII. 416.
—, Resorption corpusculärer Elemente XII. 97. 282.
— -Erguss, Resorption IX. 121.
— -Höhle, Druck darin XXVI. 517.
— -Sarcom XVII. 427.
Pleuritis XLV. 279. XLVI. 193.
—, Chemie des Exsudates XXXI. 274.
— fibrinosa XLIV. 201.
— haemorrhagica nach Thrombose der Vena azygos II. 345.
—, Histologie XXIX. 1.
—, Beziehung zur Peritonitis XXXVIII. 482.
—, Ursachen des plötzlichen Todes dabei XI. 486.
Pleuritische Adhäsionen durch Tuberculose XXXIV. 151.
— Ergüsse, Wirkung auf den Blutdruck V. 215.
— Exsudate, Beweglichkeit XVI. 457.
Plexus solaris bei Addison'scher Krankheit XIV. 65.
Plumbum aceticum, Wirkung auf die Gefässe XVI. 220.

Plutonis et Harpagi Dialogus XVII. 192.
Pneumometrie XLIX. 266. 460.
Pneumonie, chemisches Verhalten des Blutes bei derselben XLVI. 424.
—, chronische, Histogenese XXXVI. 311.
—, fibrinöse, Histologie derselben XXXVI. 345.
—, —, Uebergang in käsige Hepatisation XXVII. 376.
—, Beziehung zu incarcerirten Hernien XXIII. 335.
—, Einfluss auf den Magen XVIII. 361.
— nach Masern und Keuchhusten XVII. 452.
— in Kamerun XXXIX. 539.
— in Siam XL. 327.
—, ossificirende I. 156.
—, septische beim Neugebornen XXIII. 70.
—, Stoffwechsel dabei XLIII. 1.
— -Diplococcus, Localisation desselben XX. 94.
Pneumonokoniose durch Thomasphosphat XXXVIII. 42.
Pneumothorax s. Ventilpneumothorax.
— L. 151. 583.
—, Einwirkung auf die Circulation V. 215.
—, experimentelle Studien XLV. 562.
—, traumatischer XXIII. 197. XXIV. 265.
Pocken s. Variola.
— in Kamerun XXXIX. 539.
— in Siam XL. 327.
— -Pusteln, bakteriologische Untersuchung VI. 296.
— —, Mikroorganismen darin VIII. 344.
Polarisation des Protoplasma XLI. 216.
Polyarthritis, Stoffwechsel dabei XLIII. 1.
Polycystom der Mamma XIII. 536.
Polydactylie III. 413. XIX. 566. XLII. 380.
—, Theromorphie oder Missbildung? XXV. 453.
Polymastie s. Mamma.
Polyneuritis s. diphtherische Lähmungen.
— diphtherica XXIV. 546.
— recurrens XXIII. 166.
— toxica XV. 534.
— in den Tropen XLI. 401.
Polyp des Uterus mit Tuberkeln XV. 66.
Polypen s. Hyalin.
—, behaarte des Rachens XI. 176. XV. 242.
— des Darms XLIII. 187.
— der Highmoreshöhle XXIX. 214.
Pons-Tumor XLVI. 509.
Porencephalie II. 13. XLV. 481.
Postgeneration der fehlenden Körperhälfte bei Hemiembryomen XIV. 113. 246.
Posticus-Lähmung der Stimmbänder II. 301.
Praeputium, Mangel, erblicher bei den Juden XVI. 539.
Priapismus bei Lymphosarcom XLIV. Suppl. 1.
Processions-Raupe, Beziehung zu Urticari XXV. 220.
Processus vermiformis s. Wurmfortsatz.
Prodigiosus - Nephritis XXXVIII. 521.
Prodyme, Brüder Tocci III. 427.
Prognose und Diagnose des Carcinoms XI. 1.
Proliferation bei der Entzündung XLIX. 381.
Prostata, Beziehung zum Harnblasenverschluss L. 111.

Prostata, Corpora amylacea derselben XXIX. 513.
—, Hypertrophie XXVI. 139.
—, — des mittleren Lappens XXXV. 224.
—, Krystalle XXXI. 183. XLV. 316. 644. XLVI. 362.
—, Regeneration, physiologische X. 155.
Proteinmehl XXX. 529.
Proteus Hauser's VIII. 30.
Protoplasma, Bewegung XLI. 216.
—, Nekrose XLI. 209.
Protozoen als Geschwulsterreger XLVII. 536.
— in Pseudotumoren XLVII. 536. L. 432.
—, Beziehung zu Beri-Beri XXXII. 61.
Psammom XLIII. 196.
Pseudo-Anencephalie bei einem jungen Embryo XLVII. 149.
Pseudo-Bulbärparalyse XXIV. 334.
Pseudo-Ephedrin XXIV. 75.
Pseudo-Hermaphroditismus masculinus XXVI. 420.
— — completus IV. 81.
Pseudo-Hypertrophie, fibroide der Musculatur IX. 144.
Pseudo-Leukämie s. Lymphoma malignum.
— XLIV. Suppl. 1.
—, Uebergang in Leukämie XIV. 461.
Pseudo-Melanose XI. 25.
Pseudo-Membranen, Gefässneubildung darin XXXII. 446.
Pseudo-Pepton L. 260.
Pseudo-Tuberculose der Kaninchen III. 488.
Pseudo-Tumoren im Froschmagen XLVII. 536. L. 432.
Psorospermien s. Miescher'sche Schläuche.
Psychologie, internationaler Congress XLII. 563.
Psychose, erbliche VIII. 267.
— im Puerperium XXX. 453.
— in Siam XL. 327.
Ptomainämie XXXVII. 264. XXXIX. 25.
— bei Eklampsie XXVII. 33. XXIX. 40.
Ptomaine s. Tetanin, Cadaverin.
— im Blut bei Hautverbrennung XXXI. 436.
—, Uebersicht XV. 483.
Ptyalin, Ausscheidung XXI. 554.
— im Harn IV. 42.
Puerperalfieber, Intrauterin-Injectionen dabei VI. 451. VII. 185.
Puerperal-Eklampsie s. Eklampsie.
Puerperal-Psychosen, pathologische Anatomie XXX. 453.
Puerperium s. Osteophyten.
—, Involution der Uterusmusculatur XLI. 72.
—, Uterusschleimhaut dabei XLII. 474.
Pulmonalarterie, ein congenitales Netzwerk darin XV. 58.
— -Klappen, Pathologie XIX. 271.
Puls bei Beri-Beri XXIII. 280.
— im Hungerzustand XXXI. Suppl.
— bei einer Reise um die Erde XXXIV. 365.
— -Geschwindigkeit bei Circulationserkrankungen und Intoxicationen II. 565.
Pulsus paradoxus V. 215.
Pupillen-Centrum XL. 158.
Pupillen-Reaction bei Hydronaphthylamin XV. 14.
Purgantia s. Mittelsalze.
Pyämie, Mikroorganismen in der Leiche XXIII. 1.
— mit Pneumonie-Coccus XX. 94.
— bei jungen Säuglingen XV. 460.
Pycnose, Verdichtung des Kernchromatins XXXVIII. Suppl. 1.
— XLIV. Suppl. 72. L. 444.

Pyelitis follicularis XVI. 516.
Pylorus, Fibroadenom XLI. 226.
—, fibroide Entartung XVIII. 187. 349.
—, Verstopfung durch Sarcina ventriculi VII. 198.
—, Hypertrophie, stenosirende XXXII. 290.
—, Stenose, angeborne II. 413. XXXIII. 198.
—, Tumoren beim Frosch XLVII. 536. L. 432.
Pyocyaneus-Nephritis XXXVIII. 521.
Pyosalpinx VIII. 165.
Pyrese, Experimente XXIII. 118. 388.
Pyretische Methode XXXI. 1.
— Versuche XXXI. 3. 5.
Pyridin, pharmakologische Wirkung XXII. 116.
Pyrodin-Vergiftung XVII. 417.

R.

Rabies s. Wuthkrankheit.
—, Centralnervensystem dabei XXII. 29.
Rachen s. Pharynx.
Rachendiphtherie s. Diphtherie.
Rachitis II. 593.
—, angeborne XLVIII. 140. 209.
—, fötale XV. 356.
—, Beziehung zur Verkalkung der Knochen XLVII. 341.
—, locale Steigerung durch Suspension der Extremität XLI. 446.
Rachitische Verkrüppelung IV. 540.
Ranken-Neurom der Intercostalnerven XI. 60.
Raupen-Haare, als Ursache für Urticaria XXV. 220.
Recreation der Leber XVIII. 209. XIX. 193. XXXVIII. Suppl. 81.
Rectum, Carcinom mit Metastase in den Oberschenkel XLVII. 129.
—, Perforation durch ein Mesenterialsarcom XV. 60.
Recurrens, Febris s. Rückfalltyphus.
—, pathologische Anatomie XIII. 421.
Recurrens N., Lähmung, Einwirkung auf das Stimmband XX. 437. XXIV. 217. XXVI. 271. XXVIII. 48.
Reducirende Substanzen im Harn bei Diabetes VII. 99.
Reflexa, Bildung derselben XXIV. 522.
Regeneration des Blutes XLIII. 225. 475.
— — — in den Tropen XXVI. 113.
— der Drüsenzellen X. 155.
— der Federn I. 389.
— des Fettgewebes XXVIII. 58.
— der Hornhaut XXVIII. 251.
— der Lymphdrüsen XX. 294.
— der Milz XLI. 201.
—, Mitosen dabei III. 275.
— der Muskeln XXV. 520. XXVIII. 445.
— der Nerven XLIII. 133.
— der Niere bei Infarkten XLVI. 297.
— der Schilddrüse XVII. 151.
— des Sehnengewebes XXV. 252. XXXV. 308.
— der Uterusschleimhaut XLII. 474.
Reimer, Ernst, Nachruf L. 388.
Reinke'sche Krystalloide XLV. 316. 644. XLVI. 362.
Reiskörper-Bildung in Sehnenscheiden und Gelenken XIV. 186.
Reiskörper-Hygrome XXXV. 394.
Reiz und Reizbarkeit III. 1. 205. 413.
Reizbarkeit, chemische, thierischer Zellen XXVIII. 98.
— der Zellen XXVI. 1.
Reizung, elektrische des Darms XIX. 168.
Ren mobilis XLI. 270.
— —, Einwirkung auf die Magenfunction XLVIII. 243.
Reproduction von Illustrationen XV. 557.

Resorcin gegen Leichengift XXII. 376.
—, Wirkung auf Hühnereiweiss XIX. 191.
— -Behandlung des Keuchhustens XV. 554.
Resorption corpusculärer Elemente durch Lunge und Pleura XII. 97. 282.
— vom Darm XXIII. 230. 484.
— der Fette nach Ausschluss der Galle XXII. 302.
— von der Gallenblase aus XXIV. 176.
— von Knochen XXXI. 40.
— unter dem Einfluss der Nerven XXXVIII. 364.
— von Oedemflüssigkeit XLI. 398.
— durch das Peritonäum XLII. 327.
— nicht eitriger Pleuraergüsse IX. 121.
— transplantirten Knochens XXIV. 97.
— durch das Zwerchfell XLIII. 99.
Resorptions-Tüchtigkeit bei Magen- und anderen Krankheiten XLVIII. 1. 243.
Respiration s. intratrachealer Druck, manometrische Druckbestimmungen.
—, Centrum derselben XXXI. 78.
Respirations-Methoden, künstliche XLIX. 266. 460.
Respirations-Organe, Erkrankungen in Aegypten XIII. 361.
Respirations-Wege bei Influenza XXXIX. 406.
Respiratorischer Stoffwechsel im Hungerzustand XXXI. Suppl.
Retina s. Netzhautcirculation.
—, Gliom XXIII. 429.
Retinitis albuminurica III. 244.
Retrograder Transport s. paradoxe Embolie, rückläufig.
— — XXIV. 385. XXV. 205. 495.
Rhabdomyom, Casuistik XXX. 249.
— der Niere XLV. 147.
— der Nierengegend XL. 493.
Rhabdomyosarcom der Orbita XX. 536.
Rhachischisis s. Spina bifida.
Rhachitis s. Rachitis.
Rheumatismus XLVIII. 285.
Rhinosklerom, hyaline Degeneration L. 247.
Richet'scher Canal s. Canalis.
Riesenwuchs s. Acromegalie.
—, angeborner XXXIX. 104.
—, halbseitiger XXXIII. 440.
Riesenzellen XLII. 447.
— bei einem Atherom XXXVI. 523.
— im Carcinom XLI. 153.
— — bei gleichzeitiger Tuberculose XLVIII. 435.
— bei Cavernitis XVIII. 161.
— und elastische Fasern XV. 264.
— Entstehung XXIX. 450. XXXII. 502.
— — aus Endothelien XLIV. 289.
— — in Tuberkeln L. 197.
— —, — des Ependyms L. 305.
— neben einer Epithelcyste XLIV. 276.
—, epitheliale bei Pneumonie XVII. 452.
— durch Fremdkörper XXXVIII. Suppl. 118.
— in Granulationsgeschwülsten XXXVI. 245.
— in der Umgebung von Haaren XXV. 520.
— des Knochenmarks, Theilungsvorgänge VI. 354.
— in Lymphomen der Lunge II. 452.
— in einem Mamma-Tumor XLVIII. 449.
— in Ohrpolypen XXXIII. 387.
— als Phagocyten XV. 108. XXXVIII. Suppl. 118.

Riesenzellen bei Peritonitis XLVI. 35.
— in Sarcomen VII. 393.
— in syphilitischen Granulationsgeschwülsten der Nase XLVII. 23.
— bei Tendovaginitis XXXV. 394.
— in Tuberkeln XLIII. 574. XLIV. Suppl. 72. s. Tuberkel unter Entstehung.
— — als Phagocyten XIII. 63.
— bei Tuberculose XLI. 414.
— unter dem Einfluss von Tuberculin XLIV. Suppl. 123.
— in der Uterusmusculatur XLI. 72.
— Embolien in der Lunge XXXIV. 11.
— -Sarcom des Endometrium XXIV. 507.
Rotz-Meningitis XXX. 361.
Rückenmark s. Atlas-Ankylose, Ataxie, Brechcentrum, Centralnervensystem, Degeneration, Ganglienzellen, Gewebs-Transposition, Golgi-Präparate, Medullarplatte, multiple Sklerose, Muskelatrophie, Myelitis, Myofibrolipom, Nervensystem, Paralysis agitans, Puerperal-Psychosen, Pneumothorax, Sklerose, Spina bifida, spinale Kinderlähmung, Syringomyelie, Tabes, Vorderseitenstrang-Reste, Wuthkrankheit.
— bei Arsenvergiftung II. 286. 299. XIII. 385.
—, Bakterien und Toxine darin L. 33.
— bei Chorea XXXIX. 303.
—, combinirte Erkrankung der Stränge XXVII. 18.
—, Veränderungen durch Compression XXII. 56.
—, embryonales mit Höhlenbildung XLI. 391.
—, Heterotopie XLIII. 639.
Rückenmark bei diffuser Hirnsklerose XIV. 154.
— bei Lepra anaesthetica XXVIII. 215.
— eines Mikrocephalen XXVIII. 497.
—, multiple Neurome XLVII. 180.
— bei Phosphor II. 286. 299.
— bei Spina bifida XL. 47.
—, Wirkung der Schlangengifte XXII. 201.
—, tumorartige Missbildung XXX. 444.
Rückenmarks - Compression XLIX. 526.
Rückenmarks - Erschütterung XXII. 326. 470.
Rückenmarks - Krankheiten, Beziehung zur Myositis ossificans XXXIX. 193.
Rückenmarks-Verletzung durch Stich XXII. 496.
Rückfallfieber bei sarcomatöser Ostitis XXXVII. 280.
Rückfalltyphus, Phagocytose dabei IX. 176.
Rückgrat, Fractur XXXIX. 23.
Rückläufige Embolie XXV. 495.
Rückläufiger Transport s. paradoxe, retrograde.
— — XXIV. 385. XXV. 205.
Ruhr s. Dysenterie.
Ruptur-Aneurysma XII. 259. XIII. 244. 505.
Russel'sche Körperchen XXXII. 427.

S.

Saccharification in den Geweben XXXI. 26.
Saccharin, Verhalten im Organismus V. 46. X. 613.
—, Zusammensetzung und Wirkung XX. 325.
Saccharomycosis XLIV. 360.
— hominis XL. 23.

Sacralgeschwülste, angeborne I. 37.
Sacrococcygealgegend, Geschwülste IX. 9.
Säuren des Magens, Einwirkung bei der Pepsinverdauung XXXVII. 597.
— bei Einführung von Kohlehydraten XI. 414.
—, organische, Einwirkung auf die Stärkeumwandlung durch Speichel XXII. 271.
Salicylsäure als Antisepticum XII. 341.
Salicylsaures Natron, Einwirkung auf Eiweissumsatz XIII. 134. 394.
— —, — auf die Magenverdauung II. 360.
Salol, Einwirkung auf Eiweissumsatz XIII. 134. 394.
Salpeter, Einwirkung auf die Harnsecretion VII. 291.
Salpetersäure im Harn I. 175.
Salpingitis catarrhalis purulenta VIII. 165.
Salzlösungen, concentrirte, Wirkung derselben XXII. 100.
— Einwirkung auf rothe Blutkörperchen XLI. 230.
Salzsäure, Bindung durch Amidosäure XXVII. 501.
— im Magen I. 325.
—, freie und gebundene XXII. 235. XXVII. 501.
— -Bestimmung im Mageninhalt XXVIII. 408. XXIII. 292.
— -Reaction bei Magenkrankheiten XLVIII. 1. 243.
— -Secretion bei Dyspepsia nervosa XXX. 1.
Samenblase, Missbildung IV. 10. 15. XLV. 180.
Sandkörper, Struktur und Entstehung XLIII. 196.
Sanduhrmagen XI. 387. XXXX. 459. XXXIV. 181.
Sarcine, Verstopfung des Pylorus VII. 198.
—, Einfluss der Hitze II. 81.
— bei Lungengangrän XLI. 28.
Sarcom des Brustbeins, Amyloid darin XL. 249.
— des Gehirns, Kernveränderung in demselben XLIX. 197. 590.
— der Harnblase XLVII. 119.
— des Hodens bei Cryptorchismus XXVI. 420. XLII. 538.
—, primäres der Knochen mit Rückfallfieber XXXVII. 280.
— der Lunge XLII. 89. 90.
—, primäres des Magens XXXIII. 183.
—, — der Milz L. 324.
— der Nebenniere III. 244.
— der Niere XLIII. 281.
— des Oberkiefers XLII. 503.
— der Pia mater XXXIX. 213.
— der Pleura XVII. 427.
— der Scheide, primäres XI. 449.
— der Schweineniere XVII. 422.
— der Speicheldrüsen L. 73.
—, traubiges der Cervix uteri XXVII. 305.
— der Vagina bei Kindern XVII. 248. 262.
—, Beziehung zu Hautwarzen XLII. 407.
— und plastische Entzündung VII. 393.
— Metastasenbildung XX. 68.
—, hervorgegangen aus Neurofibromen X. 29.
—, Riesenzellen darin XXXVIII. Suppl. 118.
—, Rückfallfieber dabei XXVI. 312.
—, parasitäre Zelleinschlüsse XXXIII. 464.
Sarcosporidien s. Miescher'sche Schläuche.
— XXII. 552.
Sart'sche Krankheit XV. 264.

Scarlatina s. Scharlach.
Schädel, abnorme XXII. 528.
—, Entwickelung und Verhältniss zum Gehirn XLV. 481.
— Geisteskranker, Ausgüsse derselben XXVIII. 224.
— —, Capacität XXIV. 297. XXVIII. 224.
— -Defecte XVI. 261.
—, Difformität IV. 156.
Schädelskizzen XII. 535.
Schanker, gangränöser, Bacillus desselben XLV. 404.
Scharlach, Immunität I. 14.
— in Vera Cruz II. 467.
Schaumleber, Entstehung durch Anaëroben XXXIII. 308.
Scheidensarcom s. Sarcom.
Schienbein, Form desselben XLII. 557.
Schilddrüse s. Cretinismus, Myxödem, Struma, Thyreoidea.
—, Beziehung zum Myxödem XIV. 442.
— Exstirpation XLIII. 133.
—, Einfluss auf die Nerven XXVIII. 290. 318. 369.
— Verhalten des Centralnervensystems XXXIII. 481.
—, Einfluss auf das Wachsthum XLIX. 341.
—, Hyalin darin XXX. 377.
—, Morphologie III. 131. 215.
—, normale und strumöse des Menschen und des Hundes XXXVI. 170.
—, physiologische Bedeutung L. 271. XLIV. Suppl. 224. 253. 281.
—, Regeneration XVII. 151.
—, Tuberculose IV. 58.
—, Verhalten bei Icterus XLIX. 202.
—, Zellknospen in den Arterien XXXVII. 330.
Schimmelpilze s. Mycosis.
Schlangenbiss, Behandlung durch Strychnin XIII. 393.
Schlangengift XXII. 201.
Schleimbeutel s. Hygrome.
Schleimdrüsen, physiologische Regeneration X. 155.
Schleimhaut des Larynx XVIII. 137. 320. 370. 376. 381.
— der Zunge, Erkrankung XVIII. 46.
— -Verhornung XVIII. 391. XIX. 326. XX. 273.
Schleimige Gewebe, Histologie XXIX. 450.
Schluckbewegung, Verschluss des Kehlkopfes dabei IV. 444.
Schlummerzellen XXV. 252. XLIV. 1. 201. XLV. 279. XLVI. 193. XLVII. 217. XLIX. 1. 377. 591.
— im Bindegewebe XXVII. 96. XXXVII. 25.
— im Carcinomstroma XXIX. 77. XXXIII. 147. XXXV. 433. XXXVII. 568.
— bei Endocarditis XXXIX. 59.
— im Fettgewebe XXVIII. 58. XXXVI. 159.
— in der Haut bei Schnittwunden XXXIV. 401.
— in der Hornhaut XXVIII. 251. XXXVII. 77.
— im Knorpel XXXI. 234.
— in quergestreiften Muskeln XXVIII. 445.
— im Schleim und gallertartigem Gewebe XXIX. 450.
— im Sehnengewebe XXXV. 308.
— der serösen Häute XXIX. 1.
Schnecke s. Ohr.
Schrumpfung s. Lunge.
Schutzimpfung gegen Diphtherie XIX. 460.
Schwangerschaft s. Graviditas, Puerperium.
—, Arterien und Venen des Uterus XXXI. 509.

Schwanzbildung s. Hypertrichose.
— beim Menschen IV. 531. V. 83.
Schwefel-Ausscheidung, abhängig vom Eiweisszerfall XXXVI. 195.
—, Bindung an Eiweiss XXXVIII. 560. 562.
—, Verhalten im Organismus XIX. 148.
—, — im Stoffwechsel XXV. 102.
Schwefeläther und Terpenthinöl gegen Gallensteine I. 430.
Schwefelkohlenstoff, Einwirkung auf den Blutfarbstoff XLV. 188.
— Melanose V. 486.
Schwefelsäure, Bildung im Organismus XXXVII. 381.
Schwefelsäurevergiftung XLIV. 405.
—, Einfluss auf die Nieren XXXI. 130.
Schwefelsaure Magnesia und Natron, Einwirkung auf die Magenverdauung II. 360.
Schwefelwasserstoff durch Harnbakterien XXXI. 210.
Schweiss-Centrum XL. 158.
Schweissdrüsen, Cylinderepitheliom XX. 561.
—, physiologische Regeneration X. 155.
Schweisssecretion in den Tropen XL. 125.
Schwellgewebe des Auges XXVI. 467.
Schwellung, trübe, bei der Entzündung XLIX. 381.
Schwimmhautbildung XXI. 600. XLVI. 163.
Schwindsucht s. Lungenphthise.
Schwitzen, Einfluss auf das specifische Gewicht des Blutes XLVI. 462.
Scrofuloderma, hyaline Degeneration L. 247.
Scrotum s. Hodensack.
—, Condylome XLIX. 307.
Secretion des Gefässendothels XL. 503.
— in Krebsen und deren Metastasen XLVIII. 43. XLIX. 194.
Sectionsmethode der Nasen-Rachenhöhle XXV. 410.
Segmentatio s. Fragmentatio.
— myocardii XXVIII. 185.
Segmentation der Zellen s. Mitose.
Sehhügel, Bedeutung derselben X. 102. 322.
Sehnen s. Hygrome.
— bei Lepra XXXI. 367.
—, Regeneration XXV. 252. XXXV. 308.
Sehnenfäden, anomale im Herzen XLV. 649.
Sehnenflecke, epicardiale XLVII. 207.
Sehnenriss des M. extensor pollicis longus II. 1.
Sehnenscheiden, communicirende der Zehen I. 245.
—, Reiskörperbildung XIV. 186.
—, Tuberculose und Syphilis XXXV. 394.
Seitenventrikel, Teratom darin VIII. 351.
Selbstdifferenzirung der Theile beim Embryo XIV. 113. 246.
Selbstfärbung zum Nachweis intravitaler Gefässverstopfungen XXI. 606. XXII. 574. XXIII. 564.
Sepsis, Mikroorganismen in der Leiche XXIII. 1.
— peritonäale XX. 7.
Septicämie, Beziehung zur Pest XLIX. Suppl.
—, spontane der Kaninchen XXI. 340.
Septische Totalnekrose der Muskeln XXVIII. 205.
Septum membranaceum cordis, Aneurysma XVIII. 57.
— -Defecte des Herzens XXVI. 323.
Serosa des Peritonäum, Bau derselben XLII. 327.

Seröse Haut, Elektrolyse XXXVIII. 371.
— —, Entzündung XXIX. 1. XLIV. 201. XLVI. 193.
— —, primäre Tuberculose derselben XXVII. 133.
Serotina, Bildung derselben XXIV. 522.
Serotinom XLII. 531.
Serum s. Diphtherieserum.
— -Dichte, beeinflusst durch Veränderungen der Haut und externe Medicamente XXX. 145.
Serumflüssigkeiten, Toxicität derselben XLIX. 405.
Serum-Therapie, Beziehung zur Cellularpathologie L. 4.
Sesambeine XLII. 557.
— des Menschen XLVIII. 560.
Siam, Klima und Krankheiten XL. 327.
Siderosis der blutbereitenden Organe XXXVI. 482.
— bei Diabetes IV. 91.
— bei Pneumonokoniose XXXVIII. 42.
Siebbein, unvollständige Entwickelung IV. 156.
Singultus bei Hirnapoplexie VI. 166.
Sinus maxillares secundarii XIII. 530.
Sirenenbildung, Casuistik XXIX. 381.
Sklera s. Melanosarcom.
Sklerose, diffuse des Gehirns XIV. 154.
—, multiple des Rückenmarks XL. 396.
—, —, infantile, hereditäre XLVI. 173.
— s. Arteriosklerose.
Skoliose, Experimentelles und Klinisches darüber XIII. 10.
Skorbut, Blutveränderung XLIV. 127.
Smegma-Bacillen VI. 209.
Só-éki der Hausmäuse bei Pest XLIX. Suppl.
Solitärfollikel, Zahl derselben im Darm I. 135.
Solitärtuberkel der Medulla oblongata XXII. 126.
Soor im Oesophagus IX. 352.
Soorpilz III. 393.
Spaltbildungen XLIV. 511.
Spaltung, abnorme der Ohrläppchen XIX. 241.
Spannkraft s. osmotische Spannkraft.
Spasmus glottidis, Aetiologie II. 467.
Specifisches Gewicht des menschlichen Körpers und Blutes XLVI. 453. 462.
Speichel, diastatische Wirkung XXV. 146. 340.
—, — —, beeinflusst durch organische Säuren XXII. 271.
—, pathologischer IX. 358.
— -Centrum XL. 158.
Speicheldrüse s. Glandula submaxillaris.
—, submaxillare, Geschwülste L. 73.
Speichelsteine XXXI. 183.
Speiseröhre s. Oesophagus.
Sperma, Bildung XLV. 316. 644. XLVI. 362.
— -Krystalle XLV. 316. 644. XLVI. 362.
—, Tuberkel-Bacillen darin XLII. 101.
Spermatocyste XLV. 180.
Sphärolithe aus harnsauren Salzen XXIII. 373.
Sphenocephalus XXII. 533.
Sphenoplagiocephalus XXII. 532.
Spiessfiguren s. Schlummerzellen.
— in der Hornhaut XXVIII. 251. XLVII. 217.
Spina bifida V. 243. 296. 373. VIII. 146. XLI. 505. XLIV. 511.
— — occulta VII. 494. XXXII. 381. XXXVII. 384. XXXIX. 193. XL. 47.
— — — mit Hypertrichosis XXIX. 246. XXXI. 468.

Spinale Kinderlähmung XXXIX. 497.
Spinalparalyse, spastische XXVI. 59.
Spiralen, Curschmann'sche, Centralfäden darin XXXVI. 336.
Spirillen s. Rückfalltyphus.
Spiritualistische Ueberbleibsel im Volksglauben XV. 192.
Sprachbildung nach Ausschaltung des Kehlkopfs XXII. 284.
Sputum, Bakterien darin XXII. 424.
—, Geschwulstzellen in demselben XLII. 86.
—, grünes der Bakterien XVI. 266.
S. romanum, Perforation XLIII. 187.
Stärke s. Amylaceen.
— -Umwandlung durch Speichel, Beeinflussung durch organische Säuren XXII. 271.
Stagnations-Thrombose III. 39.
Staphylococcus aureus, Heilwirkung auf Milzbrand VIII. 494.
— pyogenes III. 310.
— — aureus, Wachsthum im keimfreien Eiter XXI. 44.
— —, Phagocytose X. 313.
— — bei Variola VI. 296.
Staphylokokken, Ansiedlung im Herzen bei Ausfall des Vaguseinflusses L. 161.
— bei Varicellen VII. 259.
— -Nephritis XXXVIII. 521.
— -Serum L. 16.
Staphyloma posticum pigmentosum XXXVIII. 554.
Statistik der Diphtherie XLVI. 99.
— der interstitiellen Myocarditis III. 557.
— der Sterblichkeit V. 110.
Stauungs-Hydrops XLI. 398.
Steine s. Gallen-, Harn-, Prostata-, Speichelsteine, Verkalkung.
Steisstumor mit augenähnlicher Bildung XVIII. 37.
—, Beziehung zur Steissdrüse XII. 372.
Stenokrotaphie XLV. 481.
Stenose, angeborne des Pylorus XXXIII. 198.
— der Bronchien durch Krebs XLV. 191.
Sterblichkeits-Schwankungen, periodische V. 110.
Stercorales Darmgeschwür XXVII. 279.
Stethoskop, Leistungsfähigkeit XL. 165.
Stickstoff-Ausscheidung s. Harnstoff.
— bei Chloroform XV. 1. 339.
— bei Nephritis XXVII. 409.
— in den Tropen XXXI. 147.
Stickstoff-Basen, Entstehung der Harnsäure aus denselben IX. 390.
Stickstoff-Umsatz s. Stoffwechsel.
— bei Typhus XXXI. 327.
Stimmband s. Larynx.
—, Medianstellung bei Recurrenslähmung XX. 437. XXIV. 217. XXVI. 271. XXVIII. 48.
—, Histologie XVII. 531. XIX. 326.
—, Posticuslähmung II. 301.
Stirnbein, Defect XXII. 531.
Stirnhöhle, Entzündung XLIII. 42.
Stoffwechsel s. Acetonurie, Alkalescenz, Ammoniak, Antipyretica, Bernsteinsäure, Blutdruck-Aenderungen, Brenzkatechin, Chlor-Ausscheidung, Chylurie, Creolin, Diuretica, Eisengehalt, Eiweiss, Eiweissart, Eiweiss-Bedarf, Eiweiss-Umsatz, Eiweiss-Stoffwechsel, Eiweiss-Zerfall, Ernährung, Ferment, Fettbildung, Galle, Gicht, Glykogen, Harn, harnsaure Diathese, Harnsäure, Ichthyol, Indican, intermediärer Kreislauf, Kaliumnitrat, Kohlehydrate, Magensaft, Magen-Verdauung, Meliturie, Milch, Milchsäure, Milchzucker, Muskelarbeit, Nahrung, Oxalsäure, Oxydation, Paracasein, Pentaglykosen, Pep-

sinverdauung, Peptongehalt, Phosphor, Ptomaine, Resorption, Saccharin, Saccharification, Salpetersäure, Schlangengift, Schwefel, Schwefel-Ausscheidung, Speichel, Stickstoff, Stickstoff-Ausscheidung, Urobilin, Verdauung, Verdauungs-Fermente, Xanthinkörper, Zucker.
Stoffwechsel bei Addison'scher Krankheit XXV. 35.
— der Bakterien XLVI. 65.
— Carcinomkranker XXXIX. 385.
— Chlor- und Phosphorgehalt des Blutes XLVI. 424.
— in Fieber und bei Lungenaffectionen XXVI. 218.
— im Hungerzustand XXXI. Suppl.
— bei Kohlenoxydvergiftung XXXVI. 535.
— auf einer Reise um die Erde XXXIV. 365.
— in den Tropen XV. 345. XIX. 254. XXXI. 147. XXXIII. 105. XL. 125.
Stoffwechsel - Anomalien in Siam XL. 327.
Stomatitis aphthosa XIII. 484.
Streifenhügel s. Corpus striatum.
Streptococcus erysipelatosus, Heilwirkung auf Milzbrand VIII. 494.
— pyogenes III. 310.
— — und erysipelatis, Wachsthum im keimfreien Eiter XXI. 44.
Streptokokken s. Diphtherie.
— bei Leberatrophie XXXVIII. 558.
— als Ursache von Leberentartung XXXVI. 1.
Struma s. Hypernephrom.
— XLIV. Suppl. 224. 253. 281.
— im Alterthum XII. 317. 571.
— beim Menschen und Hunde XXXVI. 170.
— bei M. Basedowii XLIII. 509.
— nodosa bei Cretinen XLVII. 53.
— pituitaria X. 9.
Struma suprarenalis XXXIII. 389. 405. XLV. 113.
Strychnin, Alkalescenz des Blutes XVI. 337.
— Einwirkung auf die Harnsecretion VII. 291.
—, auf die Temperatur VI. 80.
—, Mittel gegen Schlangenbiss XIII. 393.
Strychnos - Arten als Pfeilgift XXXVIII. 283.
Sublimat als Antisepticum XII. 341.
— und Entzündung VIII. 67.
—, zur Fixirung der Zellen XIII. 410.
— -Injectionen, Einwirkung auf das Blut Syphilitischer XLVIII. 533.
—, Wirkung auf die Gefässe XVI. 220.
— -Vergiftung XVII. 227. XXIII. 567.
—, Nieren dabei XVIII. 445.
Submaxillaris s. Glandula submaxillaris.
Submaxillardrüse, Tumoren derselben L. 73.
Sulfohämoglobin XLII. 134.
Sulfonal, Einwirkung auf den Eiweiss-Zerfall XXV. 182.
Superfibrination III. 39.
Symbiose des Lepra- und Tuberkelbacillus XXXII. 529.
Sympathische Nerven XLV. 427.
Syndactylie IV. 54. XLIII. 413.
Synovia, Chemie derselben XXXI. 304.
Synovialhäute, Entzündung XLIV. 201.
Synthetische Prozesse in der Niere VII. 291.
Syphilis s. Gummi, Lichen syphiliticus, Myocarditis, Smegmabacillen, Vitiligo.
— XLI. 514.

Syphilis, angeborne der Knochen XLVIII. 140. 209.
—, — der Leber XLVI. 468.
—, Atrophie der Zungenwurzel XXXVIII. 1.
—, Beziehung zum Mastdarmgeschwür XXVII. 189. 279.
—, — zum Worte uχdu im Papyros Ebers XXVIII. 140.
—, Blutveränderung dabei XL. 91. XLIII. 533.
—, Contagium im Gewebe XLIX. 124.
—, Elephantiasis der Lippen XXXI. 568.
— der Gefässe XXIX. 163. 186.
— der Gehirnarterien XI. 251.
— in Kamerun XLVI. 486.
— in Mexico XXVI. 375.
— der Nasenscheidewand XX. 497.
— der Sehnenscheiden XXXV. 394.
— und Tabes XVII. 263. XLVIII. 102.
— mit Tuberculose XVIII. 556.
— -Bacillen VI. 209.
Syphilitische Geschwülste der Nase XLVII. 23.
— Mastdarmgeschwür XXVII. 279.
— Narbe, Pigmentirung derselben XXXV. 479.
Syringomyelie I. 304.
— und Acromegalie XIX. 10.
—, embryonale XLI. 391.
—, Genese XVII. 435.
— mit Gliose II. 435.
— nach Rückenmarkerschütterung XXII. 326. 470.
System-Erkrankung s. Rückenmark, Degeneration.
Syzygium Jambolanum XXXI. 26.

T.

Tabes dorsualis, Aetiologie und Therapie XVII. 263.
— — cervicalis XXV. 25.
Tabes, Arthropathie dabei IX. 318.
—, Lähmung der Kehlkopfmusculatur XX. 154.
— und Syphilis XLVIII. 102.
Tachycardie, paroxysmale XLIII. 684.
Taenia botrioplitis XLV. 538.
Tättowiren, Uebertragen des Lupus dadurch XXI. 210.
Talgdrüsen, Cystadenom derselben VIII. 531.
—, physiologische Regeneration X. 155.
Talmud, der Arzt darin XXXVIII. 261.
Tannin, Wirkung auf die Gefässe XVI. 220.
Taubstummheit und Meningitis XIX. 1.
Technik s. Methode.
—, mikroskopische XLIV. 409.
Teichmann'sche Krystalle XLII. 134.
Teleangiectasis simplex hyperplastica XI. 211.
Temperatur, Einfluss des Chinins auf die — IX. 21.
—, Einfluss der auf die Darmbewegung XVI. 49.
—, — auf die Entzündung XXVII. 457.
—, — durch das Nervensystem VI. 80.
— des Körpers bei einer Reise um die Erde XXXIV. 365.
— des Menschen, Beziehung zur Wärmestrahlung VII. 17. 267.
Temperaturwechsel in Aegypten XIII. 361.
Tendinitis crepitans XIV. 186.
Tendovaginitis s. Sehnenscheide.
Tenotomie, Einfluss auf die Muskeln XIII. 315.
Tensor capsulae radio-carpalis dorsalis III. 474.
— fasciae femoris posterior digastricus III. 475.

Teratom s. Chondromyosarcom, Myomastriocellulare, Myosarcomastriocellulare.
— der Arteria pulmonalis XXII. 381.
—, behaarte des Rachens XI. 176. XV. 242.
—, branchiogenes XII. 70. XV. 52.
— des Hodensacks XLVIII. 36.
— im rechten Seitenventrikel VIII. 351.
— der Mamma XLVIII. 449.
— des Ovarium VII. 505. 515. VIII. 216. XXXIII. 165.
— der Sacralgegend I. 37.
— des Steissbeins IX. 9.
— der Steissgegend mit augenähnlicher Bildung XVIII. 37.
Terpenthinöl als Antisepticum XII. 341.
— als Eitererreger bei Hunden XVI. 116.
— und Entzündung VIII. 67.
— und Schwefeläther gegen Gallensteine I. 430.
Tetanie, Beziehung zur Schilddrüse L. 271.
Tetanin XII. 549.
Tetanus hydrophobicus XXVIII. 1.
— in Kamerun XXXIX. 539.
Tetrahydro-β-Naphthylamin XI. 376.
Tetrodon-Gift XXII. 92.
Thalamus opticus, Gummi desselben VII. 191.
Thallium sulfuricum, Einwirkung auf Eiweissumsatz XIII. 134. 394.
Therapie s. Abführmittel, Abkühlungs-Verfahren, Acria, Aderlass, Adstringentien, Alkohol-Behandlung, Anaesthetica, Antifebrin, Antiphlogose, Antipyretica, Antipyrin, Antiseptica, Argentum nitricum, Arsenik, Arznei-Wirkung, Atropin, benzoesaures Natron, Borsäure, Calomel, Carbolsäure, Chinin, Chinolin, Chloralhydrat, Chlorkalium, Chlornatrium, Chloroform, Chlorzink, Cholelithiasis, Chymosin, Cocain, Cotarnin, Creosot, Curare, Cyanquecksilber, Decahydrochinolin, Digitalis, Diphtherie-Serum, Durand'sches Mittel, Eau de Javelle, Eisen, Elektricität, Ernährung, Erysypel-Kokken, Erythrophlaein, Eucain, Ferrum, Fieber, Galvanolyse, Glycerin, Heilung, Hydrastin, Hydrastinin, Hydroxylamin, Invertin, Jodkalium, Jodoform, Jodwirkung, Kaffein, Kali hypermanganicum, Keuchhusten, Kochsalz-Infusion, Mittelsalze, Morphin, Myrosin, Mytilotoxin, Opiansäure, Opium, Ozon, Piperacin, Piperidin, Pyrese, pyretische Methode, Pyridin, Resorcin, Saccharin, Salicylsäure, Salol, Salpeter, Salzlösungen, Schutzimpfung, schwefelsaure Magnesia, Schwitzen, Serum-Therapie, Strychnin, Sublimat, Sulfonal, Syzygium Jambolanum, Terpenthinöl, Tetanin, Thallium, Transfusion, Tuberculin, Vaccination, Wundheilung, Zimmtsäure, Zincum sulfuricum.
Thermopalpation der Herzgrenzen XXXI. 468.
Theromorphie s. Polydactylie.
— III. 205. 413.
Thomasphosphat - Pneumonokoniose XXXVIII. 42.
Thomsen'sche Krankheit XVII. 587.
Thorax, angeborner Defect XIII. 474.
Thromben, Aufbau derselben XXX. 93.
— in den Gefässen bei fibrinöser Pneumonie XXXVI. 345.
—, hyaline in den Gehirngefässen bei Infectionskrankheiten XXX. 217.
— -Bildung bei Endocarditis XXXIX. 59.

Thrombose III. 39.
— bei acuten Intoxicationen XVII. 288.
— in Aneurysmen XIII. 244.
— bei Arsenikvergiftung XXVI. 495.
— der Coronararterien XXIX. 186.
— bei Eklampsie XLII. 1.
— durch Erfrieren XVI. 64.
—, Verhalten der Erythrocyten IX. 205.
—, experimentelle Untersuchung V. 331. 456. 461. 464.
— bei Fremdkörper-Embolie XXXIII. 1.
—, durch Fremdkörper XLIII. 574.
—, hyaline XXXIX. 190.
—, Aetiologie und Genese XXXVIII. 221.
— bei Influenza XXXIX. 406.
—, intravitale, Selbstfärbung XXI. 606. XXII. 574.
— beim Kaltblüter VIII. 359.
— der Pfortader XLII. 547.
— — — mit Pankreatitis XXIV. 246.
— in der Placenta XV. 505.
—, Beziehung zu den Russell'schen Körperchen XXXII. 427.
— der Vena azygos II. 345.
— bei Verbrennung XIX. 488.
— bei Vergiftungen XXIII. 567.
Thrombus, marantischer, Substitution durch Bindegewebe IX. 288.
Thymus, Vergrösserung, Erstickungstod XLIV. Suppl. 1.
—, Exstirpation derselben XXXIV. 344.
—, Involution XLIV. 548.
Thyreoidea s. Schilddrüse, Struma.
— bei Cretinen XLVII. 53.
— und Hypophysis XXIX. 310.
Thyrojodin XLIV. Suppl. 224. 253. L. 271.
Thyroproteid XLIV. Suppl. 224. 253.
Tibia s. Platyknemie, Schienbein.
Tinctions-Methode der Harnsedimente XXXI. 385.
Tocci, Prodyme III. 427.
Todesursache bei Verbrennung XXV. 364.
— bei Pleuritis XI. 486.
Tonsillen, Geschwulstmetastase XVII. 30.
—, Knorpel- und Knochenbildung XLI. 435.
— bei Lepra XXIX. 110.
—, Tuberculose derselben XXXIV. 161. XXXVIII. 534. XLIV. 431.
Tonus s. Muskeltonus.
Tophi, Entstehung derselben bei Gicht XXV. 207. XLVIII. 285.
Toxicität normalen und pathologischen Serums XLIX. 405.
Toxikologie s. Intoxication, Therapie, Vergiftung.
Toxikologisches über Hydroxylamin XIII. 1.
Toxinaemia cerebrospinalis L. 33.
Toxine, Entstehung derselben XLVI. 65.
—, Uebersicht XV. 483.
Trachea s. Luftröhre.
—, congenitale Communication mit dem Oesophagus XIV. 553.
—, Decubitalgeschwüre durch Aneurysmen XXXIII. 51.
—, Durchbruch eines Aortenaneurysmas XXV. 201.
—, Ulceration durch Aneurysma XXIII. 220.
—, Geschwülste derselben XXIX. 413.
—, Knochenbildung XVI. 329.
—, Spannung der Luft darin XXIX. 426. XXX. 297.
Tracheal-Stenosen, Einfluss auf das Athmen XXXVII. 178.
Tracheotomie, Einwirkung auf die Enge der Trachea XVI. 154.
Tractions-Aneurysma der kindlichen Aorta XXII. 535.

Tractions-Divertikel des Pylorus XXXIII. 201.
Transformation s. Metaplasie.
— der Knochen XXX. 531.
Transfusion s. Toxicität.
— bei Anämie XII. 464.
— und Infusion V. 351.
Transplantation s. Enkatarrhaphie.
— XLIV. 1.
— von Darmschleimhaut in die Harnblase XXXII. 158.
— von Knochentheilen XXIV. 97.
— oder Metaplasie XXII. 389.
Transsudate, abhängig vom Blutdruck XI. 219. 608.
—, Chemie derselben XXXI. 274.
Transsudation bei der Entzündung XLIX. 381.
—, zur Lehre derselben XXXV. 514.
Trauma der Leber XXI. 154.
Trepanation des Fötus XXXIX. 21.
Trichinen, regressive Veränderungen XXX. 205.
Trichinosis XLI. 42.
— mit eigenthümlicher Localisation XXXVII. 376.
Trichophyton tonsurans III. 393.
Trigeminus, Einfluss des Chinins IX. 21.
—, Einwirkung auf die Athmung XIII. 222.
— Lähmung XVII. 52. XIX. 185.
— isolirte Lähmung des 3. Astes XXX. 528.
Trigonocephalus IV. 156.
Tropen, Blutuntersuchungen XXXII. 314.
—, multiple Neuritis XL. 481.
—, Stoffwechsel bei den Bewohnern XXXIII. 105.
Tropen-Hygieine s. Aegypten, Anämie, Beri-Beri, Blut, Blutuntersuchung, chirurgische Studien, Chlorausscheidung, Chylurie, Dysenterie, Gelbfieber, Kamerun, Leberabscesse, Lungendistomen, Malaria, Mexico, physiologische Abweichungen, Siam, Stoffwechsel in den Tropen, Tropenklima, Wärmeregulirung.
Tropen-Hygieine IV. 552. XLIII. 448.
— Verbreitung der Diphtherie XLVI. 99.
Tropen-Klima, Einwirkung auf den Stoffwechsel XXXI. 147.
Tropen-Krankheiten XLI. 401.
Trophische Fasern in den Herznerven L. 161.
— Störungen bei Syringomyelie XIX. 10.
Trockenmethode zur Darstellung von Bakterien I. 198. 376. III. 355.
Trübe Schwellung, Altmann'sche Granula dabei XXXV. 470.
Trypanosoma sanguinis XX. 541.
Trypsin, Ausscheidung XXI. 554.
Tuben, normale Histologie und Pathologie VIII. 165.
Tuberculin Koch's, XLIV. Suppl. 123.
— —, Wirkung auf gesunde Thiere XXV. 601.
—, Einwirkung auf die Gallenfarbstoff-Bildung XXVIII. 43.
—, Erklärung seiner Wirkung XXXI. 379.
— -Injectionen XLIX. 65.
— -Reaction durch Bakterien-Extracte XXVIII. 98.
— -Wirkung auf Impftuberculose der Thiere XXIX. 337.
Tuberculöse Caverne, Entwickelung eines Carcinoms darin XLIX. 329.
Tuberculöses Gift, Einfluss der Verdünnung auf die Wirksamkeit XIX. 127.
Tuberculöse Meningitis XLV. 107.
Tuberculose s. käsige Hepatisation,

Lupus, Miliartuberculose, Pseudotuberculose.
Tuberculose XLV. 279.
— der Arterien V. 173.
—, Beziehung zu Aussatz XLVIII. 389.
—, — zu Gummata XLVII. 23.
—, — zur Onychia maligna VIII. 382.
—, — zur Reiskörperbildung XIV. 186.
— mit Carcinom XI. 280. XXXIX. 35. XLI. 153. XLVIII. 435.
—, Einwirkung der Zimmtsäure darauf XXXIII. 376.
— des Ependyms L. 305.
—, Erblichkeit derselben III. 522. V. 192.
— durch Fremdkörper XXXVIII. Suppl. 118.
— der Halslymphdrüsen, Beziehung zu der der Tonsillen XXXVIII. 534.
—, Häufigkeit beim Menschen XXXIV. 145.
— durch Impfung, Fütterung, Inhalation XIX. 127. XXXIV. 247.
— in Kamerun XXXIX. 539.
— des Kehlkopfes, Aetiologie XXI. 523.
— der Lymphdrüsen am Halse und den Tonsillen XXXIV. 161. 247.
— der Lymphdrüsen und der Lungen XXXIV. 247. 363.
— der Lungengefässe IV. 31.
— in Mexico XXVI. 375.
— der Mundschleimhaut III. 264.
— der Nebenniere VIII. 446.
— der Nieren XLI. 414.
—, Peritonitis XXVII. 121.
— der Schilddrüse IV. 58.
— bei Schlangen XVI. 104.
— bei Vögeln XVI. 108.
— der Sehnenscheiden XXXV. 394.
Tuberculose der serösen Häute, primäre XXVII. 133.
— in Siam XL. 327.
— und Syphilis XVIII. 556.
— der Tonsillen XLIV. 431.
—, Ursache pleuritischer Adhäsionen XXXIV. 151.
—, Verkäsung IV. 393. XLIV. Suppl. 72.
—, zoopasitäre XVIII. 432.
— verrucosa cutis XIX. 524.
Tuberkel, exsudative Vorgänge darin XXXIX. 319.
—, fibröse durch Parasiteneier XVI. 310.
—, Histogenese XLIII. 574.
—, Plasmazellen in demselben L. 197.
—, solitärer der Medulla oblongata XXII. 126.
— in einem Uteruspolyp XV. 66.
Tuberkel-Bacillen, Ausscheidung durch die Nieren XLI. 414.
—, Beziehung zu den Zellen XV. 108.
— im Blut II. 397. XLIV. Suppl. 123.
—, Färbemethode I. 198. VI. 209.
— im Genitalapparat III. 522.
— im Sperma XLII. 101.
—, Symbiose mit Leprabacillus XXXII. 529.
—, Verbreitung derselben im Körper XII. 16.
— in verkästen Nebennieren IV. 393.
—, Wirkung der todten auf den Organismus XXIX. 163.
Tuberkel-Riesenzellen als Phagocyten XIII. 63.
Tumor s. Geschwülste.
Tunica vaginalis, Corpora libera derselben XL. 449.
Typhus abdominalis in Aegypten XIII. 361.
— —, Einfluss auf den Magen XVIII. 363.

Typhus abdominalis, reichliche Ernährung dabei XXXI. 327.
— —, Stoffwechsel dabei XLIII. 1.
— —, wiederholtes Erkranken XI. 48.
—, Behandlung VIII. 423.
—, Blutveränderungen XXVI. 187.
—, chemisches Verhalten des Blutes XLVI. 424.
—, Milz XV. 303.
—, nervöse Störungen XLV. 165.
Typhus-Bacillen XLVI. 65.
—, Vorkommen bei Thieren XII. 203.

U.

Uebertragung, intrauterine von Bakterien XXIV. 47.
Ulceration der Trachea durch Aneurysma XXIII. 220.
Ulcus phagedaenicum, Histologie XXVII. 96.
— Ulcus recti, Aetiologie des stricturirenden XXVII. 189. 279.
— rotundum simplex der Vagina XV. 67.
— — ventriculi XXVII. 85. XLIII. 477.
— —, Beziehung zum Sanduhrmagen XL. 459.
— —, Salzsäurereaction XLVIII. 1.
Ulnaris, N., abnormer Verlauf II. 7.
—, Verkümmerung desselben II. 5.
Unterkiefer mit accessorischem Gelenk XXIII. 401.
—, cystische Geschwülste XXIV. 137.
—, Rhabdomyon, XXX. 249.
—, Wachsthum XIV. 493.
Unterschenkel, Lymphcysten XXXVII. 197.
Unterschweflige Säure im Harn XIX. 141.
Urämie, Beziehung zur Eklampsie XXVII. 33.
Urämie, Darmerkrankung dabei XXXIV. 380.
Uratablagerungen bei Gicht XLVIII. 285.
Ureter, Atresie XLII. 65.
— Beziehung zur Harnblase XXXIV. 33.
— Einmündung im Nierenbecken XII. 539.
—, Missbildung IV. 10. 15. XVIII. 414.
—, Myosarcoma striocellulare VI. 282.
—, Schleimhaut desselben XXXVIII. 119. 195.
—, Zottengeschwulst desselben XLVIII. 565.
Urethra s. Harnröhre.
— Atresie XLII. 46.
Urethritis granulosa XVI. 516.
Urethrotomie XLI. 268. 269.
Urin s. Harn.
Urobilin L. 586.
—, Ausscheidung XXIV. 30.
—, eigenthümliche Modification IX. 358.
— im Harn XXXII. 246. XLVIII. 234.
—, Vermehrung im Harn bei Tuberculin-Injectionen XXVIII. 43.
Urochrom, der Farbstoff des Harns L. 586.
Urogenital-Apparat, Einfluss des Chinins IX. 21.
Urogenitalsystem, Missbildungen XVIII. 414.
Urrhodin XXIII. 519.
Urticaria endemica, Beziehung zur Raupe XXV. 220.
Urzeugung L. 4.
Uterus s. Endometrium.
—, Adenomyom desselben L. 555.
— bilocularis bicornis XLII. 553.
— unicollis XVIII. 414.
— unicornis XLV. 158.

Uterus, Heilung von Wunden IX. 507.
—, Myocarcinom XVII. 82.
—, Myom XLIV. 197.
—, Myosarcoma striocellulare XIII. 46.
—, Papillome und papilläre Krebse XXX. 463.
—, Perforation durch ein Mesenterialsarcom XV. 60.
—, Plattenepithelkrebs XVII. 211.
—, traubiges Sarcom an der Cervix XXVII. 305.
—, Verdoppelung VIII. 124.
Uterus-Arterien s. Uterusvenen.
Uterus-Carcinom, Ausbreitung desselben XL. 80.
Uterus-Drüsen, physiologische Regeneration X. 155.
—, Verhalten bei der Schwangerschaft XXIV. 522.
Uterus-Geschwülste XLII. 193.
Uterus-Musculatur, Involution im Puerperium XLI. 72.
Uterus-Myom mit Metastase von einem Lungenkrebs XXIX. 61.
Uterus-Polyp mit Tuberkeln XV. 66.
Uterus-Schleimhaut, Regeneration XLII. 474.
—, Verhalten bei ektopischer Schwangerschaft XXXIII. 207.
Uterus-Venen, normal und pathologisch XXXI. 509.
Uχdu im Papyros Ebers = schmerzhafte Anschwellung XXVIII. 140.

V.

Vaccination neugeborner Kinder XVII. 357.
Vaccine, Vererbung V. 192. XII. 136.
Vagina s. Scheide.
—, Cyste derselben XIV. 407.
— septa XLII. 553.
—, Ulcus rotundum simplex XV. 67.
—, Verdoppelung VIII. 124.
Vaginalcysten VII. 528.
Vaginal-Epithel und Drüsen XVII. 171.
Vagus XLV. 427.
Vaguskern, Anatomie und Pathologie des dorsalen XXXI. 78.
Variation, Entstehung derselben III. 1. 205.
Varicellen, Mikroorganismen dabei VII. 259.
Varicen s. Phlebektasie.
— I. 528.
—, Struktur derselben VIII. 103. 239.
— im rechten Vorhof XXIV. 259. XXIX. 33.
Variola s. Blattern, Pocken, Vaccination.
—, bakteriologische Untersuchung VI. 296.
—, Immunität I. 14.
—, Vererbung XII. 136.
Vasa vasorum, Betheiligung bei der Organisation der Thromben IX. 288.
Vascularisation des Thrombus IX. 288.
Vasomotorisches Centrum XL. 158.
Vater-Pacini'sche Körperchen der Gefässwand XVI. 542.
Vena azygos, Thrombose derselben II. 345.
— cava, Tuberkel darin VIII. 221.
— pulmonalis dextra, Mündung in die Vena cava superior II. 3.
Venen s. Phlebitis, Thrombose, Varicen.
—, Beziehung zu den Nebennieren XXXV. 263.
— des Darms XLIV. 400.
— der Lunge, Geschwulstthrombose XX. 68.
—, Struktur normaler und ektatischer VIII. 103. 239.
— des Uterus, normal und pathologisch XXXI. 509.

Venen - Geräusche s. Nonnen - Geräusch.
Venenstein-Bildung in Varicen des rechten Vorhofs XXIX. 33.
Venöse Hyperämie der Milz XII. 208.
Venöse Stauung, Einfluss auf das Gewebswachsthum VIII. 1.
— —, auf Menge und Zusammensetzung des Harns XIV. 1.
Venter bifissus digastricus biceps X. 559.
Ventil-Pneumothorax, Druck in der Pleurahöhle XXXI. 370.
Verbrennung, ausgedehnte der Haut, Ursache des Todes XXXI. 436.
—, Einfluss auf die Blut- und Serumdichte XXX. 145.
— der Haut als Ursache des Todes XIX. 488. XXV. 364.
Verdauung s. Stoffwechsel.
— bei Anwesenheit von Saccharin V. 46. X. 613.
—, Physiologie und Pathologie derselben I. 325. IV. 271.
—, Wirkung auf die Alkalescenz des Blutes XVI. 337.
—, Wirkung des Labsaftes XLV. 30.
Verdauungsfermente, Ausscheidung derselben XXI. 554.
Vererbung L. 4.
— der Hypospadie XVI. 537.
— und Immunität I. 14.
— von Infectionskrankheiten XII. 136.
— von Milzbrand XV. 371.
— der Syndactylie XLIII. 413.
— der Tuberculose XLII. 101.
Vergiftung s. Aether, Alkohol, Alkoholismus, Alkohol-Neuritis, Aloin, Anilin, Arsen, Auto-Intoxication, Blei-Lähmung, Blutfarbstoff, Chinin, Chinolin, Chloralamid, Chloralhydrat, Chloroform, Chlorsaure Salze, Creolin, Dekahydrochinolin, Dinitrobenzol, Erythrocyten, Fischgifte, Gifte, Glycerin, Haya-Gift, Haut - Verbrennung, Hydrastin, Hydrastinin, Hydronaphthylamin, Intoxication, Kantharidin, Kohlendunst, Kohlenoxyd, Magen-Verdauung, Miesmuscheln, Morphin, Mytilotoxin, Opium, Paraldehyd, Pental, Peptotoxin, Petroleum, Pfeilgifte, Phosphor, Phosphor-Vergiftung, Piperidin, Pseudoephedrin, Pyridin, Pyrodin, Saccharin, Salzlösungen, Schlangengift, Schwefelsäure, Sublimat, Sulfonal, Tetanin, Thrombose.
Vergiftung durch Miesmuscheln III. 187. IV. 161. 180.
— — Strychnin, XVI. 337.
—, Einwirkung auf die Pulsgeschwindigkeit II. 565.
Verhornung der Schleimhäute XVIII. 391. XIX. 326. XX. 273.
Verkäsung bei Tuberculose XLIV. Suppl. 72.
Verkalkung s. Hirnsand.
—, mangelhafte bei Osteomalacie XLVII. 341.
— in den Nerven XXXV. 326.
— in den Nieren bei Sublimatvergiftung XVII. 227.
— in der Pfortader XLII. 547.
— in Uterusmyom XLIV. 197.
Verruca dura laryngis XVIII. 536.
Versteinerung s. Verkalkung.
Vertunianus, Franciscus Delavau I. 44.
Vesaliana XLI. 462.
Vierfingerige rechte Hand XXVII. 181.
Virago XLVI. 532.
Virchow, Rudolf, Bildniss desselben L. 1.
Virulenz des verdünnten tuberculösen Giftes XIX. 127.

Vitiligo acquisita syphilitica VII. 535.
—, Pathogenese XXXVI. 21.
Volumen von Menschen und Thieren XXIII. 188.
Vorderarm, congenitale Missbildung XXXVII. 387.
Vorderseitenstrang-Reste, Anatomie derselben XXI. 199.
Vorhaut s. Präputium.

W.

Wachsthum s. Knochen, Regeneration.
— der Gewebe unter dem Einfluss der Blutcirculation VIII. 1.
— — — — Nerven XIII. 272.
— der Knochen bei Thieren I. 572.
— des Unterkiefers XIV. 493.
—, physiologisches des Herzens XVI. 432.
—, — der Niere XIV. 217.
Wachsthums-Störungen durch Trauma I. 197.
— durch Hemiplegie II. 26.
Wachsthums-Symmetrie, histogenetische Energie derselben I. 389.
Wanderniere s. Ren mobilis.
— XXVII. 53.
—, Operation XLI. 270.
Wanderzellen s. Leukocyten.
—, Herkunft und Umwandlungen XXXII. 502.
— in der Hornhaut, Herkunft derselben XLVII. 217.
Wärmeproduction in den Tropen XXXI. 147.
Wärmeregulirung in den Tropen XXXIII. 105. XL. 125.
Wärmestrahlung des menschlichen Körpers VII. 17. 267.
Warze, eigenthümliche nahe der Ohrmuschel XII. 569.
Wasser-Entziehung, Wirkung auf Thiere XXXIX. 155.
Wasser-Gehalt des Blutes in den Tropen XXVI. 113.
Wasserstoffsuperoxyd, Zerlegbarkeit durch Zellen XXXIII. 295.
Windungen des menschlichen Gehirns, Entwickelung VI. 390. VIII. 398. XIII. 118.
Wirbel-Caries, Wirkung auf das Rückenmark XXII. 56.
Wirbelsäule s. Skoliose.
—, Atlas-Anchylose XXI. 373.
Wirbelspalte s. Spina bifida.
—, angeborne XLI. 505.
Wolff'scher Gang, Beziehung zu Geschwülsten XLII. 193.
Wollfett s. Lanolin.
Wucherungen, endoneurale in den Nerven des Hundes XXXV. 326. XXXVI. 69.
Wundheilung XV. 255.
Wurmfortsatz, normal und pathologisch XXXII. 66.
—, Operation XLI. 266.
Wuthkrankheit X. 562.

X.

Xanthelasma multiplex II. 410.
Xanthinbildung bei Autodigestion XLIV. 373.
Xanthinkörper im Harn XXV. 554.
Xanthoma multiplex planum, tuberosum, mollusciforme XVI. 85.
Xeroderma pigmentosum XLVIII. 428.
Zähne, abweichende Zahl III. 431.
—, Stellung bei Kieferspalten XI. 125. XII. 507.
Zahncyste des Oberkiefers XLII. 503.
Zahnentwickelung in Dermoidcysten des Ovarium XV. 493.
Zahnkeime, Tumoren derselben XLVIII. 93.
Zarraath (Lepra) XLIV. Suppl. 201.
Zehen, Mangel IX. 347.
—, überzählige XLII. 380.

Zelldegenerationen in Tuberkeln XXXVI. 264.
Zellen s. Alveolarepithelien, Amitose, Anaplasie, Altruismus, Attractions-Sphäre, Blasenzellen, Blutkörperchen, Carcinom, Cellular-Pathologie, Chromatin, Coagulations-Nekrose, Coccidien, Dyskrasie, embryonaler Charakter, Endothelien, Entwickelungs-Mechanik, Entzündung, Epithel, Epithelzellen, Erythroblasten, Erythrocyten, Fettgewebe, Fettmetamorphose, Fibroblasten, Galvanolyse, Ganglienzellen, Granula, Hyalin, hyaline Zellen, Hypertrophie, Karyorrhexis, Keratohyalin, Kerne, Kernveränderungen, Knochenmark, Knochenmark-Zellen, Körnchenzellen, Kugelzellen, Leukocyten, Lymphocyten, Makrophagen, Mastzellen, Metaplasie, Mikrophagen, Mitose, Molluscum-Körperchen, Myeloplaxen, Naevuszellen, Nekrose, oligodynamische Erscheinungen, Osteoklasten, Phagocyten, Phagocytismus, Plasmazellen, Plasmolyse, Pyknose, Regeneration, Reizbarkeit, Riesenzellen, Schlummerzellen, Spiessfiguren, Transplantation, Wachsthum, Wanderzellen, Zell-Embolie, Zellkern, Zellstruktur, Zellthätigkeit, Zelltheilung.
—, Beziehung zu den Tuberkelbacillen XV. 108.
—, Chemismus derselben, Beziehung zur Immunität XXV. 415.
—, Chemische Reizbarkeit derselben XXVIII. 98.
—, Grösse bei verschiedener Fixirung XXXIII. 79.
—, Herkunft derselben in Hautwarzen XLII. 407.
—, Kampf gegen die Bakterien I. 1.
Zellen, Kampf gegen die Erysipelkokken VII. 209.
— des Knochenmarks XL. 411.
— der Lepra III. 355. 388.
—, mehrkernige, Mitose derselben XLII. 447.
— der Sammelröhren der Nieren IV. 122.
—, Stoffwechsel derselben XXXIII. 295.
—, Tod derselben, Erkennung durch Methylgrün XIII. 397.
—, Wirkung von Arzneien darauf VIII. 423.
Zell-Einschlüsse bei Carcinom XXVI. 533. XXVII. 175. 188. XXX. 463.
—, parasitäre in Sarcomen XXXIII. 464.
Zell-Embolien bei Eklampsie XLII. 1.
— in der Lunge XXI. 154.
Zellkern, pathologische Anatomie desselben III. 375.
Zellknospen in den Arterien der Schilddrüse XXXVII. 330.
Zell-Nekrose bei der Entzündung XVIII. 73.
Zellstruktur, Organismen ohne dieselbe XLI. 209.
Zelltheilung s. Amitose, Mitose, Segmentation.
— XLIV. 301.
— in der Darmwand XLI. 42.
—, directe der Riesenzellen im Knochenmark VI. 354.
Zellthätigkeit bei der Entzündung XLIX. 381.
Zimmtsäure, Einwirkung auf Tuberculose XXXIII. 376.
Zincum sulfuricum, Wirkung auf die Gefässe XVI. 220.
Zirbeldrüse, Sandkörper darin XLIII. 961.
Zoogloea capillorum III. 437.

Zooparasitäre Tuberculose XVIII. 432.
Zottengeschwulst des Nierenbeckens und Ureters XLVIII. 565.
Zottenpolypen der Harnblase XV. 320.
Zucker s. Glykosurie.
— im Harn II. 263.
— —, quantitative Bestimmung V. 63.
—, Einwirkung auf die Harnsecretion VII. 291.
Zuckerharnruhr s. Diabetes.
Zuckerlösung, sterile, Einfluss auf die Entzündung VIII. 67.
Zunge, Amyloidtumoren derselben XLIII. 369.
—, schwarze Haarzunge XVIII. 46.
— bei Lepra XXIX. 110.
—, Missbildung XXXIV. 337.
Zungen-Vorfall durch eine Halsspalte XXIII. 427.
Zungen-Wurzel, Atrophie bei Syphilis XXXVIII. 1.
—, Cysten daselbst III. 215.
Zwangsbewegung bei Zerstörung der Hirnrinde I. 473.
Zwerchfell, Beziehung zu Hernien des Bauches und der Nabelschnur XLIV. 511.
Zwerchfell-Phänomen bei Beri-Beri XXIII. 280.
Zwerchfell-Resorption durch dasselbe XLIII. 99.
Zwergbildung I. 197. IV. 540.
Zwillingsschwangerschaft, Erblichkeit derselben III. 413.
—, zur Lehre derselben VIII. 133.
Zwischenkiefer, Beziehung zur Hasenscharte XI. 125. XII. 507.
Zwischenzellen des Hodens XLII. 538.

D. Hansemann.

FSC
www.fsc.org
MIX
Papier | Fördert gute Waldnutzung
FSC® C083411

Zeitfracht Medien GmbH
Ferdinand-Jühlke-Straße 7
99095 Erfurt, Deutschland
produktsicherheit@kolibri360.de